Komplementärmedizin für Kinder

für die **Kitteltasche**

Komplementär-medizin für Kinder

Beratungsempfehlungen für die Selbstmedikation

Birgit Emde, Ismaning
Michaela Glöckler, Dornach (Schweiz)
Daniela Haverland, Reinbek
Margit Müller-Frahling, Sundern
Margit Schlenk, Happurg-Förrenbach

WVG Wissenschaftliche Verlagsgesellschaft Stuttgart

Anschriften der Autoren
Birgit Emde, Schäderhofstr. 10 a, 85737 Ismaning,
E-mail: bimi.emde@web.de, Internet: www.birgit-emde.de
Dr. med. Michaela Glöckler, Goetheanum, Postfach, CH-4143 Dornach,
E-Mail: michaela.gloeckler@medsektion-goetheanum.ch
Daniela Haverland, Klaus-Groth-Str. 2 a, 21465 Reinbek,
E-mail: danielahaverland@arcor.de,
Internet: www.danielahaverland.de
Margit Müller-Frahling, Untere Kampstr. 23, 59846 Sundern,
E-Mail: info@antlitzanalyse.de, Internet: www.institut-fuer-biochemie.de
Margit Schlenk, Quellweg 6, 91230 Happurg-Förrenbach,
E-Mail: margit.schlenk@odn.de

Bibliografische Information der Deutschen Nationalbibliothek
Die Deutsche Nationalbibliothek verzeichnet diese Publikation in der Deutschen Nationalbibliografie; detaillierte bibliografische Daten sind im Internet unter http://dnb.d-nb.de abrufbar.

1. Auflage 2012
ISBN 978-3-8047-3042-7

Birkenwaldstr. 44, 70191 Stuttgart
www.wissenschaftliche-verlagsgesellschaft.de
Printed in Germany
Satz: primustype R. Hurler GmbH, Notzingen
Druck und Bindung: Kösel, Krugzell
Umschlagabbildung: mauritius images, Mittenwald
Umschlaggestaltung: Atelier Schäfer, Esslingen

Vorwort

Eltern suchen immer häufiger Rat in der Apotheke, um ihren Kindern mit Heilmethoden der Komplementärmedizin im Krankheitsfall zu helfen. Umso wichtiger ist es, hier als Apotheke kompetent zu beraten, um eine gezielte Auswahl aus der Vielfalt von alternativen Arzneimitteln zu treffen. Genau in dieser Situation soll dieses Buch helfen.

Der Begriff Komplementärmedizin ist eine Sammelbezeichnung für unterschiedliche Heilweisen oder diagnostische Konzepte, die eine Alternative, Ergänzung oder Erweiterung zur naturwissenschaftlich begründeten Medizin darstellen. Arzneimittel der Komplementärmedizin können alleine oder auch ergänzend zu anderen Therapien gegeben werden. In diesem Werk werden Möglichkeiten der Phytotherapie, Homöopathie, der anthroposophischen Medizin und der Biochemie nach Dr. Schüßler vorgestellt.

Im Teil A beschreibt jede Heilweise kurz und praxisnah den Einsatz der Arzneimittel hinsichtlich ihrer Ratio, der Dosierung, Anwendung und Arzneimittelauswahl. Teil B ist alphabetisch nach typischen Indikationen der Kinderheilkunde gegliedert. Hierunter fallen auch die klassischen Kinderkrankheiten, deren Behandlung immer in die Hand des Arztes gehört. Arzneimittel der Komplementärmedizin sind hier als Begleittherapie zu verstehen. Für die sichere Beratung sind zu jeder Indikation »Grenzen der Selbstmedikation« aufgezeigt. Den konkreten Therapieempfehlungen der Phytotherapie, Homöopathie, Anthroposophischen Medizin und Biochemie sind Empfehlungen der Allopathie vorangestellt, um hier auch die naturwissenschaftliche Sichtweise als Entscheidungshilfe mit zu verwenden. Zusatzhinweise und Teil C, Wickel und äußere Anwendungen runden die Beratung ab.

Wir danken der Wissenschaftlichen Verlagsgesellschaft Stuttgart und insbesondere Frau Beate Riek für die Beratung und konstruktive Zusammenarbeit. Wir freuen uns, wenn dieses Buch eine wertvolle Unterstützung für den Apothekenalltag darstellt und auch eine Hilfe in der täglichen Praxis von Heilpraktikern und Ärzten wird.

Die Autoren

Abkürzungsverzeichnis

Atr.	Augentropfen
Btl.	Beutel
Drg.	Dragee
E. Coli.	Escherichia coli
EL	Esslöffel
Erw.	Erwachsene
Fta.	Filmtablette
Glob.	Globuli
J.	Jahre
Jgl.	Jugendliche
Kdr.	Kinder
KG	Körpergewicht
Klkdr.	Kleinkinder
Kps.	Kapsel
Lsg.	Lösung
min	Minute
ML	Messlöffel
ml	Milliliter
Otr.	Ohrentropfen
Pas.	Pastille
Pul.	Pulver
Sgl.	Säuglinge
Std.	Stunde
Susp.	Suspension
Tbl.	Tablette
TL	Teelöffel
Tr.	Tropfen

Inhaltsverzeichnis

Teil A Therapieformen

1 Allopathie und Phytotherapie

1.1 Grundlagen

Die Allopathie bezeichnet ursprünglich im Sprachgebrauch der Homöopathen alle Heilmittel, welche nicht homöopathisch sind, d. h. die Allopathie nach dieser Definition existiert erst seit Samuel Hahnemann (nach 1841). Heute versteht man darunter v. a. die Schulmedizin nach den Regeln der evidence based medicine (EBM), die seit 1990 existiert und in Deutschland 1995 erstmals publiziert wurde. Grundlage der Entscheidung zur Anwendung eines Arzneimittels sind die Ergebnisse klinischer Studien, die mit den Methoden der Statistik ausgewertet wurden. Die Allopathie ist demnach ein sehr junger Zweig der Heilmittelsystematik.

Die Phytotherapie (Pflanzenheilkunde) hingegen gehört zu den ältesten medizinischen Therapien und ist auf allen Kontinenten und in allen Kulturen aufzufinden. Dies resultiert sicherlich aus der probatorischen Anwendung von Pflanzen als Nahrungsmittel, aus der Erfahrung von Wirkungen jedweder Art auf den Organismus und schließlich dem erfolgreichen Versuch, diese Wirkungen beherrschbar und zielgerichtet auszunutzen. So kann heute noch bei Menschenaffen die bewusste Nutzung von Heilpflanzen z. B. bei Verdauungsstörungen beobachtet werden. Häufig wird die Phytotherapie, neben Anthroposophie und Homöopathie, als besondere Therapierichtung eingeordnet.

Das Kind, per defitionem die Lebensspanne vom 2. bis 12. Lebensjahr, befindet sich auf geistiger, seelischer und körperlicher Ebene in kontinuierlicher Entwicklung und Veränderung. Es muss sich also immer vergegenwärtigt werden, dass es auch bezüglich angewendeter Dosierungen keine Linearität geben kann. In der apothekengestützten Selbstmedikation, in der meist keine exakte Dosierungsberechnung aufgrund der Körperoberfläche des Kindes erfolgt, wird deshalb in erster Linie mit bewährten allopathischen Wirkstoffen oder mit Vielstoffgemischen der Phytotherapie mit großer therapeutischer Breite gearbeitet.

In der Allopathie und Phytotherapie kann in den allermeisten Fällen auf Studienmaterial aller Evidenzgrade zurückgegriffen werden. Diese sind idealerweise auch zu fordern, sofern es sich um stofflich definierte Zusammensetzungen handelt (»rationale Phytotherapie« mit verarbeiteten Spezialextrakten). Ansonsten stellen auch Erfahrungen und Anwendungsbeobachtungen einen Wissensschatz dar, der nicht vernachlässigt werden darf. Dies vor allem nicht vor dem Hintergrund, dass die Gestaltung prospektiver, randomisierter Doppelblindstudien mit Kindern häufig an ethischen Grundsätzen scheitert.

Umso sicherer ist es, beim Einsatz von Arzneimitteln aller Therapierichtungen am Kind, auf Altbewährtes zu vertrauen, älteren Wirkstoffen bewusst den Vorzug vor Neuheiten zu gewähren, und die Eltern dahingehend zu motivieren, alles Unnötige, Unsinnige und potenziell Gefährliche nicht am Kind anzuwenden. »Fragen Sie Ihren Arzt oder Apotheker» … gilt bei der Anwendung von Arzneien am Kind mit besonderem Nachdruck! Dies insbesondere in Zeiten, in denen Eltern zur Generation der »digital natives« gehören, sich mehr in Foren wie Facebook und in anderen Internetquellen informieren, als das persönliche Gespräch mit dem Heilberufler zu suchen. Der Apotheker und sein pharmazeutisches Personal ist hier der Lotse. Die Beratung kann manchmal auch ein Abraten bedeuten.

Auch im Bereich der komplementären Arzneimittel ist vor Fehlgebrauch zu warnen, denn ein Kind verinnerlicht die Verhaltensweise, bei jeder noch so kleinen Befindlichkeitsstörung oder Gemütsregung zu Saft, Tablette oder Kügelchen zu greifen. Die Gabe eines Arzneimittels bei kleinsten Störungen kann dazu führen, dass eine Gewöhnung und ein Lerneffekt eintritt, der dem Kind signalisiert »Egal was Du hast, nimm ein Arzneimittel, und es geht Dir besser«. Eine Umsorgung des Kindes, welche ihm Zeit, Aufmerksamkeit und Zuwendung widmet, ist immer in den Vordergrund zu stellen, z. B. mit Verfahren der Hausmittelanwendung (Wickel, Auflagen, Anwendung von Wärme). Eine rein mechanistische Sichtweise, wie sie heute als »Reparatur« von Krankheiten im Medizinbetrieb anzutreffen ist, kann in keinem Alter alleine heilend wirken.

1.2 Allgemeine Dosierungshinweise

Um die richtige Dosierung für Säuglinge, Kleinkinder oder Kinder zu ermitteln, bedarf es bei der Anwendung stofflich fassbarer Arzneimittel aus der Allopathie und Phytotherapie einiger Vorüberlegungen. Das größte Problem stellt die lückenhafte Datenlage zu den pharmakokinetischen und pharmakodynamischen Daten der Einzelstoffe, aber auch der phytotherapeutischen Stoffgemische dar. Die Durchführung von prospektiven randomisierten Doppelblindstudien, wie sie wünschenswert wären für die Anwendung von Kinderarzneien, stößt an ethische

Grenzen und wirft Grundfragen der Durchführbarkeit auf. Daten werden meist in Anwendungsbeobachtungen (z. B. in der Phytotherapie) oder in klinischen Situationen ermittelt. In der Klinik werden außerdem auch Daten aus der Off-Label- und Off-License-Anwendung von Arzneistoffen erfasst, nämlich dann, wenn es für schwer erkrankte Kinder schlichtweg keine Behandlungsalternative gibt (z. B. Wirkstoffe in der Kardiologie). Derzeit sind nur ca. 20% der auf dem Markt befindlichen Arzneimittel ausreichend für Kinder und Jugendliche geprüft und überhaupt für pädiatrische Indikationen zugelassen. Nach Willen der EU sollte in der EG Verordnung 1901/2006 zu Kinderarzneimitteln ein sog. »Pädiatrisches Prüfkonzept« etabliert werden, wonach bei jedem neu zugelassenen Medikament ab Mitte 2008 ein Paediatric Investigation Plan (PIP) vorgelegt werden sollte. Solche Arzneimittel sollten mit einem speziellen Siegel (blaues P mit Sternen umkränzt) auf der Packung kenntlich gemacht werden. Als Anreiz für die pharmazeutischen Hersteller winkt als Belohnung die Verlängerung des Patentschutzes um sechs Monate. Bis heute (2011) konnte ich kein solches Siegel auf einer Arzneipackung entdecken. Die Problematik liegt in der nicht ausreichenden Probandenzahl und in der ethischen Diskussion (Studien an unmündigen Bürgern).

Mehr Daten zur Anwendung von Arzneistoffen in den verschiedensten Altersklassen des Kindes sind wünschenswert und notwendig, denn das Kind entwickelt sich in seiner Physiologie nicht linear. Die Aktivität des Cytochrom-P450-Systems variiert stark und keinesfalls linear mit der Körperentwicklung. Die Zusammensetzung des Körpers bezüglich Fett-, Wasser- und Muskelanteil ist starken Veränderungen unterworfen (Abnahme des Wassergehalts bei Zunahme des Fettanteils bis zum Erwachsenenalter), was massive Veränderungen in den pharmakokinetischen Parametern bewirkt. Es darf deshalb nicht der Fehler gemacht werden, stark wirksame Arzneistoffe, oder solche mit besonderer Organbelastung, nach dem Alter des Kindes zu dosieren. Denken wir hier nur an ein zweijähriges, übergewichtiges Kind im Vergleich zu einem gleichaltrigen, eher untergewichtigen Kind! Bei Paracetamol (Verstoffwechselung durch die Leber) ist man bereits verpflichtend dazu übergegangen, nach dem Körpergewicht zu dosieren (10–15 mg kg KG). Doch auch dies ist nur ein Kompromiss, denn die exakteste Berechnung der Dosierung erfolgt anhand der Körperoberfläche, welche als bestes Äquivalent und Korrelat zum Verteilungsraum »Extrazellularraum« zur Verfügung steht. Über entsprechende Formeln kann diese Körperoberfläche und damit die Arzneistoffdosierung für das Kind berechnet werden.

In den »Pädiatrischen Dosistabellen« sind ca. 300 Arzneistoffe mit ihren Dosierungsangaben über die Körperoberfläche zu finden. Auch im Projekt ZAK® der gemeinnützigen Hexal-Initiative zu Kinderarzneimitteln sind über 2200 Arzneimittel mit Angabe der Kinderdosierung zu finden. Um im Notfallbereich (Unfallsituation, Notarzt, Sanitäter) schnell Dosierungen für Kinder anhand der Körpergröße und des Alters ermitteln zu können, wurde 2011 ein »Kinder-Notfall-Lineal« mit Angabe der Dosierungen der wichtigsten Notfallmedikamente entwickelt (PÄDNFL).

Um überhaupt ein grobes Raster der Entwicklungsstufen zu definieren zieht man die pharmakotherapeutische Einteilung nach ICH E 11 heran, wonach ein Säugling bzw. Kleinkind von 28. Tag bis 23. Monat, ein Kind von 2 bis 11 Jahren definiert ist. Das Erwachsenenalter beginnt demnach ab dem 12. Lebensjahr, was sich mit den üblichen Angaben der Beipackzettel und Zulassungen deckt. Für phytotherapeutische Präparate, und auch viele komplementäre Arzneimittel, bedeutet dies inzwischen »keine Anwendung unter 12 Jahren, da keine Daten vorliegen…«, obwohl es in der Praxis lange Anwendungshistorien und gute Therapieerfolge gibt, aber eben keine Studien. Es handelt sich also um zulassungsrechtliche Formalien, welche aber ganz klar eine haftungsrechtliche Problematik aufwerfen, wenn der Apotheker dennoch eine Anwendung unter der Altersangabe aus dem Beipackzettel empfiehlt.

2 Homöopathie

2.1 Grundlagen

Im Jahr 1776 veröffentlichte der Apotheker und Arzt Samuel Hahnemann (1755–1843) die Ergebnisse jahrelanger Forschung im »Journal der practischen Arzneykunde«. Er war sich sicher, ein neues Prinzip zur Auffindung der Heilkräfte der Arzneisubstanzen entdeckt zu haben. Er nannte diese neue Methode Homöopathie, abgeleitet von dem griechischen Wort »homoin pathos = ähnliches Leiden«. Der Kernsatz der Homöopathie lautet: similia similibus curentur – Ähnliches möge durch Ähnliches geheilt werden. Die passende Arznei wird nach größtmöglicher Übereinstimmung der Arzneisymptome des Arzneimittelbildes mit dem Symptombild der Krankheit gewählt.

Die Homöopathie ist eine Reiz- und Regulationstherapie. Sie ermöglicht es, die Selbstheilungskräfte des Körpers zu aktivieren. In der Homöopathie erfolgt diese Regulation allerdings nicht mit physischer Materie, sondern aufgrund der Verdünnung der Arzneien (Kap. 2.2.1) mit Hilfe von »Energie«, die mit dem heutigen Stand der Wissenschaft noch nicht vollständig zu erklären ist. Diese Art von Energie oder Information, die mit den Arzneien gegeben wird, wirkt auf die von Hahnemann so bezeichnete Lebenskraft (Dynamis) des Körpers. Die Lebenskraft hält alle Lebensvorgänge in Harmonie aufrecht. Eine gestörte Lebenskraft zeigt sich in der Bereitschaft zu erkranken und muss daher wieder mit Hilfe der Gabe von homöopathischen Arzneien in ihr Gleichgewicht gebracht werden.

2.2 Dosierung und Potenzierung

2.2.1 Potenzierung

Folge Potenzarten werden unterschieden:

- D-Potenzen (Dezimalpotenzen): Verdünnungsschritt 1:10 mit 10-maliger Verschüttelung bei jedem Schritt,
- C-Potenzen (Centisimalpotenzen): Verdünnungsschritt 1: 100 mit 10-maliger Verschüttelung bei jedem Schritt,
- LM-Potenzen (Quinquagintamillesimal-Potenz, auch Q-Potenzen genannt): Verdünnungsschritt 1:50000 mit 100-maliger Verschüttelung bei jedem Schritt.

Die Potenzwahl orientiert sich nach der Art der Symptome, die der Patient hat und ob es sich um eine akute oder chronische Erkrankung handelt:

Tiefpotenzen (D/C 6) werden gewählt, wenn die körperlichen Symptome im Vordergrund stehen und es sich um eine akute Erkrankung handelt, z. B. Erbrechen, Durchfall, Verletzung, Schnupfen. Tiefpotenzen können stündlich oder im sehr akuten Fall für einen kurzen Zeitraum auch alle 5–10 min gegeben werden.

Mittlere Potenzen (D/C 12) werden gewählt, wenn neben den körperlichen Symptomen auch wenige seelische Symptome bekannt sind, die die Krankheit zusätzlich beeinflussen können, z. B. Reizdarmsyndrom, Schlafstörungen, Nervosität. Mittlere Potenzen werden, mit wenigen Ausnahmen 2–3 × täglich gegeben.

Hochpotenzen (ab D/C 30, meistens D/C 200) werden für die konstitutionelle Behandlung durch einen homöopathischen Therapeuten gewählt. Es sind sehr persönliche Mittel mit einer umfassenden Wirkung und nicht für die Selbstmedikation geeignet, dies gilt auch für die LM-Potenzen. Hochpotenzen (D/C 200) werden meistens nur mit einer Einmalgabe verabreicht. Eine Wiederholung erfolgt frühestens nach 4–6 Wochen. Eine D/C 30 sollte maximal einmal täglich gegeben werden, LM-Potenzen werden individuell, meistens mit einer 2-maligen Gabe/ Woche dosiert.

2.2.2 Dosierung

Eine knappe Dosierung ist in den einzelnen Kapiteln bei jeder Arznei angeben. Anbei erfolgt aber noch eine ausführliche Dosierungsanleitung für homöopathische Arzneien. Die Dosierung für Komplexhomöopathika ist sehr ausführlich bei den einzelnen Arzneien beschrieben, da hier leider noch keine einheitliche Linie zu erkennen ist. Je nach Hersteller unterscheiden sich die Empfehlungen bezüglich Menge und Häufigkeit der Gaben.

Die Dosierung der homöopathischen Mittel orientiert sich daran, wie akut der Zustand der Erkrankung ist. Je akuter er ist, desto häufiger sind die Gaben und desto schneller sollte auch eine Besserung der Beschwerden eintreten.

Sehr akuter Zustand

Halbstündlich bis zur Besserung eine Gabe, falls erforderlich auch in kürzeren Abständen (alle 5–10 min bei z. B. Sturz, Insektenstich, Verbrennung). Erfolgt nach ca. fünf Stunden keine deutliche Besserung:

- Mittelwechsel, wenn verantwortbar oder
- Arztbesuch (v. a. bei Verschlimmerung)

Akuter Zustand
Alle 1–2 Stunden 1 Gabe bis zur Besserung, die nach ca. 12–24 Stunden eintreten soll. Erfolgt keine Besserung:

- Mittelwechsel, wenn verantwortbar oder
- Arztbesuch (v. a. bei Verschlimmerung)

Weniger akuter Zustand
2–3 × täglich eine Gabe. Nach ca. 3 Wochen sollte eine Besserung eintreten.

Erstverschlimmerung
Eine Erstverschlimmerung (besser: Erstreaktion) deutet immer auf eine richtige Arzneiwahl hin, allerdings mit einer überschießenden Reaktion der homöopathischen Arznei. In der niedrigen Potenzwahl ist eine Erstverschlimmerung sehr selten. Erst ab höheren Potenzen nimmt die Wahrscheinlichkeit einer Erstreaktion, die auch vom Patienten wahrgenommen wird, zu.

Bei einer anfänglichen Verschlimmerung aller Symptome muss die Arznei zunächst abgesetzt werden. Nach ½–1 oder 2 Tagen (je nachdem, wie akut der Zustand ist) die Einnahme mit geringerer Potenz fortsetzen.

Eine Gabe entspricht

Säuglinge (0–1 Jahr):	1–2 Globuli
Kleinkinder (1–5 Jahre):	3 Globuli
Schulkinder und Erwachsene:	5 Globuli, 5 Tropfen, 1 Tablette

2.3 Anwendung und Arzneimittelauswahl

2.3.1 Anwendung

Folgende Punkte sollten bei der Abgabe von Homöopathika in jedem Fall mit dem Patienten besprochen werden:

- Genaue Dosierung,
- Einnahme mit 15–30 min Abstand zum Essen und Trinken, (Ausnahme: sehr akute Dosierung),
- Arznei langsam im Mund zergehen lassen,
- Hinweis, wann eine Besserung eintreten sollte,
- Hinweis, was zu tun ist, wenn keine Besserung oder eine Verschlechterung eintritt.

In der Regel spielen der Verzicht auf schwarzen Tee und Kaffee (bei Kindern sowieso kein Thema), sowie die Vermeidung der Anwendung mentholhaltiger Produkte (z. B. Zahncreme) in der akuten Dosierung mit niedrigen Potenzen keine entscheidende Rolle. Es gilt:

- 30 min Abstand zum Zähneputzen einhalten,
- auf stark mentholhaltige Produkte z. B. Bonbons, Mundspülung, Einreibungen zu verzichten,
- Kaffee- und Teegenuss auf das normale Maß zu reduzieren.

2.3.2 Arzneimittelauswahl

Um eine Arznei für den Patienten zu wählen müssen nie alle genannten Symptome vorliegen. Man richtet sich nach der »höchsten Trefferquote«, also der Arznei, die dem momentanen Zustand am ähnlichsten erscheint.

Bei der Wahl der Arznei ist die Ähnlichkeit nach wie vor das Ausschlaggebende für einen Therapieerfolg. Die Wahl der Potenz ist nur von untergeordneter Bedeutung, gibt allerdings die Häufigkeit der Einnahme der Arznei vor.

3 Anthroposophische Medizin

3.1 Grundlagen

Die anthroposophische Medizin ist historisch gesehen noch jung. Die beiden ersten klinisch-therapeutischen Institute entstanden 1921 in Stuttgart und Arlesheim/Schweiz. Die Anthroposophie (Anthropos = Mensch, Sophia = Weisheit, Wissenschaft) geht auf Dr. phil. Rudolf Steiner (1861–1925) zurück. Dr. med. Ita Wegman (1876–1943) ist die Pionierin der anthroposophischen Medizin. Heute befindet sich diese Therapierichtung in über 60 Ländern, umfasst neben der klinischen und allgemeinärztlichen Tätigkeit nahezu alle Facharztdisziplinen, aber auch Heilpädagogik und Sozialtherapie sowie ein überzeugendes Präventionskonzept in Form einer gesundheitsfördernden Erziehung, die als Waldorf- oder Rudolf-Steiner-Pädagogik bekannt ist. Zu diesem Präventionskonzept gehört auch Steiners Grundlagenwerk für die Selbstschulung. *Wie erlangt man Erkenntnisse der höheren Welten?* (GA 10), sowie eine umfangreiche Ernährungs- und Diätlehre, die auch die Gesunderhaltung von Boden, Pflanze und Tier beinhaltet. Letztere ist als biologisch-dynamische Landwirtschaft unter der Marke Demeter Teil der weltweiten ökologischen Bewegung. Das Konzept der anthroposophischen Medizin ist integrativ. D. h. die anthroposophischen Ärzte sind approbierte Allgemein- und Fachärzte, die ihr akademisches Wissen durch den ganzheitlichen Forschungsansatz der Anthroposophie vervollständigen. So verwenden sie wo immer möglich Arzneimittel, die die Selbstregulation des Körpers anregen und unterstützen. Der Arzneimittelschatz der anthroposophischen Medizin umfasst Ausgangssubstanzen mineralischer, pflanzlicher und tierischer Herkunft, die nach besonderen Verfahren hergestellt werden.

3.2 Dosierung

Kompositionsmittel sind mit der Abkürzung comp. gekennzeichnet. Sie setzten sich aus mehreren Einzelmitteln zusammen, die sich gegenseitig ergänzen und unterstützen. Die Komponenten werden häufig gemeinsam potenziert und bekommen so eine eigene Wirksamkeit. Die hier angegeben Dosierungen orientieren sich an der aktuellen Literatur und können vom Beipackzettel ggf. abweichen.

Grundsätzlich gilt: Je akuter die Erkrankung, umso häufiger muss und kann in der Regel das potenzierte Arzneimittel bzw. Kompositionspräparat gegeben werden.

Globuli und Tabletten: Soweit nichts anderes angegeben ist, bekommen Babys dreimal täglich 3 Globuli, Kleinkinder dreimal 5 Globuli und Schulkinder und Jugendliche dreimal 10 Globuli.

Tabletten werden, wenn nicht anders angegeben, nach Anweisung auf dem Beipackzettel eingenommen.

Pulver: Wenn nicht anders angegeben 2–3 × täglich eine Messerspitze einnehmen. Pulver zum Gurgeln wird teelöffelweise in warmem Wasser suspendiert.

Augentropfen: Wenn nichts anderes angegeben ist, 3 × täglich 1 Tropfen in jedes Auge eintropfen.

Zäpfchen: Wenn nicht anders angegeben, 1–2 × täglich 1 Zäpfchen in den Mastdarm einführen.

Salben, Gel: Wenn nichts anderes angegeben ist, werden Salben und Gele 2–3 × täglich dünn auf die Haut aufgetragen.

Essenzen: Falls nicht anders angegeben, werden Essenzen verdünnt 2–3 × täglich zu Umschlägen oder Spülungen angewendet.

Rh-Dilutionen: Wenn nicht anders angegeben, 1–3 × täglich 10 Tropfen einnehmen.

3.3 Anwendung und Arzneimittelauswahl

In der anthroposophischen Medizin gibt es im Wesentlichen drei Anwendungsarten.

Innere Anwendung: Tropfen (Dilutionen), Globuli, Pulver (Triturationen), Tabletten, Suppositorien, Augentropfen.

Äußere Anwendung: Öleinreibungen, Wickel, Auflagen, Salben, Waschungen, Teil- und Vollbäder

Injektionen: Ampullen.

In diesem Buch werden nur innere und äußere Anwendung empfohlen. Injektionen gehören in ärztliche Hand. Für den Heilungserfolg ist die Kombination innerer und äußerer Anwendungen empfehlenswert. Anthroposophische Arzneimittel in der Kinderheilkunde sollten mit einem Abstand von mindestens 10 min zum Essen eingenommen werden.

Globuli und Tabletten: Globuli und Tabletten legt man unter die Zunge. Dort lösen sie sich auf und werden optimal von der Mundschleimhaut resorbiert. Globuli können auch in Wasser gelöst werden und schluckweise verabreicht werden. Tabletten können mit einem Schluck Wasser eingenommen werden.

Pulver: Pulver werden in Wasser aufgelöst, bei Säuglingen auch in der Muttermilch, oder direkt auf die Zunge gegeben. Die Dosierung erfolgt messerspitzenweise.

Augentropfen: Augentropfen am besten im Liegen verabreichen. Das Unterlid mit Daumen oder Zeigefinger nach unten ziehen und jeweils einen Tropfen in den Bindehautsack tropfen. Beim Schließen der Augen verteilen sich die Tropfen von selbst.

Zäpfchen: Am besten liegt das Kind beim Einführen von Zäpfchen mit angewinkelten Beinen auf dem Rücken. Das Zäpfchen kann vor dem Einführen mit etwas Babycreme oder Vaseline bestrichen werden, damit es besser hineinrutscht. Nach dem Einführen kurz den Finger am After lassen, damit das Zäpfchen nicht wieder herausgedrückt wird. Wenn möglich sollte das Kind anschließend den Po noch zusammenkneifen.

Salben/Gel: Bei der Behandlung mit Salben und Gelen ist immer auf eine gute Handhygiene des Auftragenden zu achten, um das Kind vor Infektionen zu schützen.

Essenzen: Die Verdünnung der Essenzen richtet sich nach den Angaben des Beipackzettels.

Rh-Dilutionen: Rh-Dilutionen sind wässrige Zubereitungen und müssen nach Anbruch im Kühlschrank aufbewahrt und zügig aufgebraucht werden.

4 Biochemie/Schüßler-Salze

Wilhelm Heinrich Schüßler (1821–1898) setzte sich als homöopathischer Arzt mit der zu seiner Zeit hoch aktuellen Zellenlehre des Berliner Pathologen Rudolf Virchow (1821–1902) und den Erkenntnissen über die lebensnotwendige Bedeutung der Mineralstoffe auseinander. Er entwickelte die Grundannahme seiner Theorie, dass eine ausreichende Versorgung der Zellen mit fehlenden Mineralstoff-Ionen zur Gesundung der Zellen und damit des Körpers führen müsste. Die Mineralstoffe nach Dr. Schüßler sind homöopathisch potenzierte Mineralstoffe, die als biochemische Funktionsmittel regulierend auf die Aufnahme der Mineralstoffe und ihr intra- und extrazelluläres Verhältnis einwirken. Die Mineralstoffe nach Dr. Schüßler erhalten ihre Wirksamkeit durch ihre besondere Qualität. Keineswegs soll der erforderliche Bedarf an Mineralstoffen im Sinne der Quantität mit den biochemischen Funktionsmitteln substituiert werden. Bereits Schüßler differenzierte die Funktionsbereiche der Mineralstoffe und stellte fest: »Baumaterialien sind sie durch ihre Masse, Funktionsmittel durch ihre Qualität« (Schüßler 1898). Die biochemischen Funktionsmittel haben einen regulierenden Einfluss auf den Mineralstoffhaushalt insgesamt. Die Mittelwahl erfolgt v. a. nach physiologisch-chemischen Aspekten. Bei großem Mineralstoffbedarf oder Mangelerscheinungen muss zusätzlich zu den biochemischen Funktionsmitteln für eine ausreichende quantitative Versorgung mit den entsprechenden Mineralstoffen über die Ernährung oder orthomolekulare Mineralstoffzubereitungen gesorgt werden. Dies gilt insbesondere während der Wachstums- bzw. Entwicklungsschübe der Kinder und Jugendlichen.

Zu Beginn der Therapie können Reaktionen im Heilungsprozess auftreten, z. B. Reaktionen auf die vermehrte Ausscheidung von Schadstoffen oder die spürbare Regeneration der Bänder. Bislang wurden keine Nebenwirkungen oder Wechselwirkungen mit anderen naturheilkundlichen oder allopathischen Medikamenten beobachtet. Es gibt keine Gegenanzeigen. Keines der biochemischen Funktionsmittel wurde jemals für Schwangere oder Kinder ausgeschlossen.

4.1 Dosierung und Potenzierung

Die biochemischen Funktionsmittel werden als Pulver (Trituration), Tabletten oder als Dilution (alkoholische Lösung) angeboten. Die häufigste Einnahmeform ist wegen der praktischen Dosierung die Tablettenform.

Grundsätzlich bestimmt der Bedarf die Dosierung. Die Dosierung sollte dem individuellen, unterschiedlichen Bedarf angepasst werden. Der individuelle Bedarf kann optimal ermittelt werden über Störungen, Bedürfnisse und Antlitzzeichen eines Menschen. Keinesfalls wird die Dosierung nach Gewicht oder Alter berechnet oder für Kinder reduziert. Im Gegenteil: Gerade Kinder und Jugendliche zeigen während ihrer Wachstumsphasen einen deutlich erhöhten Bedarf.
Allgemein gelten folgende Dosierungsempfehlungen:

- Prophylaxe: 3–5 Tabletten am Tag,
- besondere Belastungssituationen: mindestens 12 Tabletten am Tag,
- akute Störungen: alle 5 min 1 Tablette lutschen, bis zu 30 Tabletten am Tag,
- chronische Fälle: langfristige Einnahme von 7–12 Tabletten am Tag.

Bei dem Pulver entspricht ca. eine Messerspitze voll einer Tablette, ein gehäufter Teelöffel ca. 20 Tabletten.

Bei der Dilution sollte die Dosierung mit 3 × 5 Tropfen am Tag begonnen werden.

4.1.1 Einnahme

Die ausgewählten biochemischen Tabletten werden für einen Tag abgezählt und miteinander gemischt.

Es gibt zwei Möglichkeiten für die Einnahme der Tabletten (genauso auch für das Pulver möglich):

- Die Mineralstofftabletten werden gelutscht, damit die Mineralstoffe direkt über die Mundschleimhaut aufgenommen werden. Es können bis zu drei Tabletten auf einmal gelutscht werden.
- Die Mineralstofftabletten werden in Wasser aufgelöst und schluckweise getrunken, wobei jeder Schluck für einen Moment im Mund behalten wird, damit auch so die Mineralstoffmoleküle direkt über die Mundschleimhaut aufgenommen werden.

Die Mineralstofftabletten sollten nicht unmittelbar nach dem Essen genommen werden, da die Schleimhaut aufnahmefähig sein sollte. Einflüsse von Zahnpasta oder Kaffee auf die Wirkung der Mineralstoffe sind nicht bekannt.

4.1.2 Die »Heiße Sieben«

Eine Besonderheit der Einnahme stellt die Einnahme des Funktionsmittels Nr. 7 Magnesium phosphoricum bei akuten Schmerzen und Krämpfen dar. 7–10 Tabletten werden dafür in heißem Wasser aufgelöst und schluckweise getrunken.

Aufgrund der schnell eintretenden Wirkung der »heißen Sieben« eignet sich diese Art der Einnahme bei allen blitzartig schießenden, bohrenden, stechenden Schmerzen, zur Entkrampfung und Entspannung.

4.1.3 Potenzierung

Dr. Schüßler empfahl für die wasserlöslichen Mineralstoffe die sechste Dezimalpotenz (D 6). Die wasserunlöslichen Mineralstoffe Nr. 1 Calcium fluoratum, Nr. 2 Calcium phosphoricum und Nr. 3 Ferrum phosphoricum setzte er in der 12. Dezimalpotenz (D 12) ein. In der Praxis hat sich die optimale Aufnahme der von Dr. Schüßler empfohlenen Potenzierung bestätigt, so dass sich Abweichungen von den Regelpotenzen nur zu therapeutischen Zwecken empfehlen.

Die Erweiterungsmittel werden in der sechsten Dezimalpotenz angewendet werden. Wichtig ist die eine exakte Auswahl und angemessene zeitliche Begrenzung der Mittel, die ein nicht essenzielles Spurenelement enthalten (Nr. 13 Kalium arsenicosum, Nr. 14 Kalium bromatum, Nr. 16 Lithium chloratum, Nr. 19 Cuprum arsenicosum, Nr. 20 Kalium-Aluminium sulfuricum, Nr. 24 Arsenum jodatum, Nr. 25 Aurum chloratum natronatum, Nr. 26 Selenium).

4.2 Anwendung und Arzneimittelauswahl

Die Mineralstoffe nach Dr. Schüßler können prinzipiell bei allen Störungen und als Add-on bei Erkrankungen eingesetzt werden. Entsprechend den Störungen können mehrere Funktionsmittel gleichzeitig eingenommen werden. Alle biochemischen Funktionsmittel können miteinander kombiniert werden. Es ist lediglich aufgrund möglicher Ausscheidungsreaktionen darauf zu achten, dass eine längere Einnahme (mehr als drei Tage) von Nr. 6 Kalium sulfuricum immer mit der Einnahme von Nr. 10 Natrium sulfuricum begleitet wird, eine Einnahme von Nr. 11 Silicea immer mit der Einnahme von Nr. 9 Natrium phosphoricum.

Die Mineralstoffe nach Dr. Schüßler können mit anderen Naturheilverfahren kombiniert werden. Die Kombination mit orthomolekularen Mineralstoffpräparaten empfiehlt sich, wenn ein manifester Mangel an Mineralstoffen vorliegt oder vermutet wird.

Mineralstoff nach Dr. Schüßler	Funktion und Anwendung
Nr. 1 Calcium fluoratum (D 12)	Elastizität der Gewebe, Aufbau von Knochen, Zähnen, Haut und Nägeln, Krampfadern, Hämorrhoiden, Bänderschwäche, Hautrisse, Hornhaut, Karies, Überbeine, Osteoporose, Narben
Nr. 2 Calcium phosphoricum (D 6)	Regeneration und Aufbau, Knochenbildung, Entspannung der Muskulatur, Rekonvaleszenz, Blutarmut, Muskelkrämpfe, Polypen, Wachstumsschmerzen, Osteoporose
Nr. 3 Ferrum phosphoricum (D 12)	»Erste-Hilfe-Mittel«, Sauerstofftransport, Energie-Gewinnung, Entzündungen, leichtes Fieber (bis 38,5 °C), pulsierende, klopfende Schmerzen, 1. Stadium einer Erkrankung, Immunschwäche, Verstopfung
Nr. 4 Kalium chloratum (D 6)	Drüsenmittel, Entgiftung, Aufbau von Fasern, Husten, Hautgrieß, Besenreiser, 2. Stadium einer Erkrankung, fibrinöse Entzündungen
Nr. 5 Kalium phosphoricum (D 6)	Energie, Nervenmittel, Gewebeaufbau, Anregung der Muskulatur, Erschöpfungszustände, Schwäche, Mundgeruch, Zahnfleischbluten, Wunden mit üblem Geruch
Nr. 6 Kalium sulfuricum (D 6)	Sauerstoffübertragung in die Zelle, Entgiftung, Pigmentierung der Oberhaut, Hauterkrankungen, Pigmentierungsstörungen, chronische Erkrankungen
Nr. 7 Magnesium phosphoricum (D 6)	Vegetatives Nervensystem, Entspannung, bohrende, stechende Schmerzen, Krämpfe, Schlafstörungen, Blähungen, Lampenfieber

Mineralstoff nach Dr. Schüßler	Funktion und Anwendung
Nr. 8 Natrium chloratum (D 6)	Flüssigkeitsregulation, Entgiftung, Gewebeaufbau, Wässriger Schnupfen, trockene Haut, trockenes Auge, Arthrose
Nr. 9 Natrium phosphoricum (D 6)	Entsäuerung, Fettstoffwechsel, Pickel, Mitesser, fettige Haut, Sodbrennen, Rheuma, Windeldermatitis
Nr. 10 Natrium sulfuricum (D 6)	Entgiftung, Entschlackung, geschwollene Hände, Beine oder Augenlider, Durchfall, Gliederschmerzen, Herpes, Warzen
Nr. 11 Silicea (D 12)	Festigkeit des Bindegewebes, Bindegewebsschwäche, Falten, Fuß- und Handschweiß, Rheuma, Gicht, gereizte Nerven
Nr. 12 Calcium sulfuricum (D 12)	Durchlässigkeit des Bindegewebes, stockende, gestaute Prozesse, chron. Eiterungen, Abszesse, Rheuma, Gicht, Stockschnupfen

Erweiterungsmittel:
Nr. 13 Kalium arsenicosum, Nr. 14 Kalium bromatum, Nr. 15 Kalium jodatum, Nr. 16 Lithium chloratum, Nr. 17 Manganum sulfuricum, Nr. 18 Calcium sulfuratum, Nr. 19 Cuprum arsenicosum, Nr. 20 Kalium-Aluminium sulfuricum, Nr. 21 Zincum hloratum, Nr. 22 Calcium carbonicum, Nr. 23 Natrium bicarbonicum, Nr. 24 Arsenum jodatum, Nr. 25 Aurum chloratum natronatum, Nr. 26 Selenium

Äußere Anwendung: In der Praxis hat sich die äußere Anwendung der biochemischen Mineralstoffe als wertvolle Unterstützung zur inneren Einnahme erwiesen. Die äußere Anwendung dient sowohl der Pflege der Haut, als auch der Hilfe bei akuten Störungen.

Zur Anwendung kommen Mineralstoffbäder, Waschungen, Kompressen, Breiauflagen, Haarwasser, Tropfen oder fertige Cremes und Salben.

Teil B Indikationen

1 ADHS

Verwandte Indikationen: Kap. 40 Konzentrationsschwäche/Lernschwierigkeiten, Kap. 60 Nervosität.

1.1 Grenzen der Selbstmedikation

Eine Selbstmedikation ist, je nach Schwere der Erkrankung, nur ergänzend zu einer schulmedizinischen Behandlung möglich. Die Diagnose muss von einem erfahrenen Arzt mit standardisierten Methoden gestellt werden.

1.2 Allopathie

Der Eindruck, die Zahl der betroffenen Kinder würde ansteigen, täuscht. Es sind in erster Linie die Diagnosemethoden verfeinert worden, und mit dem Bewusstsein für das Krankheitsbild steigen die Fallzahlen, und damit auch vermehrte Verordnungen von Medikamenten mit den Wirkstoffen Methylphenidat (z. B. in Ritalin)® und Atomoxetin (z. B. in Strattera®). Ermöglicht wird dadurch eine »Normalität« für das Schul- und Berufsleben, sowie die persönliche Entwicklung des betroffenen Kindes. Zurzeit stehen nur verschreibungspflichtige allopathische Arzneimittel zur Verfügung. Orthomolekular kommen die Gabe von Magnesium und Zink in Betracht.

1.3 Phytotherapie

Ergänzende Phytotherapeutika dürfen bei allenfalls geringem Nutzen keinesfalls schaden. Laut Arzneitelegramm ist dies für die Afa-Alge (Nahrungsergänzungsmittel) keinesfalls zutreffend, denn die Alge ist in über 70 % der Fälle mit höheren Toxinwerten belastet, als es nach WHO-Grenzwerten zulässig wäre. Diese Mikrozystine (toxische Eiweiße) stehen in Verdacht der Kanzerogenität und der Leber-, sowie Neurotoxizität. Eltern sollten hier intensiv aufgeklärt werden, denn über Internetforen und Selbsthilfegruppen verbreiten sich solche als Geheimtipps gehandelten Informationen sehr häufig.

Präparat	Wirkstoff	Dosierung pro Tag	Hinweis
Efalex® Kps. oder flüssig	Fischöl, Nachtkerzenöl	2–5 J.: 2–4 Kps. oder 2 TL zum Essen	Ab 2 Jahren, kein Phytotherapeutikum, sondern diätetische Behandlung
Gingopret®, Tebonin®, Rökan®, Craton®, Gingium®, Ginkobil® Tbl., Tr.	Ginkgo-biloba-Blätter-Trockenextrakt	3 × 40 mg, ab 12 J.: 2 × 80 mg	Probatorisch, keine zugelassene Indikation

1.4 Homöopathie

Einzelmittel

Bei ADHS ist eine konstitutionelle Behandlung durch einen homöopathischen Therapeuten von Nöten. Die folgenden Arzneien können unterstützend zur schulmedizinischen Therapie oder in Ausnahmefällen bei weniger ausgeprägten Problemen als alleiniges Mittel gegeben werden.

Leitsymptom	Modalität	Weitere Merkmale	Präparat
Herrisches Verhalten, innerlich sehr unsicher, Konzentrationsprobleme	Schlimmer am späten Nachmittag	Großes Verlangen nach Süßigkeiten, Morgenmuffel, macht viele Schreibfehler	Lycopodium D 12
Reizbares Verhalten, sehr ehrgeizig, schlechter Verlierer	Schlimmer am Morgen	Schnell wütend, oft Probleme mit Bauchkrämpfen	Nux vomica D 12
Temperamentvoll, übersensibel, voller Ängste (Gewitter, Alleinsein)	Schlimmer durch Alleinsein, besser durch Zuspruch	Sucht ständig Kontakt zu anderen, kann sich nicht allein beschäftigen	Phosphor D 12
Schlechte Konzentration und Merkfähigkeit	Besser durch Bewegung im Freien	Überfordert vor Klassenarbeiten, Bewegungsdrang, leidet unter Tics	Agaricus D 12

Leitsymptom	Modalität	Weitere Merkmale	Präparat
Nervös und unruhig, schlechte Merkfähigkeit	Schlimmer durch Anstrengung, besser durch Bewegung	Muskelzucken und Zähneknirschen, tagsüber müde, nachts Schlafprobleme	Zincum metallicum D 12

Dosierung: 2 × täglich eine Gabe über einen Zeitraum von drei Wochen. Falls noch keine Besserung festzustellen ist, eine Woche Pause einlegen und dann erneut für drei Wochen anwenden. Wenn keinerlei Veränderung festzustellen ist, spricht das Kind nicht auf die Arznei an und der homöopathische Therapeut sollte um Rat gefragt werden.

Komplexmittel

Präparat	Dosierung pro Tag	Hinweis
Ignatia F 123 Komplex Nestmann Tr.	Akut bis zu 12 × 1–5 J.: 3 Tr., 6–11 J.: 5 Tr., ab 12 J.: 10 Tr. in Wasser, zur längeren Anw. 1–3 ×	Ab 1 Jahr, überfordert, gereizt, Kummer und Ärger
Zappelin N Glob.	Ab 1 J.: akut alle 30–60 min 1 Gabe, zur längeren Anw.: 1–3 ×	Ab 1 Jahr, wütend, halsstarrig, überempfindlich, reizbar, Konzentrationsprobleme

1.5 Anthroposophische Medizin

ADHS sollte immer ärztlich abgeklärt werden. Individuelle Beratung und konstitutionelle Behandlung sind erforderlich. Die Mitarbeit der Eltern ist wichtig.

Präparat	Dosierung pro Tag	Hinweis
Aurum/Stibium/Hyoscyamus Globuli velati Wala	2–3 × 5–10 Glob.	Bei hyperaktiven, impulsiven Kindern Basismittel zur Unterstützung des Rhythmischen Systems

Präparat	Dosierung pro Tag	Hinweis
Myrrha comp. D 8/ Belladonna, Radix D 10 aa Mischung (Weleda)	3 × 5–8 Tr. in Wasser, mind. 6 Monate, sonntags Therapiepause	Oft Kinder mit kräftigem Körperbau, Konzentrationsschwäche und starker Unruhe, verzögerte Sprachentwicklung, Lernschwierigkeiten
Chamomilla Cupro culta, Radix Rh D 3 flüssige Verdünnung (Weleda)	1–3 × 10 Tr. in Wasser verdünnt, mind. 2–3 Wochen	Bei konstitutioneller Neigung zu Unruhe, Krampfzuständen, Aggressivität, sensorischer Übererregbarkeit

1.6 Biochemie/Schüßler-Salze

Differenzierung	Mineralstoff (Nummer)	Dosierung pro Tag
	2	12
	5	7
	7	12

1.7 Zusatzhinweise

- Klare Grenzen setzen (Elternhaus, Kindergarten, Schule).
- Klar strukturierter Tagesablauf (Essenszeiten, Hausaufgaben, Freizeit).
- Zucker und Fertignahrungsmittel meiden.
- Vermeiden von Reizüberflutung durch Medien (Musik, Fernseher, Computer).
- Viel Bewegung (Sport, zu Fuß in die Schule, handwerkliche Betätigung, künstlerische Betätigung, Musikinstrument lernen lassen).
- Osteopathische Behandlung.
- Rhythmische Massage.

2 Ärger/Zorn

Verwandte Indikationen: Kap. 92 Wutanfälle, Eifersucht.

2.1 Grenzen der Selbstmedikation

Wenn der Alltag der Familie durch immer wiederkehrende Wutattacken oder Schreianfälle beeinträchtigt ist, oder die Eltern das Gefühl haben, hilflos der Situation gegenüber zu stehen, so sollte dringend ärztliche Hilfe in Anspruch genommen werden. Es gibt viele geeignete Beratungsstellen, in denen junge Familien Hilfe bekommen, an die der Arzt oder Apotheker verweisen kann.

2.2 Allopathie

Bei Ausbrüchen übermäßigen Ärgers oder Zorn (Jähzorn) muss differenziert werde, ob es eine einem Anlass gerechte Reaktion der sich entwickelnden Persönlichkeit des Kindes darstellt, oder ob die Reaktion unangemessen im Sinne einer Impulsivität, wie sie im Diagnoserahmen des AD(H)S ermittelt wird, darstellt. Nicht jede emotionale Reaktion des Kindes muss mit Arzneimitteln therapiert werden! Ein persönliches Gespräch mit dem Kind, eine empathische, d. h. verständnisvolle und zielführende Kommunikation sollte den Standard der Bearbeitung von Wutausbrüchen und Zorn repräsentieren!

Allopathische Arzneistoffe, welche die psychische Reaktion eines Kindes beeinflussen, um Ärger und Zorn zu bekämpfen, können nicht empfohlen werden. Psychisch dämpfende Arzneistoffe eignen sich nicht zur Bewältigung einer emotionalen Unangemessenheit, welche nur von der Erwachsenenwelt als solche empfunden wird.

2.3 Phytotherapie

Die in Kap. 2.2. genannten Aspekte beziehen sich auch auf den Bereich der Phytotherapie. Phytotherapeutische Arzneimittel in der Selbstmedikation können nicht empfohlen werden.

2.4 Homöopathie

Einzelmittel

Leitsymptom	Modalität	Weitere Merkmale	Präparat
Schreibaby oder zorniges, laut schreiendes Kind, lässt sich mit nichts beruhigen	Besser durch Umhertragen	Folge von Aufregung, Zahnung, man kann dem Kind nichts recht machen	Chamomilla D 6
Besitzergreifend und streitsüchtig, ärgert andere (vor allem Geschwisterkind), ist sehr eifersüchtig	Schlimmer am Morgen	Muss im Mittelpunkt stehen, redet viel und ununterbrochen	Lachesis D 12
Schreibaby oder aggressives und aufsässiges Kind, reizbar und ungeduldig	Schlimmer durch Widerspruch, kann nicht verlieren	Steht gerne im Mittelpunkt, auch Folge von Stress, Überforderung, Babys: Folge von Arzneimitteln während der Geburt	Nux vomica D 6

Dosierung: Im akuten Fall alle 15–30 min bis zur Besserung der Beschwerden eine Gabe geben. Danach die Abstände verlängern. Falls das Verhalten gehäuft auftreten sollte: 2 × täglich eine Gabe für einen Zeitraum von ein bis drei Wochen geben.

Komplexmittel

Präparat	Dosierung pro Tag	Hinweis
Ignatia F 123 Komplex Nestmann Tr.	Akut bis zu 12 ×, 1–5 J.: 3 Tr., 6–11 J.: 5 Tr., ab 12 J.: 10 Tr. in Wasser, zur längeren Anw. 1–3 ×	Ab 1 Jahr, überfordert, gereizt, Kummer und Ärger
Chamomilla Similiaplex N Tr.	Akut alle 30–60 min, bis 1 J.: bis zu 12 × 1–3 Tr., 1–5 J.: 3–5 Tr., 6–11 J.: 4–8 Tr., ab 12 J.: 5–10 Tr. in Wasser, zur längeren Anw. 1–3 ×	Wütend, zornig, Schreibaby

Präparat	Dosierung pro Tag	Hinweis
Zincum Similiaplex Tr.	Akut alle 30–60 min, 1–5 J.: 3–5 Tr., 6–11 J.: 4–8 Tr., ab 12 J.: 5–10 Tr. in Wasser, zur längeren Anw. 1–3 ×	Ab 1 Jahr, ärgerliche Gereiztheit, nervöse Überempfindlichkeit, evtl. Schlafprobleme

2.5 Anthroposophische Medizin

Zorn und Ärger, die aus dem Körper aufsteigen und dem Kind ein »getriebenes« Aussehen verleihen, haben oft eine Körperkonstitution zur Ursache, die durch unregelmäßige Verdauung gekennzeichnet ist, sowie ein cholerisch-melancholisches Temperament. Oft ist der Kopf im Verhältnis zum übrigen Körper eher klein, weswegen die Verdauung und Durchformung des Nervensystems der Unterstützung bedürfen.

Präparat	Dosierung pro Tag	Hinweis
Argentum metallicum praeparatum D 6 Verreibung (Weleda)	Morgens und abends 1 Messerspitze vor dem Essen	Zur Anregung der Aufbauvorgänge des Nervensystems
Cichorium Rh D 3 flüssige Verdünnung (Weleda)	3 × je 10 Tr. vor dem Essen	Zur Unterstützung und Harmonisierung der Stoffwechseltätigkeit bzw. Verdauung

2.6 Biochemie/Schüßler-Salze

Differenzierung	Mineralstoff (Nummer)	Dosierung pro Tag
	6	3–5
	7	7
	10	12–15

2.7 Zusatzhinweise

- Das Kind durch klare und liebevolle Grenzen unterstützen, dass es sich wieder sammeln kann.
- Dem Kind direkt in die Augen schauen, wenn man es im Zornanfall anspricht.
- Warme Bauchwickel (Teil C, Kap. 2) über mindestens zwei Monate, täglich nach der Hauptmahlzeit oder vor dem Einschlafen. Während des Bauchwickels ist eine seelische Entspannung wichtig. In dieser Zeit ein Märchen vorlesen oder erzählen. Legt sich der Erwachsene neben das Kind und entspannt auch, erlebt das Kind Bejahung und Nähe, die es auf Grund seines oft anstößig-aggressiven Verhaltens im Alltag nicht oft erfährt.

3 Akne

Verwandte Indikationen: Kap. 27 Hautausschläge, Kap. 61 Neugeborenenakne.

3.1 Grenzen der Selbstmedikation

Stark entzündliche Pickel mit Gefahr der bakteriellen Superinfektion; tiefe, kraterartige, narbige Hautveränderungen und Akne als Nebenwirkung von Arzneien (Steroide, Gestagene, Cloroquin) müssen ärztlich abgeklärt werden. Bei Säuglingen und Kleinkindern sollten unklare Hautveränderungen immer ärztlich abgeklärt werden.

3.2 Allopathie

Wichtig ist es, nicht allein eine symptomunterdrückende Behandlung durchzuführen, oder mit modernem Make up abzudecken, sondern die Haut als Ausscheidungsorgan zu begreifen, den Ursachen der Hautveränderung nachzuforschen und ein Behandlungskonzept zu beginnen. Vor allem in der beginnenden Pubertät ist es wichtig, den Kindern oder Jugendlichen rasch wirksame Hilfe angedeihen zu lassen, um einer Stigmatisierung im sozialen Umfeld wirksam zu begegnen (»Pickelgesicht«). Hierzu gehört die Schulung zum Grundprinzip der Hautpflege: Reinigen, Tonisieren, Pflegen. Zudem gilt es, auslösende Faktoren zu beseitigen: Chlorprodukte, Detergenzien, B-Vitamine (in Hefepräparaten, Multivitaminsäften und Vitamintabletten). Hilfreich ist zudem, stressreduzierende Mechanismen zu erlernen, denn unter Stresseinfluss werden körpereigene Defensine (antibiotische Eiweiße der Haut) in verringertem Umfang gebildet und der Aknekeim *Propionibacterium acnes* vermehrt sich rascher.

Präparat	Wirkstoff	Hinweis/Wirkstoffgruppe
Ichthraletten®, Aknichthol® Creme, -Lotio	Natriumbituminosulfonat (Ichthyol®)	Ab 12 Jahren, orales Antiseborrhoikum
Acne plus® Creme Widmer	Miconazolnitrat, Benzoylperoxid	Lokalantibiotikum, Antiseptikum

Präparat	Wirkstoff	Hinweis/Wirkstoffgruppe
Akneroxid® Gel, Aknefug® oxid mild	Benzoylperoxid	Lokalantibiotikum, Schälmittel, cave: entfärbt Kleider, riecht unangenehm, nicht mit Roaccutan®-Therapie, zu Beginn niedriger dosieren, erhöhte Lichtempfindlichkeit!
Brasivil® Peeling	Alumen, Bentonit, Tenside	Mechanisches Schälmittel

3.3 Phytotherapie

Bewährt hat sich das Trinken von stoffwechselanregenden Tees, welche die Entgiftung fördern: Löwenzahntee (als Kur vier Wochen lang, danach vier Wochen Pause, weil leberwirksam!), Brennnesseltee, Schachtelhalmtee.

Die betroffenen Hautstellen können zweimal mit entzündungshemmenden Pflanzenauszügen gewaschen bzw. abgetupft werden, z. B. mit Gänseblümchentee oder -Tinktur, Auszügen aus Zaubernussblättern (*Hamamelis virginiana*). Es eignen sich grundsätzlich gerbstoffhaltige Drogenauszüge mit ihrer adstringierenden, desinfizierenden und entzündungshemmenden Wirksamkeit.

Wenn bei Mädchen ab dem 12. Lebensjahr das Erscheinen von Akneknötchen im Zusammenhang mit Menstruationsbeschwerden zu stehen scheint, kann auch die Gabe von zyklusregulierenden Mönchspfeffer-Präparaten z. B. Agnucaston®, Agnolyt® Besserung bringen.

Orale Therapie

Präparat	Wirkstoff	Dosierung pro Tag	Hinweis
Perenterol® 50, -250, -junior	*Saccharomyces cerevisiae boulardii*	2 × 1 nach Alter	Immunologische Entzündungshemmung

Lokale Therapie

Präparat	Wirkstoff	Dosierung pro Tag	Hinweis
Hametum® Extrakt	Hamamelisblätter und -Zweige-Frischdestillat	Mehrmals abtupfen	Entzündungshemmend, adstringierend
Kamillosan® Konzentrat	Kamillenblüten-Extrakt und Kamillenblütenöl	1 TL in heißes Wasser als Dampfbad, lokal unverdünnt: 2 × auftupfen	Entzündungshemmend, antibakteriell
Teebaumöl	Ätherisches Öl von *Melaleuca alternifolia*	5 % in Isopropylalkohol	Antiseptisch durch Terpene (äquipotent in Vergleichsstudie mit Benzoylperoxid)

Teetipp

Tee bei Akne. Menge für 100 g Teemischung.

Bestandteil	Menge	Zubereitung	Dosierung pro Tag
Löwenzahn	25 g	1 EL der Mischung auf 250 ml heißes Wasser, 10 min ziehen lassen	2 × 1 Tasse
Stiefmütterchen mit Blüten	25 g		
Fenchel	25 g		
Anis	25 g		

3.4 Homöopathie

Einzelmittel

Leitsymptom	Modalität	Weitere Merkmale	Präparat
Beginnende Entzündung, hochrote, akute Schwellung	Schlimmer durch Berührung	Akuter Pickel noch vor der Eiterbildung	Belladonna D 6

Leitsymptom	Modalität	Weitere Merkmale	Präparat
Schnell entwickelnde, große, schmerzhafte Eiterpickel, berührungsempfindlich	Schlimmer durch Berührung und Kälte	Je nach Stadium wird die Eiterbildung zurückgehen oder sich schneller öffnen	Hepar sulfuris D 12
Langsam entwickelnde Pickel, Haut mit Neigung zu Eiterung und Narbenbildung	Schlimmer durch Kälte, besser durch Wärme	Nicht im akuten Stadium, zur längeren Anwendung geeignet	Silicea D 12
Kleine Pickel an Kinn, Schulter, Brust und Rücken	Währen der Periode (aber auch für Jungen geeignet)	Bewährtes allgemeines Präparat, wenn kein anderes besser passt	Juglans regia D 6
Trockene, schuppige, unreine Haut mit vielen Pickeln	Schlimmer durch Waschen und Wärme	Starker Juckreiz, unangenehme Schweißbildung, »schmutziges Aussehen« des Kindes	Sulfur D 6 (evtl. leichte Erstverschlimmerung möglich)

Dosierung: Die akuten Mittel Belladonna und Hepar sulfuris am ersten Tag stündlich anwenden, am nächsten Tag 3–5 × täglich, falls noch notwendig.

Die anderen Arzneien 2 × täglich eine Gabe über einen Zeitraum von drei Wochen. Falls noch keine Besserung eintritt, eine Woche Pause einlegen und dann erneut für drei Wochen anwenden. Bei Bedarf die Arznei erneut anwenden.

Komplexmittel

Präparat	Dosierung pro Tag	Hinweis
Schwef-Heel® Tr.	3 × 5 Tr. in Wasser ohne Altersangabe	Chronische Hauterkrankungen, Hauteiterungen

Präparat	Dosierung pro Tag	Hinweis
Hepar sulfuris Similiaplax Tbl.	Bis 1 J.: akut 4 × ½ Tbl., sonst 1–2 × ½ Tbl., bis 5 J.: akut 6 × ½ Tbl., sonst 1–3 × ½ Tbl., bis 11 J.: akut 4 × 1 Tbl., sonst 1–2 × 1 Tbl., ab 12 J.: akut 6 × 1 Tbl., sonst 1–3 × 1 Tbl.	Bei »akut blühender« Haut, bei chronischen Hauterkrankungen mit Eiterung

3.5 Anthroposophische Medizin

Für eine grundlegende Therapie der Jugend-Akne ist das Zusammenwirken einer äußerlichen und innerlichen Anwendung nötig.

Innere Therapie

Präparat	Dosierung pro Tag	Hinweis
Akne-Kapseln (Wala)	Morgens 1, abends 2 Kps. mit Flüssigkeit	Kapseln können auch geöffnet werden, Einnahme als Ergänzung zur äußerlichen Therapie
Hepatodoron® Tbl. (Weleda)	Abends 2 Tbl. vor dem Essen kauen, in mittleren und schweren Fällen 1–2 Tbl. vor jedem Essen	Hepatodoron und Choleodoron einnehmen
Choleodoron® Dilution	2–3 × 10–15 Tr. nach dem Essen	Choleodoron und Hepatodoron einnehmen

Äußere Therapie

Präparat	Dosierung pro Tag	Hinweis
Akne-Gesichtsdampfbad (Wala)	1–3 × wöchentlich, in besonderen Fällen 1-mal täglich 2 EL in 500 ml fast kochendes Wasser geben und unter dicht schließender Hülle (Badetuch) dem Dampf aussetzen, Einwirkungszeit von 5 auf 10 min steigern. Anschließend die Gesichtshaut mit kaltem Wasser abspülen und abtrocknen. Auf die feuchte Haut die vorbereitete Akne-Gesichtsmaske auftragen	Mischung zum äußerlichen Gebrauch

Präparat	Dosierung pro Tag	Hinweis
Akne-Gesichts-maske (Wala)	1–3 × wöchentlich, in besonderen Fällen 1 × täglich nach dem Gesichtsdampfbad auf die Haut auftragen. 5 TL Pul. mit mindestens 2 TL Wasser mischen.	Pulver zum Anrühren einer Maske, nach der Maske (ca. 15 min) das Akne-Wasser anwenden
Akne-Wasser (Wala)	2 × täglich mit einem Wattebausch unverdünnt auftragen und in die Haut einziehen lassen	Mischung zum äußerlichen Gebrauch

3.6 Biochemie/Schüßler-Salze

Differenzierung	Mineralstoff (Nummer)	Dosierung pro Tag
Allgemein: Akne vulgaris	3	12
	4	7
	9	12–15
	11	7
	21	7
Zusätzlich	Äußere Anwendung als biochemische Cremenmischung	Die Cremes der oben genannten Mineral-stoffe werden zu gleichen Teilen gemischt

3.7 Zusatzhinweise

- Spezialhautpflege bei Akne.
- Pickel nicht selber ausdrücken.
- Abdecken der Pickel mit einem fettfreien Abdeckstift.
- Schweinefleisch, Schokolade, Süßigkeiten, Kaffee, Saftkonzentrate und Limonade meiden.
- Günstig wirkt sich rohes Sauerkraut, Vollwerternährung, viel Gemüse und Sonnenlicht (keine langen Sonnenbäder) aus.

4 Allergische Hautreaktionen

Verwandte Indikationen: Kap. 27 Hautausschläge, Kap. 36 Juckreiz, Kap. 79 Sonnenallergie.

4.1 Grenzen der Selbstmedikation

Starke, akute Beschwerden mit großflächiger Ausbreitung sowie chronische, immer wiederkehrende Beschwerden müssen ärztlich abgeklärt werden. Ein Notarzt muss hinzugezogen werden, wenn Atemnot, Schock bzw. reduziertes Allgemeinbefinden die Allergie begleiten. Allergische Reaktionen können auch durch Medikamente (z. B. Penicillin) hervorgerufen werden. Bei Säuglingen und Kleinkindern sollten unklare Hautveränderungen immer ärztlich abgeklärt werden. Hauterscheinungen können auch Anzeichen von Kinderkrankheiten sein (Scharlach, Röteln usw.). Nicht zu verwechseln wäre eine Pilzinfektion der Haut mit einer allergischen Reaktion. Beide zeigen häufig das Symptom Juckreiz, müssen aber unterschiedlich behandelt werden.

4.2 Allopathie

Allergische Hautreaktionen beim Kind können durch Fremdeinwirkung wie z. B. Insektenstiche oder Kontakt mit Pflanzen oder Tieren bedingt sein, können aber auch aus dem Bereich der endogenen Reaktionen (Atopie) stammen, d. h. aus dem Erscheinungsbild der Neurodermitis (z. B. Armbeuge, Kniekehle, Ohrläppchen, Mund, Hals). Gemeinsame Symptome sind der Juckreiz, die Schwellung und die Rötung der betroffenen Stellen. Prinzip der Wirkung der eingesetzten Präparate ist daher meist eine antihistaminerge, adstringierende und begleitend antibakterielle.

Orale Therapie

Präparat	Wirkstoffe	Hinweis/Wirkstoffgruppe
Fenistil® Sirup, Tropfen, Tbl.	Dimetindenmaleat	Ab 1 Jahr (je nach Arzneiform), orales Antihistaminikum

Präparat	Wirkstoffe	Hinweis/Wirkstoffgruppe
Cetirizin® Saft, Tropfen, Tbl.	Cetrizinhydrochlorid	Ab 2 Jahren, orales Antihistaminikum
Lisino® Brausetbl.	Loratadin	Ab 2 Jahren bzw. über 30 kg, orales Antihistaminikum
Tavegil® Saft, Tropfen, Tbl.	Clemastinfumarat	Ab 2 Jahren, orales Antihistaminikum

Lokale Therapie

Präparat	Wirkstoff	Hinweis/Wirkstoffgruppe
Anaesthesulf® Lotio	Polidocanol	Lokalanästhetikum
Fenistil® Gel	Dimetindenmaleat	Lokales Antihistaminikum
Fenistil®/Soventol® Hydrocort 0,25 %, -0,5 %,	Hydrocortison	Ab 6 Jahren, Corticoid
Soventol® Gel	Bamipinlactat	Lokales Antihistaminikum

4.3 Phytotherapie

Phytotherapeutika stellen aufgrund der enthaltenen Extrakte Vielstoffgemische dar. Gerade bei allergischen Hauterkrankungen ist es aber sinnvoll, die Zahl der mit der Haut und den in ihr vorhandenen Langerhans'schen Zellen (immunkompetente Zellen) in Kontakt kommenden Stoffe möglichst auf ein Minimum zu begrenzen. Jeder neue Stoff kann selbst wieder als neues, mögliches Allergen wirken.

Präparat	Wirkstoff	Dosierung pro Tag	Hinweis
Cefabene® Salbe	Trockenextrakt aus Bittersüßstängel	3–5 × auftragen	Juckreizstillend, antibakteriell, antimykotisch, adstringierend, antiphlogistisch
Cefabene® Tr., Fta	Extrakt aus Bittersüßstängel	4–5 × 15–20 Tr. oder 1 × 1 Tbl.	Juckreizstillend, antiallergisch, antibakteriell, antiekzematös

4.4 Homöopathie

Einzelmittel

Leitsymptom	Modalität	Weitere Merkmale	Präparat
Blassrote, geschwollene, großflächige Quaddeln	Besser durch Kälte, schlimmer durch Wärme und Berührung	Brennende Schmerzen, die bei Kälteanwendung auffallend besser werden	Apis D 6
Hautpickel mit wässrigem Sekret, wund und juckend	Schlimmer durch Schwitzen	Auslöser: Sonne, Hitze	Natrium chloratum D 6
Kleine, nesselsuchtartige Quaddeln, brennender Schmerz	Besser durch Reiben	Starker Juckreiz, Auslöser: Sonne, Kontakt mit Quallen	Urtica D 6
Kleine, rote knötchenförmige Quaddeln und Bläschen	Besser durch Wärme	Starker Juckreiz, Kind zeigt große Unruhe und Bewegungsdrang	Rhus toxicodendron D 12
Unsymptomatischer Hautausschlag, trocken oder nässend	Schlimmer durch Wärme	Allgemein bewährtes Mittel, »homöopathisches Cortison«	Cardiospermum D 3

Dosierung: je akuter die Situation ist (z. B. bei Apis oder Urtica) umso häufiger wird die Arznei gegeben. Anfänglich alle 10–15 min eine Gabe bis eine Besserung zu bemerken ist, dann die Abstände verlängern. Ansonsten am ersten Tag stündlich eine Gabe, am nächsten Tag, falls noch nötig, 3–5 × eine Gabe der passenden Arznei.

Äußerlich empfiehlt sich die zusätzliche Anwendung einer Cardiospermum-Salbe (trockene Ekzeme) oder Creme (nässende Ekzeme) z. B. Halicar® oder Dermaplant®.

Komplexmittel

Präparat	Dosierung pro Tag	Hinweis
Ekzevowen® derma Creme	1–3 × auftragen	–

Präparat	Dosierung pro Tag	Hinweis
Engystol® Tbl.	Akut: 1–5 J.: ½ Tbl. alle 30 min bis zu 12 ×:, 6–11 J.: 1 Tbl. alle 30 min bis zu 8 ×, ab 12 J.: 1 Tbl. alle 30 min bis zu 12 ×, zur längeren Anw.: 1–5 J.: 3 × ½ Tbl., 6–11 J.: 2 × 1 Tbl., ab 12 J.: 3 × 1 Tbl.	Ab 1 Jahr, zur Stimulation des Immunsystems

4.5 Anthroposophische Medizin

Innere Therapie

Präparat	Dosierung pro Tag	Hinweis
Urtica comp. Glob. velati (Wala)	Bis 6 J.: 5 × 5 Glob., ab 6 J.: 5 × 5–10 Glob.	Trockene Ekzeme, Hautentzündungen, Juckreiz, zusammen mit Calcium Quercus Glob. velati
Calcium Quercus Glob. velati (Wala)	Bis 6 J.: 5 × 5 Glob. ab 6 J.: 5 × 5–10 Glob.	Trockene Ekzeme, Hautentzündungen, Juckreiz, zusammen mit Urtica comp. Glob. velati
Dermatodoron® Tr. (Weleda)	Bis zu 5 × 10–20 Tr.	Bei nässenden Ausschlägen

Äußere Therapie

Präparat	Dosierung pro Tag	Hinweis
Calendula Babycreme (Weleda)	Nachts auf die betroffenen Stellen auftragen	–
Mandel Gesichtscreme (Weleda)	Tagsüber auf die betroffenen Stellen auftragen	–
Wund- und Brandgel (Wala)	Im akuten Fall auftragen und eintrocknen lassen	Nicht einmassieren
Imlan® Creme Pur	2 × auftragen	Stärkt die Haut in ihrer Abgrenzungsfunktion

4.6 Biochemie/Schüßler-Salze

Differenzierung	Mineralstoff (Nummer)	Dosierung pro Tag
Allgemein	2	12
	3	7
	4	7
	8	20
	10	12
	21	7
Sonnenallergie	3	12
	10	20

4.7 Zusatzhinweise

- Kontaktallergene bestimmen und meiden.
- Vorsicht bei Modeschmuck und Gürtelschnallen (Nickelallergie).
- Feuchte Umschläge mit Kamillen- und Malventee wirken zusätzlich entzündungshemmend. Abwechselnd mit feuchten Umschlägen aus grünem Tee oder Eichenrindentee anwenden (wirken gerbend).
- Möglichst wenige, nur hypoallergene Hautpflegeprodukte anwenden.
- Kleidung aus glatter, weicher Baumwolle oder Seide wählen, besonders die Unterwäsche.
- Immer wieder für Momente innerer Ruhe sorgen.

5 Angst

Verwandte Indikationen: Kap. 28 Heimweh, Kap. 43 Kummer, Kap. 60 Nervosität, Kap. 69 Prüfungsangst/Lampenfieber, Kap. 78 Schock/ Schreck.

5.1 Grenzen der Selbstmedikation

Ängste beim Kind sind häufig durch Tageserlebnisse geprägt, welche nicht ausreichend kommunikativ aufgearbeitet wurden. Irrationale Ängste (»dunkler Keller«) sind nicht durch eine Gabe von Arzneimitteln zu bekämpfen, sondern stellen eher typische entwicklungspsychologische Stufen der Entwicklung des Selbstbewusstseins des Kindes dar. Ängste, die lange bestehen bzw. den Alltag massiv beeinträchtigen sollten ärztlich abgeklärt werden. Haben Traumata (z. B. Verlust naher Angehöriger) zur Auslösung einer Angststörung geführt, so sollte dem Kind mit einer psychologischen Behandlung geholfen werden. Die selbstmedikamentöse Behandlung eignet sich nur bei akuten, kurzfristigen Angstsituationen sowie bei Ängsten, die das Kind nur ab und zu in besonderen Situationen verspürt. Tiefsitzende Ängste müssen unbedingt von einem erfahrenen Therapeuten abgeklärt werden.

5.2 Allopathie

Allopathische Arzneimittel in der Selbstmedikation können nicht empfohlen werden.

5.3 Phytotherapie

Phytotherapeutische Präparate stellen bei Ängsten beim Kind allenfalls eine Begleitoption zu psychologischen Verfahren dar. Ängste sollten nie alleine durch die Gabe eines Pharmakons gelöst werden, sondern Bewältigungsstrategien erlernt werden, die das Selbstmanagement und die Selbstkontrolle fördern.

Aromatherapeutische Option ist das Verduften von Lavendelöl im Aromastreamer, oder das Einreiben mit Aromatherapierezepturen, welche Lavendelöl enthalten.

Orale Therapie

Präparat	Wirkstoff	Dosierung pro Tag	Hinweis
Sedinfant® Lsg.	Dickextrakt aus Melissenblättern	1–2 J.: 2 × 2 ml, 3–6 J.: 2–3 × 3 ml, 7–11 J.: 2–3 × 5 ml	Ab 1 Jahr, traditionell bei Erregungszuständen, Angst, Stress, Magen-Darm-Erkrankungen, Schlafstörungen

Teetipp

Tee als »Zeremonie« und Zeit für Gespräche während der Zubereitung. Menge für 100 g Teemischung.

Bestandteil	Menge	Zubereitung	Dosierung pro Tag
Lavendelblüten	20 g	Mit sprudelnd heißem Wasser übergießen, zugedeckt 5 min ziehen lassen	3 Tassen
Melissenblätter	20 g		
Orangenblüten	20 g		
Hibiscusblüten	20 g		
Kamillenblüten	20 g		

5.4 Homöopathie

Einzelmittel

Leitsymptom	Modalität	Weitere Merkmale	Präparat
Panikattacke, Schock, Herzjagen, akute Angstzustände	Schlimmer abends, nachts (auch Albträume, schreckhaftes Erwachen)	Akute Panik z. B. Arztbesuch, auch nach der Situation einsetzbar (z. B. Ängste nach dem Krankenhausaufenthalt)	Aconitum D 12

Leitsymptom	Modalität	Weitere Merkmale	Präparat
Angst in der Dunkelheit, sieht Monster und Gespenster	Schlimmer im Dunklen, besser durch Gesellschaft	Kann nur mit Licht schlafen, wird panisch im Dunkeln	Stramonium D 12
Ängste vor dem Alleinsein, Trennungskonflikte, unsymptomatische Bauchschmerzen	Besser durch Trost, Zuwendung	Weint leicht und will nicht alleine sein (braucht Bezugsperson), will morgens nicht zur Schule oder Kindergarten	Pulsatilla D 12
Viele versteckte Ängste, hört Geräusche, hat viel Fantasie	Schlimmer am Abend, nachts, besser durch Ruhe, Zuwendung	Sehr sensible Kinder, sehr schreckhaft, mögen nicht in den dunklen Keller, haben Angst vor Gewitter	Phosphor D 12

Dosierung: 2 × täglich eine Gabe über einen Zeitraum von drei Wochen. Falls noch keine Besserung festzustellen ist, eine Woche Pause einlegen und dann erneut für drei Wochen anwenden. Wenn keinerlei Veränderung festzustellen ist, spricht das Kind nicht auf die Arznei an und der homöopathische Therapeut sollte um Rat gefragt werden.

Komplexmittel

Präparat	Dosierung pro Tag	Hinweis
Pasconal® Nerventr.	Akut: 1–5 J.: 4 Tr., bis 11 J.: 6 Tr., ab 12 J.: 10 Tr. bis zu 12 × in Wasser, zur längeren Anw. 1–3 ×	Ab 1 Jahr, Ängste und damit verbundene Einschlafstörungen

5.5 Anthroposophische Medizin

Angst hat im körperlichen und seelischen Erleben eine Schutzfunktion und ist als zum Leben gehörend zu betrachten. Bei Angst, die belastet und Krankheitswert hat, gilt es insbesondere das Ewige im Menschen, seine geistige Natur, zu erkennen. Je mehr dies bewusst erfasst werden kann, umso leichter gelingt die allmähliche Kompensation und Überwindung der Angst.

Innere Therapie

Präparat	Dosierung pro Tag	Hinweis
Arnica/Aurum II Glob. velati (Wala)	3 × 5 Glob. ggf. 1 × 5 Glob. akut	Über längere Zeit einnehmen
Bryophyllum Argento cultum Rh Dilution (Weleda)	Abends 5–10 Tr.	Bei Kindern, die leicht zu Erregung, Ängsten oder Schwitzen an Händen und Füßen neigen

Äußere Therapie

Präparat	Dosierung pro Tag	Hinweis
Aurum/Lavandula comp., Salbe (Weleda)	Ab 3 J. 1–2 × 0,5–1 cm Salbenstrang in der Herzgegend in die Haut einreiben, als Herz-Salbenlappen zur Nacht	Ab 3 Jahren, bei Herzangst (besonders nachts) und bei Prüfungsängsten

5.6 Biochemie/Schüßler-Salze

Differenzierung	Mineralstoff (Nummer)	Dosierung pro Tag
Allgemein	2	12
	5	7
	7	12
Vor Enge	6	10–12
Durch überreizte Nerven	11	7–10
Nach einem Schock	12	12
Durch innere Unruhe	14	7–10
	15	7–10

5.7 Zusatzhinweise

- In der Angst dem Kind eine zusätzliche Hülle bieten in Form von Umarmung, Anwesenheit, ausstrahlender Ruhe und Zuversicht.
- Stimmungsvolles Zubettgeh-Ritual mit kleinem Tagesrückblick, evtl. Gutenachtlied und Gebet.
- Dem Kind durch das eigene Verhalten deutlich machen, dass man ganz für es da ist.
- Angst zulassen, akzeptieren und danach die ersten Schritte zur Überwindung begleiten.

6 Aphthen

Verwandte Indikationen: Kap. 52 Mundschleimhautentzündung.

6.1 Grenzen der Selbstmedikation

Anhaltende, immer wiederkehrende oder stark eitrige Entzündungen und Geschwüre der Mundschleimhaut können auch Leitsymptome bei schweren Erkrankungen sein und müssen ärztlich abgeklärt werden. Stark schmerzhafte Schleimhautläsionen sollten abgeklärt werden, vor allem wenn sie immer wieder auftauchen. Bei Säuglingen und Kleinkindern sollten unklare Veränderungen immer ärztlich abgeklärt werden, es könnte auch eine Candida-Infektion vorliegen, die einer anderen Behandlung bedarf.

6.2 Allopathie

Aphthen kommen bei Kindern häufig vor, da sie ihre Umwelt nicht nur mit den Händen begreifen, sondern die Dinge auch durch »in den Mund stecken« erfassen wollen. Viren, Bakterien und Allergene rufen somit häufig Schleimhautläsionen vor, welche sich entzünden und sehr schmerzhaft sind. Häufig treten Aphthen auch in Zusammenhang mit anderen Infekten auf, wie Erkältungskrankheiten oder Kinderkrankheiten. Dann also, wenn das Immunsystem anderweitige Schwächungen aufzeigt. Im Zahnspangenalter kommt es häufig durch die mechanische Belastung der Mundschleimhaut zu aphthenartigen Entzündungen.

Präparat	Wirkstoff	Hinweis/Wirkstoffgruppe
Betaisodona® Mundantiseptikum	Polyvidon-Iod	Antiseptikum
Bloxaphte®	Hyaluronsäure	Makromolekül, Abdeckung, Regeneration
Chlorhexamed® Lsg.	Chlorhexidin	Antiseptikum
Dynexan® Mundgel	Lidocainhydrochlorid	Lokalanästhetikum, nach Alter und Gewicht dosieren

Präparat	Wirkstoff	Hinweis/Wirkstoffgruppe
InfectoGingi® Mundgel	Auszug aus Salbeiblättern und Kamillenblüten, Lidocain	Lokalanästhetikum mit entzündungshemmenden, antibakteriellen Pflanzenauszügen
Solcoseryl® akut Paste	Proteinfreies Hämodialysat aus Kälberblut	Organpräparat, Zellregeneration

6.3 Phytotherapie

Pflanzliche Zubereitungen gegen Affektionen der Mundschleimhaut können bei jeder Ursache der aphthösen Schleimhautveränderung angewendet werden. Einige bewährte Präparate aus der Erwachsenentherapie dürfen aber beim Kind unter zwölf Jahren nicht angewendet werden wegen des enthaltenen Alkohols oder aufgrund mangelnder Daten (z. B. Salviathymol®). Auszuschließen sind immer Allergien gegen die enthaltenen Pflanzen selbst (z. B. Asteraceen) oder Kreuzallergien. Bei Kindern kann es häufig zu Ablehnung des Geschmacks von Pflanzenzubereitungen kommen, gerade wenn sie einen hohen Gerbstoffgehalt aufweisen.

Lokale Therapie

Präparat	Wirkstoff	Dosierung pro Tag	Hinweis
Kamillosan® Konzentrat	Kamillenblüten-Extrakt und Kamillenblütenöl	Mit 5 ml auf 1 Glas warmem Wasser mehrmals spülen	Entzündungshemmend, antibakteriell
Maros® Myrrhentinktur, Inspirol® P forte Tinktur	Myrrhentinktur	Zum Spülen oder Gurgeln, 10–20 Tr. in 1 Glas Wasser	Für Kinder geschmacklich weniger geeignet
Pyralvex® Lsg.	Rhabarberwurzelextrakt, (Salicylsäure)	3 × einpinseln	Ab 6 Jahren (Alkohol)
Lomaherpan® Creme	Trockenextrakt aus Melissenblättern	2–4 × 1–2 mm auftragen	Für Haut und Schleimhaut

Teetipp

Menge für 100 g Teemischung.

Bestandteil	Menge	Zubereitung	Dosierung pro Tag
Kamillenblüten	25 g	1 TL mit 150 ml siedendem Wasser überbrühen, 10 min abgedeckt ziehen lassen	Mehrmals zur Spülung des Mundes oder Betupfen der betroffenen Stellen
Ringelblumenblüten	25 g		
Salbeiblätter	25 g		
Hamamelisblätter	25 g		

6.4 Homöopathie

Einzelmittel

Eine Arznei erscheint hier zunächst etwas wenig, es ist aber die bewährte Arznei der Selbstmedikation. Es gibt noch andere homöopathische Arzneien, wie z. B. Lachesis oder Mercurius solubilis, die bei Aphthen eingesetzt werden können. Das Krankheitsbild der beiden Arzneien ist allerdings für die Selbstmedikation nicht geeignet, da die Stärke der Symptome (z. B. sehr starke Schmerzen, Kind verweigert Nahrungsaufnahme) für den Besuch beim Arzt sprechen.

Leitsymptom	Modalität	Weitere Merkmale	Präparat
Weiße Flecken mit rotem Hof, brennende Schmerzen	Schlimmer durch Kälte	Bewährt bei Soor und Candidainfektionen, auch bei einzelnen schmerzhaften Aphthen	Borax D 6

Dosierung: Im akuten Fall stündlich eine Gabe bis zur Besserung, dann die Abstände verlängern. Am nächsten Tag, wenn nötig, noch 3–5 × täglich eine Gabe.

Komplexmittel

Präparat	Dosierung pro Tag	Hinweis
Engystol® Tbl.	Akut: 1–5 J.: ½ Tbl. alle 30 min bis zu 12 ×, 6–11 J.: 1 Tbl. alle 30 min bis zu 8 ×, ab 12 J.: 1 Tbl. alle 30 min bis zu 12 ×, zur längeren Anw.: 1–5 J.: 3 × ½ Tbl., 6–11 J.: 2 × 1 Tbl., ab 12 J.: 3 × 1 Tbl.	Ab 1 Jahr, zur Stimulation des Immunsystems

6.5 Anthroposophische Medizin

Innere Therapie

Präparat	Dosierung pro Tag	Hinweis
Apis/Belladonna cum Mercurio, Glob. velati (Wala)	5 × 5 Glob.	Bei akuten und chronischen Entzündungen, nicht länger als 2 Wochen

Äußere Therapie

Präparat	Dosierung pro Tag	Hinweis
Mundbalsam flüssig (Wala)	Mundbalsam flüssig auf einen großen Wattetupfer geben und alle betroffenen Stellen damit betupfen	Harmonisierung von Auf- und Abbau bei akuten und chronisch-entzündlichen Schleimhautentzündungen im Mundbereich
Ratanhia-Mundwasser (Weleda)	Einige Tropfen mit Wasser verdünnen zum Spülen und Gurgeln der Mundschleimhaut	Bei entzündlichen Veränderungen an Zahn- und Mundschleimhaut

6.6 Biochemie/Schüßler-Salze

Differenzierung	Mineralstoff (Nummer)	Dosierung pro Tag
	3	7
	4	12–15
	5	7
	8	7–10
	10	7–10
	12	7

6.7 Zusatzhinweise

- Meiden von sauren und stark gesalzenen Speisen (Chips), kohlensäurehaltigen Getränken und harten Speisen (Zwieback, Knäckebrot). Auch manche Früchte oder Gemüse können Aphthen auslösen, diese sollten auch gemieden werden.
- Aphthen können auch im Zusammenhang mit Mundfäule (Stomatitis aphthosa) auftreten.

7 Appetitlosigkeit

Verwandte Indikationen: Kap. 9 Bauchschmerzen, Kap. 21 Erschöpfung, Rekonvaleszenz.

7.1 Grenzen der Selbstmedikation

Appetitlosigkeit mit auffälligem Gewichtsverlust, sei es ohne weitere begleitende Symptome, oder verbunden mit Erschöpfung oder Infektanfälligkeit, sollte ärztlich abgeklärt werden. Isst ein Kind länger als zwei Wochen sehr schlecht, ist der Arzt aufzusuchen. In der Pubertät sollte auch das Thema Anorexia nervosa, eine seelisch bedinge Essstörung, in Betracht gezogen werden.

7.2 Allopathie

In der Selbstmedikation können allenfalls allopathisch Vitamin-B-Komplexe zur Appetitsteigerung empfohlen werden.

7.3 Phytotherapie

Bevor einem Kind Präparate zur Appetitsteigerung (auch phytotherapeutisch) verabreicht werden, sollte die Ursache des Appetitmangels hinterfragt werden. Liegt eine Grunderkrankung vor, welche als Begleitsymptom den Appetit massiv reduziert? Werden Arzneimittel verabreicht, die als Nebenwirkung den Appetit hemmen? Ist das Kind an einem Infekt oder einer Kinderkrankheit erkrankt und hat deshalb keinen Appetit? Hier ist es dann evtl. anzuraten, durch leichte Kost vor allem Flüssigkeit zuzuführen.

Orale Therapie

Präparat	Wirkstoff	Dosierung pro Tag	Hinweis
Amara-Pascoe® Tr.	Tinktur aus Chinarinde, Enzianwurzel, Pomeranzenschale, Zimtrinde	Jeweils 30 min vor dem Essen	Cave: 65 % Alkohol, für Kinder in heißen Tee einrühren

Präparat	Wirkstoff	Dosierung pro Tag	Hinweis
Carminativum-Hetterich® Tr.	Auszug aus Kamillenblüten, Pfefferminzblättern, Fenchel, Kümmel, Pomeranzenschalen	Bis 1 J.: 3 × 5–10 Tr., 1–3 J.: 3 × 10–15 Tr., 4–12 J.: 3 × 15–20 Tr., ab 12 J.: 3 × 30–40 Tr.	Geschmacklich gut, für Säuglinge in die Flasche oder in Tee geben

Teetipp

Menge für 100 g Teemischung.

Bestandteil	Menge	Zubereitung	Dosierung pro Tag
Pomeranzenschalen	20 g	1 TL mit 150 ml heißem Wasser überbrühen, 10 min zugedeckt ziehen lassen, abseihen	3 × 1 Tasse zum Essen
Pfefferminze	20 g		
Kakaoschalen	20 g		
Schafgarbenkraut	20 g		
Hagebuttenfrüchte	20 g		

7.4 Homöopathie

Einzelmittel

Leitsymptom	Modalität	Weitere Merkmale	Präparat
Blasse, müde, schnell erschöpfte Kinder, mangelhaftes Gedeihen von Säuglingen	Keine Angaben	Sehr infektanfällig, hohläugiges Aussehen mit Augenringen	Abrotanum D 6
Große Schwäche, Blähungen, Völlegefühl (obwohl wenig gegessen)	Schlimmer nachts und nach dem Essen	Folge von erschöpfenden Krankheiten mit Flüssigkeitsverlust (z. B. Durchfall) großes Mittel der Rekonvaleszenz	China D 12

Leitsymptom	Modalität	Weitere Merkmale	Präparat
Abneigung gegen Essen, Kloßgefühl im Hals, nervöse Magenbeschwerden, Bauchkrämpfe, viel Seufzen, viel Hysterie	Schlimmer am Abend durch Trost und Zuwendung, besser durch Essen (!)	Folge von frischem Kummer (Liebeskummer, Trauer, Verlust) großes Mittel der Pubertät	Ignatia D 12
Kind zieht sich zurück, wirkt verschlossen, introvertiert, redet nicht, ist schnell verletzt	Schlimmer durch Trost, Angesprochen werden, besser durch Ruhe	Alter Kummer bzw. Situationen, die immer wieder aufflammen	Natrium chloratum D 12

Dosierung: 2 × täglich eine Gabe über einen Zeitraum von drei Wochen. Falls noch keine Besserung festzustellen ist, eine Woche Pause einlegen und dann erneut für drei Wochen anwenden. Wenn keinerlei Veränderung festzustellen ist, spricht das Kind nicht auf die Arznei an und der homöopathische Therapeut sollte um Rat gefragt werden.

Komplexmittel

Präparat	Dosierung pro Tag	Hinweis
Amara Pascoe Tinktur	30 min vor den Mahlzeiten 1 Gabe in Wasser oder auf Zucker geben, 1–5 J.: 3 Tr., 6–11 J.: 5 Tr., ab 12 J.: 10 Tr.	Ab 1 Jahr
Calcium phosphoricum Similiaplex Tr.	Akut: bis 1 J.: 1–2 Tr., 2–5 J.: 2–3 Tr., bis 11 J.: 3–4 Tr., ab 12 J.: 5 Tr. bis zu 6 × in Wasser, zur längeren Anw.: 1–3 ×	Lernerschöpfte Kinder nach Krankheiten, in der Wachstumsphase

7.5 Anthroposophische Medizin

Präparat	Dosierung pro Tag	Hinweis
Amara-Tropfen (Weleda)	1–5 J.: 3–5 Tr., 6–11 J.: 5–8 Tr., ab 12 J.: 10–15 Tr., jeweils 1 ×	Ab 1 Jahr, 15 min vor dem Essen, am besten mit Wasser verdünnt einnehmen

Präparat	Dosierung pro Tag	Hinweis
Bitter Elixier (Wala)	6–11 J.: 1–3 × 1 TL, ab 12 J.: 1–3 × 1 EL	Ab 6 Jahren, 10 bis 20 min vor dem Essen, mit Wasser oder unverdünnt einnehmen
Gentiana Magen Glob. (Wala)	3 × 5–10 Glob.	15 min vor dem Essen einnehmen

7.6 Biochemie/Schüßler-Salze

Differenzierung	Mineralstoff (Nummer)	Dosierung pro Tag
Allgemein	2	12
	4	7
	5	12
Völlegefühl	6	7

7.7 Zusatzhinweise

- Zuverlässigen Rhythmus der Mahlzeiten einhalten, d. h. Essen zu festen Zeiten.
- Nur kleine Zwischenmahlzeiten, z. B. frisches Obst, ein Butterkeks, Knäckebrot, ein kleiner Joghurt.
- Kindergartenkinder sollten nicht mehr als 500 ml Kakao oder Milch am Tag trinken.
- Viruserkrankungen (Infekte), Streit, Kummer, Schulprobleme, Schwierigkeiten der Eltern (Trennung, Scheidung) oder Angst bremsen den Appetit.

8 Augen, verklebte

Verwandte Indikationen: Kap. 10 Bindehautreizung.

8.1 Grenzen der Selbstmedikation

Bei Säuglingen sollte generell zunächst eine ärztliche Diagnose eingeholt werden. Dies gilt bei allen Kindern, wenn mit der Selbstmedikation nach 24 h keine Besserung oder sogar Verschlimmerung festzustellen ist. Chronische und immer wiederkehrende Beschwerden sollten auch ärztlich abgeklärt werden.

8.2 Allopathie

Verklebte Augen können Zeichen eines beginnenden Infektes der Nasennebenhöhlen darstellen, da die Nasenschleimhaut mit der Augenschleimhaut über den Tränenkanal anatomisch und funktionell verbunden ist. In diesen Fällen sollte eine antibiotische Therapie der Augenschleimhaut immer auch mit der Therapie des Atemwegs-Infektes einhergehen. Ist das Auge bakteriell infiziert, muss die Übertragung von Bakterien auf andere Familienmitglieder vermieden werden. Auf entsprechende Hygiene ist zu achten (Waschen und Desinfizieren der Hände vor und nach lokaler Anwendung von Augenpräparaten). Eine Reinigung der äußeren Augenbereiche mit physiologischer Kochsalzlösung auf sterilen Kompressen ist durchaus sinnvoll.

Allopathische Arzneimittel in der Selbstmedikation können nicht empfohlen werden.

8.3 Phytotherapie

Gänzlich abzulehnen ist jede Anwendung von Pflanzenabkochungen in Eigenherstellung (Tees und Teebeutelauflagen) am Auge. Schwebstoffe, Pilzsporen und Keime dürfen nicht an das Auge herangetragen werden.

Phytotherapeutische Arzneimittel in der Selbstmedikation können nicht empfohlen werden.

8.4 Homöopathie

Einzelmittel

Leitsymptom	Modalität	Weitere Merkmale	Präparat
Zähes, gelbliches Sekret im Augenwinkel, besonders bei Säuglingen	Schlimmer nachts, morgens getrocknetes Sekret	Meist in Kombination mit Schnupfen (verstopfte Nase)	Sambucus D 3
Gelblicher, milder Schleim, mit oder ohne Entzündung, bei Säuglingen mit verengtem Tränenkanal	Schlimmer nachts und in der Wärme, besser durch kalte Kompressen	(Älteres) Kind reagiert lichtscheu, reibt sich ständig die Augen	Pulsatilla D 6
Augen sind gerötet und tränen, wundmachender Tränenfluss, erst wässrig, dann eitrig	Schlimmer bei Licht, Kind blinzelt ständig	Auch bei allergischen Reaktionen	Euphrasia D 6 (auch äußerlich als Augentropfen)
Lider morgens eitrig verklebt, starker Juckreiz	Schlimmer am Abend	Folge von Infekt, Verkühlen	Rhus toxicodendron D 12

Dosierung: Im akuten Fall am ersten Tag stündlich eine Gabe bis zur Besserung, am nächsten Tag, falls nötig, noch 3–5 × täglich eine Gabe.

Komplexmittel

Präparat	Dosierung pro Tag	Hinweis
Oculoheel® Tbl.	Akut: 1–5 J.: ½ Tbl. alle 30 min bis zu 12 ×, 6–11 J.: 1 Tbl. alle 30 min bis zu 8 ×, ab 12 J.: 1 Tbl. alle 30 min bis zu 12 ×, zur längeren Anw.: 1–5 J.: 3 × ½ Tbl., 6–11 J.: 2 × 1 Tbl., ab 12 J.: 3 × 1 Tbl.	Ab 1 Jahr

8.5 Anthroposophische Medizin

Äußere Therapie

Präparat	Dosierung pro Tag	Hinweis
Euphrasia Atr. Einzeldosen (Wala)	3 × tgl. 1 Tr. in den Bindehautsack	–
Euphrasia D 4 Atr. (Weleda)		–

8.6 Biochemie/Schüßler-Salze

Differenzierung	Mineralstoff (Nummer)	Dosierung pro Tag
	4	12

8.7 Zusatzhinweise

- Eine Reinigung der äußeren Augenbereiche kann mit physiologischer Kochsalzlösung auf sterilen Kompressen vorgenommen werden. Die Verklebung wird mit der feuchten Kompresse aufgeweicht und anschließend vorsichtig abgelöst. Für jedes Auge eine eigene Kompresse verwenden, damit keine Keime übertragen werden.
- Massieren Sie die Nasenwurzel mit zwei Fingern in kleinen Kreisbewegungen. Das regt die Tränensekretion und Befeuchtung des Auges an.

9 Bauchschmerzen

Verwandte Indikationen: Kap. 11 Blähungen, Kap. 12 Blähungskoliken Säugling, Kap. 19 Erbrechen, Kap. 44 Lactoseintoleranz, Kap. 57 Nahrungsmittelunverträglichkeit, Kap. 82 Übelkeit, Kap. 86 Verstopfung.

9.1 Grenzen der Selbstmedikation

Akute, krampfartige Beschwerden, die mit starken Schmerzen verbunden sind, müssen sofort ärztlich abgeklärt werden. Es können im schlimmsten Fall z. B. ein Darmverschluss oder eine Blinddarmentzündung vorliegen. Bei Alarmsymptomen, wie rezidivierendem Erbrechen, Blut im Stuhl, Bauchschmerzen entfernt vom Nabel, Fieber, Gelenkschmerzen, Hauterscheinungen, wiederkehrenden Aphthen im Mund und Dysurie ist eine ärztliche Behandlung erforderlich. Immer wiederkehrende, diffuse Bauchschmerzen können auch auf Grund einer Lactose- oder Gluten-Unverträglichkeit auftreten. Ein Parasitenbefall (z. B. Bandwürmer) äußert sich mit dumpfen Bauchschmerzen, viele Infektionskrankheiten (z. B. Mumps, Scharlach, Harnwegsinfektionen) beginnen mit Bauchschmerzen. Bauchschmerzen sind daher immer zu hinterfragen. Bei dem kleinsten Zweifel ist der Patient zum Arzt zu verweisen.

9.2 Allopathie

Häufig sind Bauchschmerzen im Kindesalter mit Defäkationsstörungen vergesellschaftet. Geht den Bauchschmerzen eine akute Darminfektion voraus, mit Entzündung der Darmwand und einer damit verursachten Überempfindlichkeit der neuronalen Elemente der Darmwand, so ist ein Aufbau des Darmimmunsystems mit probiotischen Kulturen anzuraten.

Präparat	Wirkstoff	Hinweis/Wirkstoffgruppe
Buscopan® Drg., Supp.	Butylscopolaminiumbromid	Ab 6 Jahren, Spasmolytikum

9.3 Phytotherapie

Orale Therapie

Präparat	Wirkstoff	Dosierung pro Tag	Hinweis
Carminativum-Hetterich® Tr.	Auszug aus Kamillenblüten, Pfefferminzblättern, Fenchel, Kümmel, Pomeranzenschalen	Bis 1 J.: 3 × 5–10 Tr., 1–3 J.: 3 × 10–15 Tr., 4–12 J.: 3 × 15–20 Tr., ab 12 J.: 3 × 30–40 Tr.	Geschmacklich gut, für Säuglinge Tropfen in die Flasche oder in Tee geben
Colibiogen® Kinder N Lsg.	Escherichia-coli-Lysat, zellfrei	1–3 × 5 ml 30 min vor dem Essen	Bei Fäulnis- u. Gärungsdyspepsien, Maldigestion, Meteorismen, funktionelle Diarrhö, Reizdarmsyndrom
Hylak® N Tr.	Wässr. Substrat der Stoffwechselprodukte von *L. helveticus*	Ab 2 J.: 3 × 0,5 ml	Ab 2 Jahren, gegenseitige Abschwächung mit Antazida
Hylak® plus acidophilus Tr.	Wässr. Substrat der Stoffwechselprodukte von *Lactobacillus helveticus*, *L. acidophilus*	Ab 2 J.: 3 × 1 ml	Ab 2 Jahren, gegenseitige Abschwächung mit Antazida
Paidoflor® Kautbl.	Trockenpulver aus *L. acidophilus*	Klkdr.: 1–2 × 1 Kautbl., Schulkdr.: 1–2 × 3 Kautbl. zum Essen	Einnahme in mit warmer Milch oder Brei zerkleinert, nicht bei immunsupprimierten Patienten
Symbioflor® 2 Tr.	*E. coli* (Zellen und Autolysat)	Sgl. 1 × 5 Tr., Kdr. 1 × 10 Tr.	Zum Mittagessen mit etwas Wasser, nicht bei akutem Fieber

Teetipp

Menge für 100 g Teemischung.

Bestandteil	Menge	Zubereitung	Dosierung pro Tag
Anisfrüchte	40 g	1 TL mit 150 ml heißem Wasser überbrühen, 10 min zugedeckt ziehen lassen, abseihen	3 × 1 Tasse
Fenchelfrüchte	30 g		
Kümmelfrüchte	30 g		

9.4 Homöopathie

Einzelmittel

Weitere Arzneien finden Sie im Kapitel Blähungskoliken bei Säuglingen. Diese Arzneien können natürlich auch bei älteren Kindern angewendet werden, wenn die Symptome passen.

Leitsymptom	Modalität	Weitere Merkmale	Präparat
Krampfartige Beschwerden, Kind krümmt sich vor Schmerz	Besser durch Massage und Wärme	Kind verlangt nach Wärmflasche oder einem Kirschkernkissen	Magnesium phosphoricum D 12
Krampfartige Beschwerden (evtl. mit Verstopfung), Kind ist ärgerlich, gereizt	Besser durch Wärme, kurze Ruhepausen	Folge von schwerem Essen, Überessen, Medikamenten	Nux vomica D 6
Schmerzen, wie ein Stein im Magen, unsymptomatische Bauchschmerzen, Kind ist weinerlich, anhänglich	Schlimmer durch Wärme, besser durch Trost, frische Luft	Folge von Durcheinanderessen, fetten Speisen aber auch Folge von seelischem Kummer (Angst vor dem Alleinsein)	Pulsatilla D 6

Dosierung: Im akuten Fall alle 15–30 min eine Gabe bis zur Besserung. Bei Beschwerden morgens vor der Schule oder Kindergarten zusätzlich eine Gabe in die Trinkflasche geben.

Komplexmittel

Präparat	Dosierung pro Tag	Hinweis
Gastricumeel® Tbl.	Akut: Sgl. ½ Tbl. alle 30 min bis zu 8 ×, 1–5 J.: ½ Tbl. alle 30 min bis zu 12 ×, 6–11 J.: 1 Tbl. alle 30 min bis zu 8 ×, 12 J.: 1 Tbl. alle 30 min bis zu 12 ×, zur längeren Anw. Sgl. 2 × ½ Tbl., 1–5 J.: 3 × ½ Tbl., 6–11 J.: 2 × 1 Tbl., ab 12 J.: 3 × 1 Tbl.	Akute und chronische Magenentzündung, Sodbrennen, Blähsucht
Spascupreel®	Siehe Gastricumeel® ab 1 J.	Ab 1 Jahr, Bauchkrämpfe
Nux vomica Hommaccord Tr.	Akut alle 15–30 min, 1–5 J.: 4 Tr., 6–11 J.: 6 Tr., ab 12 J.: 10 Tr., bis zu 12 × in Wasser, zur längeren Anw. 1–3 ×	Ab 1 Jahr, Übelkeit und Brechreiz

9.5 Anthroposophische Medizin

Innere Therapie

Präparat	Dosierung pro Tag	Hinweis
Belladonna/Chamomilla Glob. velati (Wala)	Stündl. 5 Glob., bei Besserung seltener	Krampfartige Bauchschmerzen
Gentiana Magen Glob. velati (Wala)	3–5 × 5–8 Glob.	Bauchschmerzen in Verbindung mit Übelkeit
Chamomilla Cupro culta, Radix Rh D 3 flüssige Verdünnung (Weleda)	1–3 × 10–15 Tr. in Wasser verdünnt einnehmen	Krampfartige Bauchschmerzen

Äußere Therapie

Präparat	Dosierung pro Tag	Hinweis
Oxalis e planta tota W 10 % Oleum (Wala)	Oberbauch abends im Uhrzeigersinn einreiben und zart massieren oder als Bauchwickel anlegen	Seelische Belastung durch unverarbeitete psychische Erschütterungen

Präparat	Dosierung pro Tag	Hinweis
Lavendelöl 10 % (Weleda)	Oberbauch abends im Uhrzeigersinn einreiben und zart massieren oder als Bauchwickel anlegen (Teil C, Kap. 2)	Bei Bauchschmerzen aller Art

9.6 Biochemie/Schüßler-Salze

Differenzierung	Mineralstoff (Nummer)	Dosierung pro Tag
Allgemein	7	12

9.7 Zusatzhinweise

- Das Kind hinlegen und warm halten (zudecken). Oft hilft eine Wärmeflasche oder ein Bauchwickel (Teil C, Kap. 2).
- Bei Bedarf den Bauch sanft streicheln: im Uhrzeigersinn um den Bauchnabel.
- Das Kind beobachten. Wenn es Fieber entwickelt, erbricht oder der Schmerz zu stark wird, den Arzt aufsuchen.

10 Bindehautreizung

Verwandte Indikationen: Kap. 8 Augen, verklebte, Kap. 25 Gerstenkorn, Kap. 30 Heuschnupfen.

10.1 Grenzen der Selbstmedikation

Chronische oder immer wiederkehrende Beschwerden, Folge von Verletzung oder Fremdkörpern im Auge, eitriges Sekret und Entzündung mit Sehschwäche muss ärztlich abgeklärt werden. Eine Sekretbildung des Auges muss nicht zwingend eine bakterielle Infektion bedeuten, bedarf aber dennoch der ärztlichen Abklärung, besonders bei Säuglingen.

10.2 Allopathie

Die Behandlung einer Bindehautreizung im Rahmen der Selbstmedikation sollte sich auf eine möglichst kurzfristige Anwendung der meist sympathomimetikahaltigen "Weißer"-Augentropfen, also der vasokonstriktorisch wirkenden Zubereitungen beschränken, um eine Austrocknung zu vermeiden. Auch sollte die Ursache der Bindehautreizung bekannt sein (Wind, Zugluft, PC-Spiele, kurzfristig bei Allergien). Eine Anwendung bei trockenem Auge verbietet sich von selbst.

Präparat	Wirkstoff	Hinweis/Wirkstoffgruppe
Allergopos® Atr.	Antazolinphosphat, Tetryzolinhydrochlorid	Ab 2 Jahren, gefäßaktive Substanz
Berberil® N, -EDO Atr.	Tetryzolinhydrochlorid	Ab 2 Jahren, gefäßaktive Substanz
Biciron® Atr.	Tramazolinhydrochlorid	Ab 6 Jahren, gefäßaktive Substanz
Visadron® Atr.	Phenylephrinhydrochlorid	Gefäßaktive Substanz, vorsichtige Anwendung bei Säuglingen und Kleinkindern

10.3 Phytotherapie

Optionen der Pflanzenheilkunde bei Bindehautreizungen sind sehr eingeschränkt möglich und sollten mehr im Segment der Prophylaxe gesehen werden.

Präparat	Wirkstoff	Dosierung pro Tag	Hinweis
Herba Vision® Augentrost Augenbad	Augentrosttinktur	Mehrmals als Augenbad	Für alle Altersstufen und Kontaktlinsenträger geeignet
Herba Vision® Augentrost Atr.	Augentrosttinktur	Bei Bedarf 1–2 Tr. in den Bindehautsack	
Herba Vision® Blaubeere	Blaubeertinktur		
Herba Vision® Kamille	Kamillentinktur		

10.4 Homöopathie

Einzelmittel

Leitsymptom	Modalität	Weitere Merkmale	Präparat
Hitzegefühl, brennende Augenschmerzen	Schlimmer durch Bewegung des Augapfels, besser durch lauwarme Kompressen	Knallrote Bindehaut, Folge von Sonne oder Zugluft	Belladonna D 6
geschwollene Augenlider, stechende Schmerzen	Besser durch kalte Auflagen	Blassrote Bindehaut, auch Folge von allergischen Reaktionen	Apis D 6
Augen sind gerötet und tränen, wundmachender Tränenfluss, erst wässrig, dann eitrig	Schlimmer bei Licht, Kind blinzelt ständig	Auch bei allergischen Reaktionen	Euphrasia D 6 (auch äußerlich als Augentropfen)

Leitsymptom	Modalität	Weitere Merkmale	Präparat
Müde, brennende, gerötete Augen, evtl. Kopfschmerzen dabei	Besser durch Reiben, Schließen der Augen	Reizung der Augen als Folge von Überanstrengung (Computer, TV, Lesen)	Ruta D 6

Dosierung: Im akuten Fall am ersten Tag stündlich eine Gabe bis zur Besserung, am nächsten Tag, falls nötig, noch 3–5 × täglich eine Gabe.

Komplexmittel.

Präparat	Dosierung pro Tag	Hinweis
Oculoheel® Tbl.	Akut: 1–5 J.: ½ Tbl. alle 30 min bis zu 12 ×: 6–11 J.: 1 Tbl. alle 30 min bis zu 8 ×, 12 J.: 1 Tbl. alle 30 min bis zu 12 ×, zur längeren Anw.: 1–5 J.: 3 × ½ Tbl., 6–11 J.: 2 × 1 Tbl., ab 12 J.: 3 × 1 Tbl.	Ab 1 Jahr

10.5 Anthroposophische Medizin

Innere Therapie

Präparat	Dosierung pro Tag	Hinweis
Silicea comp. Glob. velati (Wala)	3–5 × 3–7 Glob. (je nach Alter)	Bei eitriger Bindehautentzündung, als innerliche Ergänzungsbehandlung

Äußere Therapie

Präparat	Dosierung pro Tag	Hinweis
Euphrasia Atr. Einzeldosen (WALA)	2–5 × 1 Tr. in den Bindehautsack	–
Euphrasia D 3 Atr. (Weleda)		–
Mercurialis Atr. (Wala)		Vor allem, wenn das Auge sehr trocken ist

Präparat	Dosierung pro Tag	Hinweis
Mercurialis Atr. (Wala) und Calendula D 4 Atr. (Weleda)	Im stündlichen Wechsel 1 Tr. in den Bindehautsack	Bei eitriger Bindehautentzündung

10.6 Biochemie/Schüßler-Salze

Differenzierung	Mineralstoff (Nummer)	Dosierung pro Tag
Bindehautentzündung	3	12
	8	7
	9	12
	11	7
	12	7
Gerötete Augenlider	3	12–15
	4	7
	8	12

10.7 Zusatzhinweise

- Fremdkörper im Auge müssen entfernt werden (vom Arzt).
- Nicht im Auge reiben!
- Zugluft meiden.
- Auge nicht überanstrengen (z. B. lesen, Computer), Pausen machen und kühlende Kompressen auf die Augen legen.
- Für ausreichend Schlaf sorgen.

11 Blähungen

Verwandte Indikationen: Kap. 9 Bauchschmerzen, Kap. 12 Blähungskoliken Säugling, Kap. 44 Lactoseintoleranz, Kap. 57 Nahrungsmittelunverträglichkeit, Kap. 96 Zöliakie (Begleitbehandlung).

11.1 Grenzen der Selbstmedikation

Starke, quälende Blähungen mit kolikartigen Schmerzen bzw. ein aufgeblähter, harter Bauch müssen ärztlich abgeklärt werden. Blähungen im Zusammenhang mit Durchfall können auf eine Nahrungsmittelunverträglichkeit (Lactose, Gluten) deuten, die ebenfalls abgeklärt werden muss. Blähungen als Symptom sind immer dann einer Selbstmedikation zugänglich, wenn eine organische Ursache ausgeschlossen wurde, oder wenn das Kind eine entsprechende Diagnose besitzt und die Selbstmedikation ergänzend zur Grundmedikation erfolgen soll (z. B. bei Reizdarmsyndrom und anderen funktionellen Bauchschmerzen).

11.2 Allopathie

Auf die individuellen Reaktionen auf Nahrungsmittel sollte geachtet werden, um Unverträglichkeiten zu ermitteln und individuell blähende Speisen zu vermeiden. Gerade im Kleinstkindesalter kann ein Zuviel an Apfel- und Birnensaft zu unangenehmen Darmproblemen, auch mit Durchfällen führen.

Präparat	Wirkstoff	Hinweis/Wirkstoffgruppe
Retterspitz® innerlich Flüssigkeit	Citronensäure, Weinsäure, Aluminiumkaliumsulfat, Thymianöl	Ab 2 Jahren, Puffer, ätherisches Öl
Sab simplex® Kautbl., Ceolat® LF KTA	Dimeticon	Antiflatulens
Sab simplex® Susp., Lefax® Pump Liquid, Elugan® Tr, KTA	Simeticon	Antiflatulens

11.3 Phytotherapie

Orale Therapie

Präparat	Wirkstoff	Dosierung pro Tag	Hinweis
Carminativum-Hetterich® Tr.	Auszug aus Kamillenblüten, Pfefferminzblättern, Fenchel, Kümmel, Pomeranzenschalen	Bis 1 J.: 3 × 5–10 Tr., 1–3 J.: 3 × 10–15 Tr., 4–12 J.: 3 × 15–20 Tr., ab 12 J.: 3 × 30–40 Tr.	Geschmacklich gut, für Säuglinge in die Flasche oder in Tee geben
Iberogast® Tr.	Auszüge aus bitterer Schleifenblume, Angelikawurzel, Kamillenblüten, Kümmel, Mariendistelfrüchten, Melissen-, Pfefferminzblättern, Schöllkraut, Süßholzwurzel	3–6 J.: 3 × 10 Tr., 6–12 J.: 3 × 15 Tr., ab 12 J.: 3 × 20 Tr.	Ab 3 Jahren, bei Reizmagen, Reizdarm, funktionellen und motilitätsbedingten Magen-Darm-Erkrankungen, Magen- u. Darmspasmen, Gastritis
Gastricholan® L Tr.	Tinktur aus Pfefferminzblätter, bitterer Fenchel, Kamillenblüten	Ab 12 J.: 5 × 35 Tr.	Ab 12 Jahren wegen Alkoholgehalt

Teetipp

Menge für 100 g Teemischung.

Bestandteil	Menge	Zubereitung	Dosierung pro Tag g
Anisfrüchte	30 g	1 TL mit 150 ml sprudelnd heißem Wasser überbrühen, 10 min zugedeckt ziehen lassen, abseihen	3 × 1 Tasse oder in der Flasche (Flaschennahrung mit Tee zubereiten)
Fenchelfrüchte	30 g		
Kamillenblüten	20 g		
Kümmelfrüchte	20 g		

11.4 Homöopathie

Einzelmittel

Leitsymptom	Modalität	Weitere Merkmale	Präparat
Krampfartige Blähungen, Beschwerden 1–2 Stunden nach dem Essen	Besser durch Aufstoßen und Blähungsabgang	Folge von zu hastigem, zu reichlichem Essen	Nux vomica D 6
Blähungen meist im Unterbauch, starkes Rumpeln und Kollern, aufgetriebener Leib	Schlimmer durch beengende Kleidung	Kind ist schnell satt (hastiger Esser) aber auch schnell wieder hungrig	Lycopodium D 6
Übel riechende Blähungen meist im Oberbauch, starkes Verlangen nach frischer Luft	Besser nach Blähungsabgang und an der frischen Luft	Kind wirkt blass und müde, möchte sich gerne hinlegen	Carbo vegetabilis D 6

Dosierung: Im akuten Fall alle 15–30 min eine Gabe bis zur Besserung.

Komplexmittel

Präparat	Dosierung pro Tag	Hinweis
Carbo Similiaplex Tr.	Akut alle 30–60 min, bis zu 6 ×: bis 1 J.: 1–2 Tr., 1–5 J.: 2–3 Tr., 6–11 J.: 3–4 Tr., ab 12 J.: 5 Tr. in Wasser, zur längeren Anw. 1–3 ×	Verdorbener Magen, viele Blähungen, Aufstoßen erleichtert
Magen-Darm-Tr. N Cosmochema	Akut: 6–11 J.: 15 Tr. in ein Glas Wasser, dann bis zu 12 × alle 30–60 min davon einen TL geben, ab 12 J.: 5 Tr. bis zu 12 ×, zur längeren Anw. 1–3 ×	Ab 6 Jahren, leichte krampfartige Beschwerden, Völlegefühl, Blähungen

11.5 Anthroposophische Medizin

Innere Therapie

Präparat	Dosierung pro Tag	Hinweis
Carum carvi Zäpfchen (Weleda)	Bis 6 J.: 1–2 × ½ Supp., ab 6 J.: 1–2 × 1 Supp. in den Mastdarm	Bei starken, krampfartigen Beschwerden, häufig mit Weinen, »nicht in den Schlaf kommen«
Chamomilla Cupro culta, Radix Rh D 3 flüssige Verdünnung (Weleda)	1–3 × 10–15 Tr. in Wasser verdünnt einnehmen	Bei Krampfzuständen der glatten Muskulatur, Unruhe und Erregungszuständen

Äußere Therapie

Präparat	Dosierung pro Tag	Hinweis
Oxalis, Folium 10 % Salbe (Weleda)	Oberbauch 1–2 × im Uhrzeigersinn einreiben und massieren oder als Bauchwickel anlegen (Teil C, Kap. 2)	Leichtere Beschwerden mit Unruhe und Luftabgang
Melissenöl (Wala)	Bis zu 2 × mit warmen Händen den Bauch im Uhrzeigersinn einreiben	Anschließend warm halten, Melissenöl wirkt entkrampfend

11.6 Biochemie/Schüßler-Salze

Differenzierung	Mineralstoff (Nummer)	Dosierung pro Tag
Allgemein	7	12
	10	12

11.7 Zusatzhinweise

- Das Kind sollte warm genug gekleidet sein. Oft hilft bei Blähungsschmerzen schon eine Wärmeflasche oder Bauchwickel (Teil C, Kap. 2).
- Fructose oder Sorbit können Blähungen verursachen.
- Blähende Kost wie Zwiebeln, Kohlarten und Hülsenfrüchte meiden.
- Gut Kauen und in Ruhe essen.
- Auch ausreichend Bewegung kann Besserung bringen.

12 Blähungskoliken bei Säuglingen

Verwandte Indikationen: Kap. 9 Bauchschmerzen, Kap. 11 Blähungen.

12.1 Grenzen der Selbstmedikation

Blähungskoliken treten in den ersten Lebenswochen auf. Ursache kann Verschlucken von Luft sein, aber auch eine Unreife des Verdauungssystems. Wenn in kurzer Zeit nach der Arzneigabe keine Besserung der Symptome festzustellen ist, oder die Beschwerden massiver erscheinen, können auch andere Ursachen vorliegen (siehe Bauchschmerzen) und eine ärztliche Diagnose ist unumgänglich.

12.2 Allopathie

Präparat	Wirkstoff	Hinweis/Wirkstoffgruppe
Sab simplex® Susp., Lefax® Pump Liquid, Elugan® Tr.	Simeticon	Antiflatulens

12.3 Phytotherapie

Für Säuglinge gilt es, geeignete Darreichungsformen zu wählen. Alkoholische Lösungen sollten in Tee eingerührt werden, um den Restalkoholgehalt zu minimieren. Die Bauchmassage mit einem handwarmen, hautfreundlichen Öl (z. B. Jojobaöl), welches spamolytisch-carminative ätherische Öle (z. B. Fenchelöl, Anisöl, Kümmelöl) enthält, ist empfehlenswert. Majoranbutter stellt eine obsolete Zubereitung dar, vor deren Anwendung aus toxikologischen Gründen abzuraten ist!

Orale Therapie

Präparat	Wirkstoff	Dosierung pro Tag	Hinweis
Carminativum-Hetterich® Tr.	Auszug aus Kamillenblüten, Pfefferminzblättern, Fenchel, Kümmel, Pomeranzenschalen	Bis 1 J.: 3 × 5–10 Tr., 1–3 J.: 3 × 10–15 Tr., 4–12 J.: 3 × 15–20 Tr., ab 12 J.: 3 × 30–40 Tr.	Geschmacklich gut, für Säuglinge Tropfen in die Flasche oder in Tee geben

Teetipp

Menge für 100 g Teemischung.

Bestandteil	Menge	Zubereitung	Dosierung pro Tag
Anisfrüchte	30 g	1 TL mit 150 ml sprudelnd heißem Wasser überbrühen, 10 min zugedeckt ziehen lassen, abseihen	3 × 1 Tasse oder in der Flasche (Flaschennahrung mit Tee zubereiten)
Fenchelfrüchte	30 g		
Kamillenblüten	20 g		
Kümmelfrüchte	20 g		

12.4 Homöopathie

Einzelmittel

Leitsymptom	Modalität	Weitere Merkmale	Präparat
Unerträgliche Schmerzen, heißes, verschwitztes Gesicht, evtl. gelb-grüne Durchfälle	Schlimmer am Abend, besser durch Umhertragen	Kind streckt sich nach hinten durch (Flitzebogen) ist wütend und gereizt	Chamomilla D 6
Schmerzen, die zum Zusammenkrümmen zwingen, Kind zieht die Beine an	Besser durch Wärme und festem Druck (Massage)	Kind wälzt sich umher, beruhigt sich beim Tragen in der »Flieger-Haltung«	Colocynthis D 6
Aufgetriebener Bauch, Kollern, will nichts am Bauch, lieber nackt strampeln	Schlimmer durch enge Kleidung, am Nachmittag	Kind trinkt hastig, ist schnell satt und schnell wieder hungrig	Lycopodium D 6

Dosierung: Im akuten Fall alle 15–30 min eine Gabe bis zur Besserung.

Komplexmittel

Präparat	Dosierung pro Tag	Hinweis
Chamomilla Similiaplex N Tr.	Akut alle 30–60 min bis zu 12 × 1–3 Tr. in Wasser, zur längeren Anw.: 1–3 ×	Wütend, zornig, Schreibaby
Carbo Similiaplex Tr.	Akut alle 30–60 min bis zu 6 × 1–2 Tr. in Wasser, zur längeren Anw.: 1–3 ×	Viele Blähungen, Blähungsabgang erleichtert

12.5 Anthroposophische Medizin

Innere Therapie

Präparat	Dosierung pro Tag	Hinweis
Carum Carvi Kinderzäpfchen (Wala)	Sgl.: 1–3 × ½ Supp., bis 7 J.: 1–3 × 1 Supp. in den Mastdarm einführen, 1–3 Wochen lang	Längsteilung mit einem angewärmten Messer möglich, bei Beschwerden zwischen 16–24 Uhr (»Schreistunden«) Supp. am frühen Nachmittag geben
Chamomilla Cupro culta, Radix Rh D 3 flüssige Verdünnung (Weleda)	1–3 × 5 Tr. in Wasser verdünnt einnehmen	Beruhigt auch bei Erregungszuständen und Unruhe
Nicotiana comp. Glob. velati (Wala)	Vor jeder Mahlzeit 2 Glob.	Bei starker Blähungsneigung

Äußere Therapie

Präparat	Dosierung pro Tag	Hinweis
Oxalis e planta tota W 10 % Oleum (Wala)	Oberbauch abends im Uhrzeigersinn einreiben und zart massieren oder als Bauchwickel anlegen bei Blähungsschmerzen (Teil C, Kap. 2)	Nach Schockerlebnis des Neugeborenen bei der Geburt (lange, schwere Geburt, Kaiserschnitt)
Malvenöl (Wala)	Mit wenig Öl und warmen Händen den ganzen Körper des Säuglings einreiben (Teil C, Kap. 1)	Pflegt die Wärmehülle

12.6 Biochemie/Schüßler-Salze

Differenzierung	Mineralstoff (Nummer)	Dosierung pro Tag
Allgemein	2	12
	7	12
Wenn die Beschwerden andauern	20	5

12.7 Zusatzhinweise

- Oft hilft schon eine Wärmeflasche oder Bauchwickel (Teil C, Kap. 2).
- Einen ruhigen und rhythmischen Tagesablauf für das Baby fördern.
- Zwischen dem Füttern bzw. Stillen 3–4 Stunden Abstand einhalten.
- Wachperioden nicht zu lange halten.
- Nicht zu viele Außeneindrücke für das Baby, diese wirken überfordernd.
- Die Wärmehülle des Baby pflegen: Wollunterwäsche, vorgewärmte Windeln, Öleinreibungen des ganzen Körpers (Teil C, Kap. 1).
- Bei nicht gestillten Babys sollte der Kinderarzt auf Milchunverträglichkeit prüfen.

13 Blasenentzündung

Verwandte Indikationen: Kap. 14 Blasenreizung.

13.1 Grenzen der Selbstmedikation

Bei Säuglingen äußern sich Harnwegsinfekte häufig in Allgemeinsymptomen wie Fieber, blasser Haut, Erbrechen, Durchfall. Bei unklaren Beschwerden muss immer eine ärztliche Diagnose erfolgen. Eine Vorstellung beim Kinder- oder Hausarzt ist zwingend bei Fieber, bei Blut im Urin, bei verändertem Geruch oder Farbe und bei starken, krampfartigen Schmerzen. Auch bei chronischer Reizblase ist ein Arzt zu Rate zu ziehen, oder wenn die Beschwerden länger als drei Tage andauern. Immer wiederkehrende Harnwegsinfekte bei Kindern können auf eine Fehlbildung der Harnwege deuten, die durch eine Ultraschalluntersuchung abgeklärt werden muss.

13.2 Allopathie

Es sind keine Präparate für Kinder unter zwölf Jahren in der Selbstmedikation ausreichend untersucht. Gegen assoziierte Spasmen kommen Präparate mit dem Wirkstoff Butylscopolaminiumbromid zum Einsatz (z. B. Buscopan®).

Als Begleitmedikation zu einer etwaigen Antibiotikatherapie empfiehlt es sich, das Darmimmunsystem mit probiotischen Kulturen zu stützen, bzw. nach einer erfolgten Antibiotikatherapie wieder aufzubauen. 70 % der immunkompetenten Zellen sind im Darm lokalisiert und können durch optimale Besiedlung angeregt werden (z. B. Symbioflor®, Mutaflor®).

Präparat	Wirkstoff	Hinweis/Wirkstoffgruppe
Buscopan® Drg., Supp.	Butylscopolaminiumbromid	Ab 6 Jahren, Spasmolytikum

13.3 Phytotherapie

Viele Phytotherapeutika, wie z. B. Canephron® N, haben Ihren Zulassungsstatus für die Anwendung bei Kindern aus formaljuristischen Gründen verloren. Die Anwendung, und damit Angabe der Dosierung für Kinder, sollte einem Arzt vorbehalten bleiben.

Als Phytotherapeutikum für alle Schleimhautinfekte steht ab sechs Jahren Angocin® Antiinfekt zur Verfügung.

Orale Therapie

Präparat	Wirkstoff	Dosierung pro Tag	Hinweis
Angocin® Antiinfekt N Fta.	Kapuzinerkressenkraut, Meerrettichwurzel	6–12 J.: 3–4 × 2–4 Fta., ab 12 J.: 3–5 × 4–5 Fta.	Ab 6 Jahren, wirksam gegen Keime (obere und untere Atemwege, Blase), grippale Infekte

Teetipp

In einer Teezubereitung für Kinder sollten vor allem flavonoidhaltige Drogen enthalten sein, da diese eine hohe therapeutische Breite aufweisen und keine Reizung auf das Nierenepithel verursachen (im Gegensatz zu saponinhaltigen Drogen wie die Hauhechelwurzel, oder zu Ätherischöldrogen wie die Wachoderbeere). Geschmacklich kann man die Teemischung durch die Pomeranzenschalen aufwerten, andernfalls ist die Compliance bezüglich einer wünschenswerten ausreichenden Trinkmenge (bis zu 5 Tassen) schwer zu erreichen. Menge für 100 g Teemischung.

Bestandteil	Menge	Zubereitung	Dosierung pro Tag
Orthosiphonblätter	30 g	1 TL mit 150 ml heißem Wasser überbrühen, 10 min ziehen lassen, abseihen	Ab 6 Jahren, 3–5 Tassen
Goldrutenkraut	30 g		
Birkenblätter	20 g		
Pomeranzenschalen	20 g		

13.4 Homöopathie

Einzelmittel

Leitsymptom	Modalität	Weitere Merkmale	Präparat
Akute brennende, schneidende Schmerzen vor, während und nach dem Wasserlassen	Besser durch Wärme	Kind muss immerzu auf Toilette, es kommt aber nicht viel	Cantharis D 6
Stechende, brennende Schmerzen	Schlimmer durch Wärme	Harnröhre fühlt sich »wie zugeschnürt« an, Gefühl es kommt immer noch was nach	Apis D 6
Starke, krampfartige Beschwerden, vergeblicher Versuch, Wasser zu lassen	Besser durch Wärme, warmes Bad	Kind hat das Gefühl, die Blase ist zum Bersten voll, nur wenige Tröpfchen kommen	Nux vomica D 6
Drückende Schmerzen, wenig, trüber, übelriechender Urin	Besser durch Wärme	Folge von Verkühlen, Infekt, kalte Füße, nach dem Schwimmen	Dulcamara D 6
Brennende Schmerzen, häufiges, auch unwillkürliches Wasserlassen (Husten, Lachen)	Schlimmer durch Wärme	Folge von Verkühlen, kalte Füße, Kind ist anhänglich, weinerlich	Pulsatilla D 6

Dosierung: Im akuten Fall am ersten Tag alle 30–60 min eine Gabe bis zur Besserung, am nächsten Tag, falls nötig, noch 3–5 × täglich eine Gabe.

Komplexmittel

Präparat	Dosierung pro Tag	Hinweis
Cantharis Similiaplex Tr.	Akut alle 30–60 min, 1–5 J.: 2–3 Tr., 6–11 J.: 3–4 Tr., ab 12 J.: 5 Tr. in Wasser, zur längeren Anw. 1–3 ×	Ab 1 Jahr, Brennschmerz beim Urinieren, akute Blasenentzündung

Präparat	Dosierung pro Tag	Hinweis
Pascorenal® Tr.	1–5 J.: 2–3 Tr., 6–11 J.: 3–4 Tr., ab 12 J.: 5 Tr. jeweils 3 × in Wasser	Ab 1 Jahr, zur Unterstützenden Behandlung bei Nieren- und Blasenproblemen
Reneel® Tbl.	Akut: 1–5 J.: ½ Tbl. alle 30 min bis zu 12 ×, 6–11 J.: 1 Tbl. alle 30 min bis zu 8 ×, ab 12 J.: 1 Tbl. alle 30 min bis zu 12 ×, zur längeren Anw.: 1–5 J.: 3 × ½ Tbl., 6–11 J.: 2 × 1 Tbl., ab 12 J.: 3 × 1 Tbl.	Ab 1 Jahr, Entzündung der Harnwege, auch zur Unterstützung bei Nieren- und Blasenproblemen

13.5 Anthroposophische Medizin

Innere Therapie

Präparat	Dosierung pro Tag	Hinweis
Cantharis Blasen Glob. velati (Wala)	3–5 × 5–10 Glob.	Basismedikation
Berberis/Apis comp. Glob. velati (Wala)	3–5 × 5–10 Glob., anfangs stündl. 5 Glob.	Bei ausgeprägtem Brennen im Bereich von Harnblase oder -röhre

Äußere Therapie

Präparat	Dosierung pro Tag	Hinweis
Kupfersalbe rot (Wala)	Abends Füße, Fersen und Waden abwärts dünn einreiben, zur Unterstützung der Nierenfunktion, in Form einer liegenden Acht (lemniskatenförmig) die Nierengegend einreiben	Harmonisiert den Wärmeorganismus, bei Nieren- und Blasenfunktionsstörungen
Eucalyptus, Oleum aethereum 10 % (Wala)	2–3 × mit warmen Händen wenig Eucalyptusöl im Blasenbereich einreiben	Anschließend eine Wärmflasche auf den Bauch legen, gut wirksam vor dem Schlafengehen

13.6 Biochemie/Schüßler-Salze

Differenzierung	Mineralstoff (Nummer)	Dosierung pro Tag
Akut	3	12
	8	12
	16	7
Chronisch	6	7
	8	12–15
	9	12
	11	5
	12	7
	16	7

13.7 Zusatzhinweise

- Dem Kind viel zu trinken geben (ungesüßter Tee und Wasser).
- Eine Vitamin-C-reiche und zuckerarme Ernährung hilft zusätzlich.
- Das Kind sollte Baumwollunterwäsche tragen und diese täglich wechseln.
- Die Nierengegend und den Unterleib mit Nierenwärmer und einer zusätzlichen Schicht Unterwäsche warm halten. Wärmeauflagen regen die Nierendurchblutung an, fördern die Urinbildung und damit die Ausschwemmung von Keimen.
- Bei kühlen Füssen vor dem Schlafengehen ein warmes bzw. ansteigendes Fußbad mit einigen Spritzern Lavendel- oder Fichtennadelbadezusatz anwenden (Teil C, Kap. 7).

14 Blasenreizung

Verwandte Indikationen: Kap. 13 Blasenentzündung.

14.1 Grenzen der Selbstmedikation

Immer wiederkehrende Probleme mit der Blase können bei Kindern auch auf eine Fehlbildung der Harnwege deuten, die durch eine Ultraschalluntersuchung abgeklärt werden muss. Beschwerden, die durch eine Arzneigabe in kurzer Zeit nicht besser werden, sollten ärztlich abgeklärt werden.

14.2 Allopathie

Präparate für Kinder unter zwölf Jahren in der Selbstmedikation sind nicht ausreichend untersucht. Gegen assoziierte Spasmen kommen Präparate mit dem Wirkstoff Butylscopolaminiumbromid zum Einsatz (z. B. Buscopan®).

14.3 Phytotherapie

Phytotherapeutische Arzneimittel in der Selbstmedikation können nicht empfohlen werden.

14.4 Homöopathie

Einzelmittel

Leitsymptom	Modalität	Weitere Merkmale	Präparat
Häufiges Wasserlassen, evtl. leichte Schmerzen	Besser durch Wärme	Kind verkühlt sich sehr schnell	Dulcamara D 6

Leitsymptom	Modalität	Weitere Merkmale	Präparat
Häufiges, unwillkürliches Wasserlassen (Hauptmittel in der Pupertät)	Schlimmer durch Wärme (Bettwärme)	Folge von Erkältung, kalten Füßen, weinerliches, anhängliches Kind	Pulsatilla D 6
Plötzlicher, heftiger Harndrang, Juckreiz in der Harnröhre	Schlimmer nachts	Kind hat das Gefühl, es kann die Toilette nicht mehr erreichen	Petroselinum D 6
Häufiger, schmerzhafter Harndrang (besonders am Ende des Wasserlassens)	Schlimmer im Sitzen, besser: Urinieren im Stehen	Bei wiederkehrender Blasenreizung, auch in Zusammenhang mit Infekt oder Impfung	Sarsaparilla D 6
Abklingender Infekt	Keine Angabe	Zur Anregung der Nierenfunktion	Solidago D 3

Dosierung: Die ersten 3 Tage 5 × täglich eine Gabe, dann 3 × täglich eine Gabe bis zur Besserung.

Komplexmittel

Präparat	Dosierung pro Tag	Hinweis
Berberis Homaccord Tr.	1–5 J.: 4 Tr., 6–12 J.: 6 Tr., ab 12 J.: 10 Tr., 3 × in Wasser	Ab 1 Jahr, bei wiederholter Blasenreizung zur unterstützenden Gabe über 3–6 Wochen

14.5 Anthroposophische Medizin

Innere Therapie

Präparat	Dosierung pro Tag	Hinweis
Cantharis Blasen Glob. velati (Wala)	3–5 × 5–10 Glob.	Bei Entzündung der Harnwege

Äußere Therapie

Präparat	Dosierung pro Tag	Hinweis
Eucalyptus, Oleum aethereum 10 % (Wala)	2–3 × mit warmen Händen wenig Eucalyptusöl im Blasenbereich einreiben	Anschließend eine Wärmflasche auf den Bauch legen, gut wirksam vor dem Schlafengehen

14.6 Biochemie/Schüßler-Salze

Differenzierung	Mineralstoff (Nummer)	Dosierung pro Tag
Allgemein zur Stärkung	1	7
	3	7
	8	7
	9	7
Reizblase (nervös)	3	7
	7	14
	8	12
	9	12
	11	5–7

14.7 Zusatzhinweise

- Dem Kind viel zu trinken geben (ungesüßter Tee und Wasser).
- Eine Vitamin-C-reiche und zuckerarme Ernährung hilft zusätzlich.
- Das Kind sollte Baumwollunterwäsche tragen und diese täglich wechseln.
- Die Nierengegend und den Unterleib mit Nierenwärmer und einer zusätzlichen Schicht Unterwäsche warm halten. Wärmeauflagen regen die Nierendurchblutung an, fördern die Urinbildung und damit die Ausschwemmung von Keimen.
- Bei kühlen Füßen vor dem Schlafengehen ein warmes bzw. ansteigendes Fußbad mit einigen Spritzern Lavendel- oder Fichtennadelbadezusatz anwenden (Teil C, Kap. 7).

15 Bluterguss

Verwandte Indikationen: Kap. 68 Prellungen.

15.1 Grenzen der Selbstmedikation

Gerade im Kindesalter, wenn getobt, gerannt und gespielt wird, kommt es durch Stürze und Prellungen häufig zu Blutergüssen. Sind diese mit sensorischen oder motorischen Ausfällen begleitet, oder im Augen- oder Genitalbereich lokalisiert, so sollte das Kind einem Arzt vorgestellt werden. Eine ärztliche Abklärung muss ebenso erfolgen, wenn Blutergüsse wiederholt ohne erkennbaren Grund auftreten, oder wenn aufgrund der Schwere der Verletzung von einem massiven Blutverlust ausgegangen werden muss.

15.2 Allopathie

Orale Enzympräparate, wie sie im Erwachsenenalter bei Blutergüssen angewendet werden können, sind für die Anwendung beim Kind nach derzeitigem regulatorischem Anforderungsstand nicht ausreichend untersucht.

Präparat	Wirkstoff	Hinweis/Wirkstoffgruppe
Dolobene® Cool Gel	Isopropylalkohol, Mateblätter-Extrakt, Levomenthol, Campher	Ab 2 Jahren, abschwellend, antiseptisch
Enelbin® Paste	Aluminiumsilikate, Salicylsäure, Zinkoxid	Abschwellend, antispetisch, antiphlogistisch
Heparin Al® Gel, -Salbe 30000, -50 000, Vetren® Gel, -Salbe	Heparin-Natrium (Schwein)	Antithrombotikum
Hirudoid® Gel, -Creme, Sanaven® Creme	Chondroitinpolysulfat	Antiödematös, abdichtend
Reparil® Gel N	Aescin, Diethylammoniumsalicylat	Antiödematösum, Antiphlogistikum

15.3 Phytotherapie

Präparat	Wirkstoff	Dosierung pro Tag	Hinweis
Kneipp® Arnika Salbe S	Öliger Auszug aus Arnikablüten	Mehrmals mit leichter Streichmassage auftragen	Nicht bei Korbblütlerallergie, nicht im Augenbereich
Retterspitz® äußerlich Flüssigkeit	Arnikatinktur, Thymianöl, Rosmarinöl	Ab 6 J.: bis 3 ×	Ab 6 Jahren, als Wickel, Umschlag oder Feuchtaufschlag, kalt anwenden, bei empfindlicher Haut verdünnen
Traumaplant® Creme	Beinwellkraut-Presssaft	Ab 4 J.: mehrmals auf der Haut über dem erkrankten Gewebe auftragen	Ab 4 Jahren, sehr gut für Salbenverband geeignet

15.4 Homöopathie

Einzelmittel

Leitsymptom	Modalität	Weitere Merkmale	Präparat
Bluterguss nach stumpfen Verletzungen, äußerlich sichtbar	Schlimmer bei Berührung	Mittel der Wahl bei allen Verletzungen	Arnica D 6
Verletzungsschmerz, auch wenn äußerlich nicht unbedingt etwas sichtbar ist, innere Blutergüsse	Besser durch Reiben	Mittel der Wahl bei inneren Verletzungen (Folgemittel von Arnica)	Bellis perennis D 6
Schwarzgrüne Verfärbung des Bluterguss	Besser durch Kälte	Folgemittel von Arnica beim »blauen Auge«	Ledum D 6

Dosierung: Arnica als erstes Verletzungsmittel akut angewendet: alle 15 min eine Gabe bis zur Besserung, danach 3 × täglich eine Gabe. Wenn Arnica bei Blutergüssen erst nach 1–2 Tagen angewendet wird (auch hier ist es immer das erste Mittel der Wahl) 3 × täglich eine Gabe, wenn nötig als Folgemittel (nach 3–5 Tagen) Ledum oder Bellis perennis anwenden: ebenfalls 3 × täglich für weitere 3–5 Tage.

Komplexmittel

Präparat	Dosierung pro Tag	Hinweis
Traumeel® Tbl.	Akut: 1–5 J.: ½ Tbl. alle 30 min bis zu 12 ×, 6–11 J.: 1 Tbl. alle 30 min bis zu 8 ×, ab 12 J.: 1 Tbl. alle 30 min bis zu 12 ×, zur längeren Anw.: 1–5 J.: 3 × ½ Tbl., 6–11 J.: 2 × 1 Tbl., ab 12 J.: 3 × 1 Tbl.	Ab 1 Jahr
Traumeel® Salbe	1–3 × dünn auf die betroffene Stelle auftragen	–
Arnica comp. Gel N	1–3 × dünn auf die betroffene Stelle auftragen	–

15.5 Anthroposophische Medizin

Innere Therapie

Präparat	Dosierung pro Tag	Hinweis
Arnica e planta tota D 6, Glob. velati (Wala), Arnica, Planta tota D 6 Glob. (Weleda)	1–3 × 5–10 Glob.	Die Behandlung erfolgt so lange, bis die Schmerzen nachlassen

Äußere Therapie

Präparat	Dosierung pro Tag	Hinweis
Arnika Wundtuch (Wala)	Das mit Arnika-Tinktur getränkte Tuch wird auf die betroffene Hautpartie aufgelegt und wie eine Kompresse befestigt, gegen Austrocknen zwischendurch mit etwas Wasser feucht halten	Feuchttuch, Mittel der Wahl für die schnelle Hilfe unterwegs, einfach und schnell anzuwenden
Arnika-Essenz (Weleda)	1 EL Arnika-Essenz auf 250 ml Wasser geben, Kompresse oder ein geeignetes Tuch mit verdünnter Essenz tränken und auf die verletzte Stelle legen	Für Umschläge auf unverletzter Haut, Umschlag anfangs alle 15–30 min, später in größeren Abständen erneuern

Präparat	Dosierung pro Tag	Hinweis
Arnika-Gelee (Weleda)	Das Gel 3–5 × bis zum Abklingen der Beschwerden auf die betroffenen Stellen der Haut auftragen, nicht auf offene Wunden	Regt die regenerierenden Durchformungsprozesse an bei Gewebs- und Organschädigungen, besonders nach mechanischen Einwirkungen und stumpfen Verletzungen

15.6 Biochemie/Schüßler-Salze

Differenzierung	Mineralstoff (Nummer)	Dosierung pro Tag
	1	7
	9	12
	11	12
	12	7
Zusätzlich	Äußere Anwendung mit Creme Nr. 11	

15.7 Zusatzhinweise

- PECH-Regel beachten:
  - (P)ause einlegen, Aktivität sofort unterbrechen.
  - (E)is oder andere Kälteanwendung sofort beginnen um die Hämatombildung möglichst gering zu halten. Zwischen Haut und Kälteanwendung ein dünnes Tuch legen.
  - (C) Kompression des betroffenen Körperteils mittels Bandagen oder Verbänden.
  - (H)ochlegen des betroffenen Körperteils, um Schwellungen und Einblutungen ins Gewebe gering zu halten.
- Dem Körper genügend Zeit zur Abheilung geben, bevor die geschädigten Muskeln, Bänder und Gelenke wieder stärker belastet werden.

16 Borreliose (Begleit- und Nachbehandlung)

Verwandte Indikationen: Keine Angabe.

16.1 Grenzen der Selbstmedikation

Borreliose muss immer ärztlich abgeklärt werden. Eine Begleit- und Nachbehandlung sollte auch mit dem behandelnden Arzt besprochen werden.

16.2 Allopathie

Die Prävention einer Borrelien-Infektion ist das A und O, hier müssen die Eltern motiviert werden, wirksame und langanhaltende Repellenzien bei Aufenthalt im Freien (auch auf der Wiese zuhause) aufzutragen. Ein abendliches Absuchen der Lieblingsstellen der Zecke am menschlichen Körper sollte zum Ritual werden. Eine Impfung gegen die zeckenübertragene Frühsommer-Meningo-Encephalitis (FSME) versteht sich von selbst, wenn man sich in gefährdeten Gebieten Europas aufhält.

Als Begleitmedikation zu einer etwaigen Antibiotikatherapie empfiehlt es sich, das Darmimmunsystem mit probiotischen Kulturen zu stützen, bzw. nach einer erfolgten Antibiotikatherapie wieder aufzubauen. 70% der immunkompetenten Zellen sind im Darm lokalisiert und können durch optimale Besiedlung angeregt werden (z. B. Symbioflor®, Mutaflor®).

Auf eine optimale Versorgung mit Vitaminen und Spurenelementen ist zu achten. Bei schlechtem Appetit kann während der Behandlung (und noch 1–2 Monate darüber hinaus) mit einem qualitativ hochwertigen, orthomolekularen, bilanzierten Diät-Produkt für Kinder (z. B. Orthomol®) versorgt werden.

16.3 Phytotherapie

Für die in der Therapie der Borreliose bei Erwachsenen erfahrungsmedizinisch probatorisch eingesetzte Kardentinktur, welche unterstützend zur Antibiotikabehandlung das Leber- und Gallesystem anregen soll, liegt kein ausreichendes Datenmaterial zur Anwendung in der Kinderheilkunde vor.

16.4 Homöopathie

Einzelmittel

Borreliose kann nur mit einer Konstitutionsbehandlung beim homöopathischen Therapeuten begleitend therapiert werden. Es gibt unterschiedliche Erfahrungen damit (wie immer bei einer homöopathischen Behandlung). Begeisterte Patienten, die endlich symptomfrei sind, aber auch Patienten, die keine Besserung mit der Therapie erreichen konnten. Es ist auf jeden Fall einen Versuch wert, homöopathisch zu arbeiten, vor allem in der Kinderheilkunde, da die kleinen Patienten häufig viel besser auf eine Konstitutionsbehandlung ansprechen als Erwachsene.

Komplexmittel

Keine gesicherten Angaben möglich.

16.5 Anthroposophische Medizin

Die genannten Präparate sind als Begleitbehandlung zu verstehen. Eine konstitutionelle Behandlung durch den Arzt ist immer erforderlich.

Präparat	Dosierung pro Tag	Hinweis
Echinacea/Argentum Glob. velati (Wala)	3–6 × 5 Glob.	Zur Anregung der Abwehrkräfte
Argentum/Quarz Glob. velati (Wala)	2 × 5–10 Glob. 10 Tage lang	Nach dem Zeckenbiss, um die körpereigene Abwehr gegen die Borrelien zu aktivieren
Apis/Belladonna cum Mercurio Glob. velati (Wala)	3 × 5–10 Glob. 10 Tage lang	Nach dem Zeckenbiss, um die körpereigene Abwehr gegen die Borrelien zu aktivieren
Lien comp. Glob. velati (Wala)	1 × 5–10 Glob.	Nach antibiotischer Therapie zusätzlich zur Symbioselenkung
Levico comp. Glob. velati (Wala)	3 × 5 Glob.	Zur Stärkung der Rekonvaleszenz

16.6 Biochemie/Schüßler-Salze

Differenzierung	Mineralstoff (Nummer)	Dosierung pro Tag
	3	7
	4	7
	21	7
	24	7

16.7 Zusatzhinweise

- Zeckenbiss vorbeugen: Nach Aktivitäten im Freien das Kind abends gründlich nach Zecken absuchen (Achseln, Kniekehlen, Leisten, zwischen den Pobacken, hinter den Ohren).
- Lange Hosen tragen und ggf. die Hosen in die Strümpfe stecken. Hut, Mütze, langärmelige Kleidung verkleinern die »Angriffsfläche« für die Zecken.
- Sicheres Entfernen der Zecken mit einer geeigneten Zeckenzange. Kein Alkohol, Öl oder andere Flüssigkeiten auf die Zecke gießen.
- Haustiere nach Zecken untersuchen. (Zeckenhalsband).
- Ist eine Borreliose festgestellt worden, das Kind nicht überfordern (Leistungsdruck). Genügend Zeit für die Erholung gewährleisten.
- Evtl. Heileurythmie anwenden.

17 Dreitagesfieber

Verwandte Indikationen: Kap. 22 Fieber.

17.1 Grenzen der Selbstmedikation

Dreitagesfieber muss ärztlich abgeklärt werden, um andere fieberhafte Erkrankungen auszuschließen. Treten während der Fieberphase zusätzlich Krämpfe oder starke Schmerzen auf, so sollte ein Arzt aufgesucht werden.

17.2 Allopathie

Gegen diese ansteckende, durch humane Herpesviren bedingte Kinderkrankheit gibt es derzeit keine Impfung. Sie tritt hauptsächlich vor dem zweiten Lebensjahr auf. Neben Fieber und dem typischen Hautausschlag mit feinen, oft zusammenfließenden Flecken, kommt es auch häufig zu Begleitsymptomen wie Durchfall (Kap. 18), Erbrechen (Kap. 19) und erkältungsartigen Beschwerden Kap. 20).

Eine korrekte Messung der Körpertemperatur des Kindes ist notwendig: entweder rektal oder mit entsprechenden Korrekturfaktoren auch oral (+ 0,3 °C) oder axillär (+ 0,5 °C). Es erfolgt eine symptomatische Fiebersenkung. Bei der Gabe von Paracetamol als Antipyretikum/Analgetikums ist auf die Einhaltung der Dosierung von 10–15 mg pro kg KG pro Einzeldosis, zu achten. Alternativ steht Ibuprofen mit einer Dosierung von 5 mg pro kg KG zur Verfügung.

Präparat	Wirkstoff	Hinweis/Wirkstoffgruppe
Nurofen® Junior Fiebersaft 2 %, -4 %, 60 mg, -125 mg Supp, 200 mg Schmelztbl., Dolormin® für Kdr. Ibuprofen Saft 2 %, -4 %	Ibuprofen	Altersbeschränkung je nach Stärke und Darreichungsform, Antipyretikum, Analgetikum
Ben-u-ron® Saft, -75, -125, -250, -500, -1000 mg Supp.	Paracetamol	

17.3 Phytotherapie

Spezifische phytotherapeutische Arzneimittel in der Selbstmedikation können nicht empfohlen werden. Allenfalls symptomatische Begleitbehandlung.

17.4 Homöopathie

Einzelmittel

Leitsymptom	Modalität	Weitere Merkmale	Präparat
Plötzlicher Beginn, trockenes Fieber, rasch ansteigend, großer Durst	Besser durch Kälte, besser nach Schweißausbruch	Hellrotes Exanthem, Kind wirkt ängstlich und unruhig	Aconitum D 6
Plötzlicher Beginn, Fieber rasch ansteigend, Kind schwitzt, kalte Hände und Füße, wenig Durst	Besser durch Wärme (trotz schwitzen)	Kräftig rotes Exanthem, Kind will seine Ruhe haben, wirkt apathisch	Belladonna D 6
Symptomarmer, langsamer Beginn	Besser durch kalte Anwendungen	Hellrotes Exanthem, Kind zeigt Wohlbefinden, trotz Fieber wirkt es munter und fröhlich	Ferrum phosphoricum D 12

Dosierung: Aconitum und Belladonna akut alle 15–30 min eine Gabe bis zur Besserung, dann 3–5 × täglich weiter geben. Auf Aconitum folgt häufig Belladonna (Unterschied trocken-schweißig).

Ferrum phosphorium am ersten Tag stündlich eine Gabe, dann 3–5 × täglich eine Gabe bis zur Besserung.

Komplexmittel

Präparat	Dosierung pro Tag	Hinweis
Viburcol® Zäpfchen	Bis 1 J.: 1 Supp., 1–5 J.: 1–2 Supp., 6–11 J.: 1–3 Supp., ab 12 J.: 1–4 Supp.	–

17.5 Anthroposophische Medizin

Innere Therapie

Präparat	Dosierung pro Tag	Hinweis
Apis/Belladonna Glob. velati (Wala)	3 × bis alle 2 Std. 5–10 Glob.	–
Aconitum D 6 Streukügelchen (Weleda)	Zu Beginn 5 Glob., dann 15–20 Glob., in Wasser gelöst schluckweise den Tag über trinken	Bei hohem Fieber, allgemein zu Beginn

Äußere Therapie

Präparat	Dosierung pro Tag	Hinweis
Aconitum/China comp., Suppositorien für Kdr. (Wala)	1–2 × 1 Supp. in den Mastdarm einführen	Bei hohem Fieber und schlechtem Zustand
Fieber- und Zahnungszäpfchen (Weleda)	2–4 × 1 Supp. in den Mastdarm einführen	Ab 1 Jahr

17.6 Biochemie/Schüßler-Salze

Differenzierung	Mineralstoff (Nummer)	Dosierung pro Tag
	3	12
	4	7
	5	12

17.7 Zusatzhinweise

- Bettruhe sollte für den Heilungsverlauf eingehalten werden.
- Möglichst kein Fernsehen, Radio oder CD.
- Fiebertee trinken lassen.
- Bei Bedarf Temperaturregulierung durch Anlegen von Wadenwickeln mit einem Esslöffel Zitronensaft oder Essig in einem Liter Wasser (Teil C, Kap. 6).

18 Durchfall (akuter Brechdurchfall)

Verwandte Indikationen: Kap. 9 Bauchschmerzen, Kap. 19 Erbrechen.

18.1 Grenzen der Selbstmedikation

Durchfälle, die bei Säuglingen über sechs Stunden und bei Kleinkindern über zwölf Stunden andauern, müssen ärztlich abgeklärt werden. Dies gilt für alle Kinder, wenn starke Schmerzen, Blut im Stuhl oder Fieber den Durchfall begleitet. Immer wiederkehrende Durchfälle können auch auf eine Nahrungsunverträglichkeit deuten (Lactose, Gluten) die ärztlich abgeklärt werden muss.

18.2 Allopathie

Größtes Problem bei Durchfall ist eine drohende Austrocknung des Kindes, welche wiederum zu Krämpfen, Bewusstlosigkeit und Fieber führen kann. Vordringliches Ziel der Therapie ist daher die Rehydratation mit Elektrolyten plus Flüssigkeit mit früh einsetzendem Nahrungsaufbau (cave: kataboler Stoffwechsel, der zusammen mit der Dehydratation zu einer Acidose führen kann). Dringendst abzuraten ist von einer »Teepause» (nur gezuckerter Tee als alleinige Gabe) oder einem Fasten, welches länger als zwölf Stunden andauert.

Manche der Rehydratationsprodukte sind stark natriumhaltig (z. B. Elotrans®) und nur für hohe Salzverluste bei Cholera und enterotoxigenem *E. coli* gedacht. Sie können daher für die Ausstattung der Reiseapotheke sinnvoll sein, nicht aber für Brechdurchfallerkrankungen in Europa. Auch sind einige Rehydratationslösungen mit dem Süßstoff Aspartam gesüßt (z. B. Oralpädon® 240, Infectodiarrstop® GG), zu beachten bei Phenylketonurie. Ein Saccharoseanteil ist bei hereditärer Fructoseintoleranz zu meiden.

Um den Flüssigkeitsverlust bei allen Erkrankungen, welche mit Erbrechen oder Durchfall assoziiert sind, abschätzen zu könne, sollte ein Wägeprotokoll erstellt werden In der Rehydratationsphase (erste 3–4 Stunden) erhalten Säuglinge und Kleinkinder die Menge des geschätzten Flüssigkeitsverlustes als orale Rehydratationslösung. Wenn Kinder erbrechen, erfolgt die Gabe mit einem Teelöffel oder einer Spritze in kleinen Portionen. Gestillte Kinder erhalten dazwischen die Muttermilch weiter.

Präparat	Wirkstoff	Hinweis/Wirkstoffgruppe
Oralpädon® 240 neutral, Apfel-Banane, Erdbeere Pul., Milupa® GES 60 Pul.	Mineralien, Glucose	Orales Rehydratationsmittel
InfectoDiarrstop® LCG, -Kirsch, -Banane Pul.	Mineralien, Lactobacillus rhamnosus LGG, Sacccharose	Orales Rehydratationsmittel plus Probiotikum
Bessau® Reisschleim Elektrolyt, Humana® Reisschleim, RES 55 Milupa®	Mineralien, Reis	Orales Rehydratationsmittel plus komplexe Kohlenhydrate
ORS Karottenreisschleim Hipp®	Mineralien, Karotte	Orales Rehydratationsmittel plus komplexe Kohlenhydrate
Colina® Spezial Pul.	Smektit, Aluminum-hydroxid-Magnesi-umcarbonat-Gel	Adsorbens
Tannacomp® Fta.	Tannalbuminat, Ethacridinlactat	Ab 5 Jahren, Adstringens, Antiseptikum

18.3 Phytotherapie

Ziel der Therapie ist die Restitution einer intakten Darmflora, die Verdrängung krankheitsverursachender Keime, die Abdichtung des Darmepithels und die Bindung von Toxinen, Bakterien oder Viren. Hierzu stehen einige phytotherapeutische oder der Systematik der Phytotherapie nahestehende Probiotika zur Verfügung.

Orale Therapie

Präparat	Wirkstoff	Dosierung pro Tag	Hinweis
Aplona® Pul.	Getrocknetes ApfelPulver	Klkdr.: 4–7 Btl. in abgekochtem Wasser oder Tee (lauwarm), ältere Kdr. 5–8 Btl.	–

Präparat	Wirkstoff	Dosierung pro Tag	Hinweis
Diarrhoesan® Saft	Pektin, Fluidextrakt aus Kamillenblüten	Sgl.: anfangs 1 TL, dann ½ TL stdl., Klkdr.: stdl. 1 TL	In Getränken oder Suppen geben
Uzara® Saft	Trockenextrakt aus Uzarawurzel	2–5 J.: 3–5 × 1–2 ml (max. TD 10 ml), 6–11 J.: einleitend 5–7 ml als ED, dann 3–6 × 3–4 ml (max. TD 24 ml)	Ab 2 Jahren, Strukturähnlichkeit mit Herzglykosiden, WW mit Herzglykosiden, cave: Hypomagnesiämie, Hypokaliämie, nicht bei eingeschränkter Nierenfunktion (enth. Propylenglykol)
Kohle-Compretten®	Medizinische Kohle	3–4 × 1–2 bei Durchfall	Bei Vergiftungen 3–4 Tbl. pro kg KG beim Kind
Colibiogen® Kinder N Lsg.	Escherichia-coli-Lysat, zellfrei	1–3 × 5 ml 30 min vor dem Essen	Unterstützung der Darmflora, bei Maldigestion, Meteorismen, Roemheld, funktioneller Diarrhö, Reizdarmsyndrom
InfectoDiarrstop® LGG mono	*Lactobacillus rhamnosus* LGG (gefriergetrocknet)	2 × 1 Btl.	–
Lacteol® Kps., Pul.	*Lactobacillus fermentum* und *L. delbruecki* (gefriergetrocknet)	3 × 1, dann 2 × 1 Kps., 1–2 Btl.	–
Mutaflor® Susp.	Bakterienkultur mit *E. coli* Stamm Nissle 1917	1–3 × 1 ml.	Blähungen sind immer Zeichen einer zu hohen Dosierung
Perenterol® Junior Btl, Perenterol® Kps., Eubiol® Kps., Hamadin® Kps.	*Saccharomyces cerevisiae* HANSEN CBS 5926	Ab 2 J.: 1 × 1	Ab 2 Jahren, Pulver in zimmerwarme Flüssigkeit rühren

Teetipp

Menge für 100 g Teemischung.

Bestandteil	Menge	Zubereitung	Dosierung pro Tag
Kamillenblüten	20 g	1 gehäufter TL mit 150 ml siedendem Wasser überbrühen, zugedeckt 10 min ziehen lassen, abseihen	Mehrmals 1 Tasse des frisch zubereiteten Tees geben, leicht süßen, z. B. mit Honig (kein Süßstoff!)
Kümmel zerstoßen	20 g		
Thymianblätter	20 g		
Malvenblätter	20 g		
Ringelblumenblüten	10 g		
Brombeerblätter	10 g		

Gegen Kleinkinderdurchfälle nach Pahlow. Menge für 100 g Teemischung.

Bestandteil	Menge	Zubereitung	Dosierung pro Tag
Kamillenblüten	50 g	2 TL mit 150 ml kaltem Wasser übergießen, dann 10 min kochen, abseihen	Mehrmals 2 EL lauwarm geben
Heidelbeeren, getrocknet	50 g		

Schwarzer Tee (*Camellia sinensis*): gerbstoffreiches Filtrat verwenden: 2 Teelöffel pro Tasse, kurz abbrühen, coffeinreiches Filtrat verwerfen, erneut aufbrühen, 10 min ziehen lassen. Bei Säuglingen und Kleinkindern nicht anwenden.

18.4 Homöopathie

Einzelmittel

Leitsymptom	Modalität	Weitere Merkmale	Präparat
Übel riechende, brennende Durchfälle, eventuell auch Erbrechen, kalt, erschöpft, schwach	Besser durch Wärme und Hinlegen	Folge von Magen-Darm-Infekt oder verdorbener Nahrung, Kind hat viel Durst, kann aber immer nur wenig trinken	Arsenicum album D 12

Leitsymptom	Modalität	Weitere Merkmale	Präparat
Schwallartige Durchfälle, oft mit Erbrechen, Kreislaufprobleme, kalter Schweiß auf der Stirn	Besser durch Hinlegen, Trinken von kalter Flüssigkeit	Folge von Magen-Darm-Infekt oder verdorbener Nahrung, Kind trinkt viel und oft	Veratrum album D 6
Unsymptomatischer Durchfall, gestörte Magen-Darm Flora	Besser durch Nahrungsverzicht	Folge von Nahrungsunverträglichkeit, auf Fernreisen, nach Antibiotikagabe	Okoubaka D 3
Nervöser Durchfall, enger seelischer Bezug zu bevorstehenden Ereignissen	Verlangen nach Süßigkeiten, die nicht gut vertragen werden	Folge von bevorstehenden Prüfungen, Klassenarbeiten	Argentum nitricum D 12
Grüngelber Durchfall mit Blähungskoliken, evtl. Schmerzen dabei	Besser durch Umhertragen	Folge von Zahnung, Kind ist gereizt und unleidlich	Chamomilla D 6

Dosierung: Akut alle 30–60 min eine Gabe bis zur Besserung, am nächsten Tag 3–5 × täglich.

Komplexmittel

Präparat	Dosierung pro Tag	Hinweis
Diarrheel® SN Tbl.	Akut: 1–5 J.: ½ Tbl. alle 30 min bis zu 12 ×, 6–11 J.: 1 Tbl. alle 30 min bis zu 8 ×, ab 12 J.: 1 Tbl. alle 30 min bis zu 12 ×, zur längeren Anw.: 1–5 J.: 3 × ½ Tbl., 6–11 J.: 2 × 1 Tbl., ab 12 J.: 3 × 1 Tbl.	Ab 1 Jahr

18.5 Anthroposophische Medizin

Präparat	Dosierung pro Tag	Hinweis
Bolus alba comp. Pul. (Wala)	1 TL auf 100 ml Wasser pro Tag, davon alle 30–60 min 1 TL geben	Ergänzend Glucose-Elektrolyt-Lsg. geben

Präparat	Dosierung pro Tag	Hinweis
Birkenkohle comp. Kps. (Weleda)	3–5 × 1 Kps. unzerkaut mit viel Flüssigkeit einnehmen	Ab 12 Jahren
Veratrum e radice D 6 Glob. velati (Wala)	Anfangs alle 15–30 min 3–5 Glob., dann 5 ×	Durchfall, Erbrechen und Kreislaufschwäche
Aconitum/China comp. Glob. velati (Wala)	Alle 30 min 5–7 Glob., dann 3 ×	Bei fieberhaften Magen-Darm-Infekten

18.6 Biochemie/Schüßler-Salze

Differenzierung	Mineralstoff (Nummer)	Dosierung pro Tag
Allgemein	3	12
	8	12
	10	15
Durch Übersäuerung	9	20
Grünlich-gelblich	10	20
Stinkend faulig	5	20
Mit Krämpfen	7	12

18.7 Zusatzhinweise

- Diät mit Reisschleim oder gekochtem Karottengemüse, etwas länger als der Durchfall gedauert hat. Dann vorsichtige Rückkehr zur normalen Ernährung.
- Erst ganz zum Schluss dürfen Vollmilch, Kakao, fette Speisen und Süßigkeiten wieder auf den Speiseplan.
- Geeignete Teesorten: Kamillentee, Fencheltee, Pfefferminztee, Brombeerblättertee, Heidelbeertee, für Schulkinder auch dünner schwarzer Tee.
- Bei kolikartigen Bauchschmerzen Kamillenbauchwickel (Teil C, Kap. 2) anwenden. Eine Kompresse in 500 ml warmem Kamillentee tauchen, auf den Bauch legen und warm halten, Dauer: 30 min.

19 Erbrechen

Verwandte Indikationen: Kap. 9 Bauchschmerzen, Kap. 18 Durchfall, Kap. 71 Refluxkrankheit beim Säugling Begleitbehandlung, Kap. 72 Reisekrankheit, Kap. 82 Übelkeit.

19.1 Grenzen der Selbstmedikation

Erbrechen, welches bei Säuglingen über sechs Stunden und bei Kleinkindern über zwölf Stunden andauert, muss ärztlich abgeklärt werden. Dies gilt für alle Kinder, wenn starke Schmerzen, Blut im Erbrochenen oder Fieber als weitere Symptome vorhanden sind. Erbrechen nach Sturz oder Unfall kann auf eine Gehirnerschütterung deuten und muss ärztlich abgeklärt werden.

19.2 Allopathie

Ein Problem bei Erbrechen kann die drohende Austrocknung des Kindes darstellen, welche wiederum zu Krämpfen, Bewusstlosigkeit und Fieber führen kann. Vordringliches Ziel ist dann die Rehydratation mit Elektrolyten plus Flüssigkeit.

Manche der Rehydratationsprodukte sind stark natriumhaltig (z. B. Elotrans®) und nur für hohe Salzverluste bei Cholera und enterotoxigenem *E. coli* gedacht. Sie sind also für Brechdurchfallerkrankungen in Europa wenig sinnvoll. Auch sind einige Rehydratationslösungen mit dem Süßstoff Aspartam gesüßt (z. B. Oralpädon® 240, Infectodiarrstop® GG), zu beachten bei Phenylketonurie. Ein Saccharoseanteil ist bei hereditärer Fructoseintoleranz zu meiden.

Um den Flüssigkeitsverlust bei allen Erkrankungen, welche mit Erbrechen oder Durchfall assoziiert sind, abschätzen zu könne, sollte ein Wägeprotokoll erstellt werden In der Rehydratationsphase (erste 3–4 Stunden) erhalten Säuglinge und Kleinkinder die Menge des geschätzten Flüssigkeitsverlustes als orale Rehydratationslösung. Wenn Kinder erbrechen erfolgt die Gabe mit einem Teelöffel oder einer Spritze in kleinen Portionen. Gestillte Kinder erhalten dazwischen die Muttermilch weiter.

Präparat	Wirkstoff	Hinweis/Wirkstoffgruppe
Emesan® K Supp.	Diphenhydraminhydrochlorid	H_1-Antihistaminikum
Vomex A® K 40 mg, 70 mg forte Supp., -Saft	Dimenhydrinat	H_1-Antihistaminikum
Oralpädon® 240 neutral, -Apfel-Banane, -Erdbeere Pul., Milupa GES® 60 Pul.	Mineralien, Glucose	Orales Rehydratationsmittel
InfectoDiarrstop® LCG, -Kirsch, -Banane Pul.	Mineralien, Lactobacillus rhamnosus LGG, Saccharose	Orales Rehydratationsmittel plus Probiotikum
Bessau® Reisschleim Elektrolyt, Humana® Reisschleim, RES 55 Milupa®	Mineralien, Reis	Orales Rehydratationsmittel plus komplexe Kohlenhydrate
ORS Karottenreisschleim Hipp®	Mineralien, Karotte	

19.3 Phytotherapie

Orale Therapie

Präparat	Wirkstoff	Dosierung pro Tag	Hinweis
Iberogast® Tr.	Auszüge aus bitterer Schleifenblume, Angelikawurzel, Kamillenblüten, Kümmel, Mariendistelfrüchten, Melissenblättern, Pfefferminzblättern, Schöllkraut, Süßholzwurzel	3–6 J.: 3 × 10 Tr., 6–12 J.: 3 × 15 Tr., ab 12 J.: 3 × 20 Tr.	Ab 3 Jahren, bei Reizmagen, Reizdarm, funktionellen und motilitätsbedingten Magen-Darm-Erkrankungen, Magen-u. Darmspasmen, Gastritis
Zintona® Kps.	Ingwerwurzelstock	Ab 6 J.: 2 Kps. alle 4 Std.	Ab 6 Jahren, bei Übelkeit, Erbrechen, Kinetosen, Schwindel

Teetipp

Ab 6 Jahren. Menge für 100 g Teemischung.

Bestandteil	Menge	Zubereitung	Dosierung pro Tag
Schwarzer Tee	60 g	2 TL auf 1 Tasse mit 150 ml siedendem Wasser, 10 min zeihen lassen, abseihen, 1 TL Traubenzucker pro Tasse	3–5 ×, gute Kreislaufstabilisierung
Brombeerblätter	40 g		

19.4 Homöopathie

Einzelmittel

Leitsymptom	Modalität	Weitere Merkmale	Präparat
Anhaltendes Erbrechen, brennende Magenschmerzen, evtl. übel riechende, brennende Durchfälle, kalt, erschöpft, schwach	Besser durch Wärme und Hinlegen	Folge von Magen-Darm-Infekt oder verdorbener Nahrung, Kind hat viel Durst, kann aber nur wenig trinken, erbricht sofort wieder	Arsenicum album D 12
Schwallartiges Erbrechen, oft mit Durchfall, Kreislaufprobleme, kalter Schweiß auf der Stirn	Besser durch Hinlegen, Trinken von kalter Flüssigkeit	Folge von Magen-Darm-Infekt oder verdorbener Nahrung, Kind trinkt viel und oft	Veratrum album D 6
Erbrechen ohne Erleichterung, blass und schwach	Nichts bessert die Beschwerden	Kind fühlt sich elend und sieht auch so aus	Ipecacuanha D 6
Würgen mit dem Wunsch zu Erbrechen (dies erleichtert), Bauchkrämpfe, reizbar	Schlimmer am Morgen, besser durch Wärme und Ruhe	Folge von zu schwerem, reichlichem Essen, Alkohol, Drogen (Teenager!) Medikamente	Nux vomica D 6
Erbrechen lange nach dem Essen, trockener Mund, wenig Durst	Besser an der frischen Luft	Folge von Durcheinanderessen, fettem, süßem Essen	Pulsatilla D 6

Dosierung: Akut alle 30–60 min eine Gabe bis zur Besserung, am nächsten Tag 3–5 × täglich.

Komplexmittel

Präparat	Dosierung pro Tag	Hinweis
Nux vomica Hommaccord Tr.	Akut alle 15–30 min, 1–6 J.: 4 Tr., bis 12 J.: 6 Tr., dann 10 Tr. bis zu 12 × in Wasser, zur längeren Anw. 1–3 ×	Ab 1 Jahr, Übelkeit und Brechreiz
Nux vomica Similiaplex Tr.	Akut alle 30–60 min Sgl.: bis zu 6 × 1–2 Tr., bis 6 J.: 2–3 Tr., bis 12 J.: 3–4 Tr., dann 5 Tr. in Wasser, zur längeren Anw. 1–3 ×	Verdauungsschwäche, Krämpfe, Übelkeit

19.5 Anthroposophische Medizin

Präparat	Dosierung pro Tag	Hinweis
Bolus alba comp. Pulver (Wala)	1 TL auf 100 ml Wasser, davon alle 30–60 min 1 TL geben	Ergänzend Glucose-Elektrolyt-Lsg. geben, auf Reisen in südliche Länder kann vorbeugend 1 Messerspitze in Flüssigkeit gelöst eingenommen werden
Gentiana Magen Globuli (Wala)	3–5 × 3–5 Glob.	Bei Erbrechen als Folge schwer verdaulicher Nahrung
Nux vomica comp. Mischung (Weleda)	3–5 × 5–10 Tr. in Wasser verdünnt einnehmen	Übelkeit und Erbrechen

19.6 Biochemie/Schüßler-Salze

Differenzierung	Mineralstoff (Nummer)	Dosierung pro Tag
Akut, krampfartig	7	20
Durchsichtiger, klarer Schleim	8	20
Galle	10	20
Saure Flüssigkeit	9	20

19.7 Zusatzhinweise

- Auch mit einem Einlauf oder einer Darmspülung kann dem Kind Flüssigkeit zugeführt werden. Der Dickdarm saugt viel Flüssigkeit auf, der Kreislauf wird entlastet.
- Zugeführt wird warmer Kamillentee (37 °C) mit einem TL Salz pro Liter mittels Gummiklistier (Säuglinge: 80–100 ml, Kleinkinder: 120 ml, Kindergartenkinder: 240 ml) oder Irrigator (ab Schulalter: 400 ml).
- Bei kolikartigen Bauchschmerzen Kamillenbauchwickel (Teil C, Kap. 2) anwenden. Eine Kompresse in 500 ml warmem Kamillentee tauchen, auf den Bauch legen und warm halten, Dauer: 30 min.

20 Erkältungskrankheiten

Verwandte Indikationen: Kap. 22 Fieber, Kap. 26 Halsschmerzen, Kap. 31 Husten, trocken, Kap. 32 Husten, verschleimt, Kap. 34 Infektanfälligkeit, Kap. 63 Ohrenschmerzen, Kap. 77 Schnupfen.

20.1 Grenzen der Selbstmedikation

Erkältung mit Fieber sollte bei Säuglingen immer abgeklärt werden. Bei allen Kindern gilt: Erkältung länger als sieben Tage, hohes Fieber seit mehr als zwei Tagen, Schmerzen beim Atmen, Atemnot, eitriger Auswurf bzw. sehr starke Kopf- und Gliederschmerzen müssen ärztlich abgeklärt werden.

20.2 Allopathie

Kinder haben 10–15 Infekte jährlich zu bewältigen, was normal ist in der Entwicklungszeit des Kindes. Das kindliche Immunsystem benötigt diese Infekte auch zum Training (Bildung von Gedächtniszellen im spezifischen Immunsystem). Notwendig ist es aber, dem Kind während der Infektphasen Erleichterung zu verschaffen durch Linderung von Begleitsymptomen (Fieber, Kopfweh, Appetitmangel usw.). Symptombezogene Allopathika sind in den jeweiligen Kapiteln gelistet.

Präparat	Wirkstoff	Hinweis/Wirkstoffgruppe
Dolormin® compact bei Erkältungsschmerzen und Fieber	Ibuprofen, DL-Lysinsalz	Ab 6 Jahren bzw. 20 kg KG, Antiphlogistikum,
Infectogripp® Rachenspray	Zinkhistidin, Dexpanthenol	Ab 4 Jahren, Mineralstoff, Vitamin

20.3 Phytotherapie

Orale Therapie

Eine Domäne der Pflanzenheilkunde liegt in der Begleitbehandlung von Infekten, auch mit dem Ziel, die Anwendung von Antibiotika zu reduzieren. Symptombezogene Phytotherapeutika sind in den jeweiligen Kapiteln gelistet.

Präparat	Wirkstoff	Dosierung pro Tag	Hinweis
Angocin® Antiinfekt N Fta.	Kapuzinerkressenkraut, Meerrettichwurzel	6–12 J.: 3–4 × 2–4 Fta., ab 12 J.: 3–5 × 4–5 Fta.	Ab 6 Jahren, wirksam gegen Keime (obere und untere Atemwege, Blase), grippale Infekte

Teetipp

Menge für 100 g Teemischung.

Bestandteil	Menge	Zubereitung	Dosierung pro Tag
Holunderblüten	20 g	1 EL pro Tasse mit 150 ml siedendem Wasser aufgießen, 10 min ziehen lassen, abseihen	Mehrmals 1 Tasse frisch zubereitet
Lindenblüten	40 g		
Mädesüßkraut	20 g		
Hagebuttenschalen	20 g		

20.4 Homöopathie

Einzelmittel

Bei den Erkältungskrankheiten können viele homöopathische Arzneien eingesetzt werden. Die hier aufgeführten sind die, die am häufigsten in der Kinderheilkunde angewendet werden. Symptombezogene Homöopathika werden in den jeweiligen Kapiteln gelistet.

Leitsymptom	Modalität	Weitere Merkmale	Präparat
Plötzlicher Beginn, trockenes Fieber, rasch ansteigend, großer Durst, Schüttelfrost	Besser durch Kälte, besser nach Schweißausbruch	Folge von trockener, kalter Witterung, Kind wirkt ängstlich und unruhig	Aconitum D 6

Leitsymptom	Modalität	Weitere Merkmale	Präparat
Plötzlicher Beginn, Fieber rasch ansteigend, dampfende Schweiße, kalte Hände und Füße, wenig Durst	Besser durch Wärme (trotz schwitzen) und Ruhe	Folge von feucht-kalter Witterung, Kind wirkt apathisch, will seine Ruhe (kein Lärm, kein Licht)	Belladonna D 6
Plötzlicher Beginn, hohes Fieber, heißer, schweißiger Kopf	Besser durch Umhertragen	Folge von Zahnung, Durchfällen, großes Säuglingsmittel, Kind wirkt gereizt und ärgerlich	Chamomilla D 6
Symptomarmer, langsamer Beginn, Erkältung im Anfangsstadium	Besser durch kalte Anwendungen	Allgemeinbefinden wenig beeinträchtigt	Ferrum phosphoricum D 12
Langsamer Beginn, Kälteschauder am Rücken, dumpfe Kopfschmerzen, Gliederschmerzen	Schlimmer durch Stress, Anspannung, besser durch Ruhe	Schläfrigkeit und Erschöpfung, mäßig hohes Fieber: häufig im Frühling oder Sommer	Gelsemium D 6

Dosierung: Aconitum, Belladonna und Chamomilla akut alle 15–30 min eine Gabe bis zur Besserung, dann 3–5 × täglich weiter geben. Auf Aconitum folgt häufig Belladonna (Unterschied trocken-schweißig).

Ferrum phosphorium und Gelsemium am ersten Tag stündlich eine Gabe, dann 3–5 × täglich eine Gabe bis zur Besserung.

Komplexmittel

Präparat	Dosierung pro Tag	Hinweis
Engystol® Tbl.	Akut: 1–5 J.: ½ Tbl. alle 30 min bis zu 12 ×, 6–11 J.: 1 Tbl. alle 30 min bis zu 8 ×, ab 12 J.: 1 Tbl. alle 30 min bis zu 12 ×, zur längeren Anw.: 1–5 J.: 3 × ½ Tbl., 6–11 J.: 2 × 1 Tbl., ab 12 J.: 3 × 1 Tbl.	Ab 1 Jahr, bei beginnender Erkältung mit leichten Symptomen
Gripp-Heel® Tbl.	Akut alle 30–60 min, 6–11 J.: ½ Tbl,. ab 12 J.: 1 Tbl. bis zu 12 ×, zur weiteren Anwendung 1–3 × 1 Tbl.	Ab 6 Jahre

Präparat	Dosierung pro Tag	Hinweis
Gripps® SL Tr.	Akut alle 30–60 min bis zu 6 ×, 1–5 J.: 2 Tr., 6–11 J.: 3 Tr., ab 12 J.: 5 Tr. in Wasser, nicht länger als 1 Woche anwenden	Ab 1 Jahr
Nisylen® Tbl.	Akut alle 30–60 min, 1–5 J.: ½ Tbl. bis zu 6 ×, von 6–11 J.: 1 Tbl. bis zu 4 ×, ab 12 J.: 1 Tbl. bis zu 12 ×, zur weiteren Anwendung 1–3 × 1 Tbl.	Ab 1 Jahr

20.5 Anthroposophische Medizin

Innere Therapie

Präparat	Dosierung pro Tag	Hinweis
Ferrum phosphoricum comp., Streukügelchen (Weleda)	Bis 1 J.: 3–4 × 3–5 Glob., 1–5 J.: 3–4 × 5–10 Glob., 6–11 J.: alle 1–2 Std. 8–10 Glob., ab 12 J.: alle 1–2 Std. 15 Glob.	Globuli langsam im Mund zergehen lassen, bei grippalen Infekten mit und ohne Fieber
Aconitum/China comp. Globuli velati (Wala)	3–6 ×, 5–10 Glob., Klkdr. 3–5 Glob.	Bei grippalen Infekten mit und ohne Fieber und Beteiligung des Magen-Darm-Trakts

Äußere Therapie

Präparat	Dosierung pro Tag	Hinweis
Malvenöl (Wala)	Einreibung von Rücken, Wade, Fuß oder Bauch; wenig Öl mit warmen Händen vor dem Schlafengehen in die Haut einreiben, mit einem Wolltuch umhüllen	Stabilisiert die Wärmehülle des Körpers
Aconitum/China comp. Supposito-rien (Wala)	1–2 × 1 Supp. in den Mastdarm einführen	Bei grippalen Infekten mit und ohne Fieber und Beteiligung des Magen-Darm-Trakts

20.6 Biochemie/Schüßler-Salze

Differenzierung	Mineralstoff (Nummer)	Dosierung pro Tag
Allgemein	3	12–20
	4	12
	8	12
	9	12
	21	7
Bei Fieber bis 38,5 °C	3	20
Schnupfen (Schleim klar)	8	12
Husten (Schleim weißlich)	4	12

20.7 Zusatzhinweise

- Fußbad mit ansteigender Temperatur. Am Abend durchführen (Teil C, Kap. 7).
- Die Wärmehülle des Kindes pflegen durch Öleinreibungen, z. B. mit Malvenöl- oder Rosenzusatz (Teil C, Kap. 1).
- Füße warm halten (Wollsocken). Kopfbedeckung (Mütze) bei kühler Witterung.
- Ausreichend trinken (warmer Tee).
- Gesunde, vitaminreiche Ernährung.

21 Erschöpfung, Rekonvaleszenz

Verwandte Indikationen: Kap. 7 Appetitlosigkeit. Kap. 34 Infektanfälligkeit, Kap. 42 Kreislaufbeschwerden.

21.1 Grenzen der Selbstmedikation

Massive Erschöpfungszustände, die über das normale Maß hinausgehen, verbunden mit Gewichtsabnahme, Apathie, körperlichen Symptomen, müssen ärztlich abgeklärt werden. Dies gilt auch für Erschöpfungszustände unbekannter Herkunft.

21.2 Allopathie

Bei Kindern sollte keine Arzneitherapie im Sinne eines »Selbstmedikations- Neuroenhancings« (etwa zur Leistungssteigerung mit dem Ziel besserer Schulnoten) gegeben werden! Leidet das Kind unter Erschöpfung, so ist zu überdenken, welches Pensum ihm zugemutet wird, bzw. welche organischen Störungen unter Umständen für eine mangelnde Aktivität und mangelnde Lust an Leistung vorliegen könnte.

Im Wachstum ist hier an erster Stelle eine Unterversorgung mit Eisen zu überprüfen, sowie die Schilddrüsenfunktion zu bestimmen (TSH, T3, T4, Jodidausscheidung im Urin). Nach aktuellen Erkenntnissen sollte außerdem der Vitamin-D_3-Blutspiegel bestimmt werden, insbesondere in Lichtmangelgebieten und bei Lebensweisen, welche eine ausreichende Vitamin-D-Synthese über Haut bzw. Niere nicht mehr gewährleisten (Schule, Computer, Indoor-Betätigungen aller Art). Eine Substitution an Vitamin D_3 wird neuerdings für alle Kinder empfohlen!

Präparat	Wirkstoff	Hinweis/Wirkstoffgruppe
Buer® Lecithin plus Vitamine Drg.	Phospholipide aus Sojabohnen, Vit. B1, Vit. B_2, Vit. B_6, Calciumpantothenat, α-Tocopherolacetat	Ab 6 Jahren, Phospholipide, Vitamine
Glutamin Verla® Tbl	Glutaminsäure	Ab 6 Jahren, Vitaminoid

21.3 Phytotherapie

Für Ginseng, Eleutherococcus oder *Rhodiola rosea* gibt es keine Zulassungen für Kinder!

21.4 Homöopathie

Einzelmittel

Leitsymptom	Modalität	Weitere Merkmale	Präparat
Gleichgültig, apathisch, Kind wirkt unkonzentriert, schläft tagsüber ein	Besser nach kurzem Schlaf	Folge von Kummer, Überlastung, Überforderung, nach geistiger Überanstrengung	Acidum phosphoricum D 12
»Nervenbündel«, unkonzentriert, Kind ist nervös, schreckhaft, appetitlos	Schlimmer in der Kälte, besser durch Wärme	Folge von Krankheiten, Überforderung, Überlastung	Kalium phosphoricum D 6
Tagsüber schläfrig, nachts schlaflos, nach Erbrechen und Durchfall, blasses Gesicht	Schlimmer in der Kälte, besser durch Wärme	Folge von erschöpfenden Krankheiten, nach Flüssigkeitsverlust	China D 12
Schnelles Ermüden, mangelndes Durchhaltevermögen, Kind ist appetitlos, vergesslich, mürrisch	Häufig in Kombination mit Wachstumsprozessen	Folge von Stress, Überforderung in der Schule, nach Krankheiten	Calcium phosphoricum D 12
Zittrige Schwäche, große Erschöpfung und Müdigkeit, Kind ist energielos, klagt evtl. über Kopfschmerzen	Besser durch Ruhe	Folge von Kummer, Sorgen, nach oder vor Prüfungen, nach Krankheit	Gelsemium D 6

Dosierung: 3 × täglich eine Gabe bis zur Besserung, die nach ein bis zwei Wochen eintreten sollte. Bei Bedarf die Arznei erneut anwenden.

Komplexmittel

Präparat	Dosierung pro Tag	Hinweis
Calcium phosphoricum Similiaplex Tr.	Akut: bis 1 J.: 1–2 Tr., 2–5 J.: 2–3 Tr., bis 11 J.: 3–4 Tr., ab 12 J.: 5 Tr. bis zu 6 × in Wasser, zur längeren Anw. 1–3 ×	Lernerschöpfte Kinder, nach Krankheiten, Appetitmangel
Zincum Similiaplex Tr.	Akut alle 30–60 min 1–5 J.: 3–5 Tr., von 6–11 J.: 4–8 Tr., ab 12 J.: 5–10 Tr. in Wasser, zur längeren Anw. 1–3 ×	Ab 1 Jahr, nervöse Erschöpfung mit Reizbarkeit und Überempfindlichkeit, evtl. Schlafprobleme

21.5 Anthroposophische Medizin

Innere Therapie

Präparat	Anwendung pro Tag	Hinweis
Prunuseisen Globuli velati (Wala)	2 × 5–10 Glob. velati	Kleine Kinder
Meteoreisen Globuli velati (Wala)	2 × 5–10 Glob. velati	Ab 8 Jahren
Schlehen-Elixier (Weleda)	2 × 1 TL	Stärkt die Lebenskräfte

Äußere Therapie

Präparat	Dosierung pro Tag	Hinweis
Malvenöl (Wala)	Einreibung von Rücken, Wade, Fuß oder Bauch, mit wenig Öl vor dem Schlafengehen, danach mit einem Wolltuch umhüllen	Wirkt kräftigend auf den kindlichen Organismus
Rosmarin-Aktivierungsbad (Weleda)	1 × als Vollbad oder Teilbad, auch als Waschung möglich	Rosmarin-Abwaschung am Morgen besonders für Schulkinder geeignet

21.6 Biochemie/Schüßler-Salze

Differenzierung	Mineralstoff (Nummer)	Dosierung pro Tag
Erschöpfung	3	12
	5	12
	8	12
	22	12
Rekonvaleszenz	2	12
	3	12
	5	12
	8	12
Bei Abmagerung	2	12
	18	7

21.7 Zusatzhinweise

- Kinder warm anziehen.
- Viel Bewegung an der frischen Luft, auch bei Wind und Wetter, stabilisiert den Kreislauf und härtet ab.
- Ganzkörpereinreibung mit einem kräftigenden Öl (Teil C, Kap. 1).
- Vitaminreiche Kost.

22 Fieber

Verwandte Indikationen: Kap. 17 Dreitagesfieber, Kap. 33 Impfungen, Impffolgen, Kap. 65 Pfeiffer'sches Drüsenfieber.

22.1 Grenzen der Selbstmedikation

Fieber > 39,5 °C bzw. Fieber welches schon länger als vier Tage besteht, sowie Fieber mit unbekannter Ursache oder in Zusammenhang mit Hautausschlägen sollte ärztlich abgeklärt werden. Dies gilt immer für Fieber bei Säuglingen und Kleinkindern. Bei Fieberkrämpfen sollte eine ärztliche Abklärung erfolgen und bei Neigung zu Krämpfen frühzeitig fiebersenkende Maßnahmen ergriffen werden.

22.2 Allopathie

Fieber tritt auf als Symptom vieler Erkrankungen im Kindesalter, da Fieber das Zeichen der Aktivität des körpereigenen spezifischen Abwehrsystems gegen Erreger ist. Daher dürfen bei Fieber aus grundsätzlichen Erwägungen keine Phytopharmaka gegeben werden, welche das spezifische Immunsystem zusätzlich anregen würden (z. B. roter Sonnenhut).

Bei der Gabe von Paracetamol als Antipyretikum bzw. Analgetikums ist auf die Einhaltung der Dosierung von 10–15 mg pro kg KG pro Einzeldosis, zu achten. Alternativ ist Ibuprofen zu geben mit einer Dosierung von 5 mg pro kg KG, steigt das Fieber über 39 °C, dann muss alle sechs Stunden mit eine Dosis von 10 mg pro kg KG gegeben werden.

Präparat	Wirkstoff	Hinweis/Wirkstoffgruppe
Nurofen® Junior Fiebersaft 2 %, -4 %, -60 mg, -125 mg Supp, 200 mg Schmelztbl., Dolormin® für Kdr. Ibuprofen Saft 2 %, -4 %	Ibuprofen	Altersbeschränkung je nach Stärke und Darreichungsform, Antipyretikum, Analgetikum
Ben-u-ron® Saft, -75, -125, -250, -500, -1000 mg Supp.	Paracetamol	

22.3 Phytotherapie

Orale Therapie

Phytotherapeutische Arzneimittel in der Selbstmedikation können nicht empfohlen werden.

Teetipp

Menge für 100 g Teemischung.

Bestandteil	Menge	Zubereitung	Dosierung pro Tag
Mädesüßkraut	20 g	1 TL pro Tasse mit 150 ml heißem Wasser überbrühen, 10 min abgedeckt ziehen lassen, abseihen	3 × 1 Tasse, gegen Abend 1 Tasse zusätzlich zum Entfiebern (Chronobiologie der Temperaturregulation)
Lindenblüten	20 g		
Holunderblüten	20 g		
Quendel	20 g		
Rosenblüten	20 g		

22.4 Homöopathie

Einzelmittel

Leitsymptom	Modalität	Weitere Merkmale	Präparat
Plötzlicher Beginn, meist abends und nachts, trockenes Fieber, rasch ansteigend, großer Durst, Schüttelfrost	Besser durch Kälte, besser nach Schweißausbruch	Folge von trockener, kalter Witterung, Kind wirkt ängstlich und unruhig	Aconitum D 6
Plötzlicher Beginn, meist nachmittags, abends, nachts, Fieber rasch ansteigend, dampfende Schweiße, kalte Hände und Füße, wenig Durst	Besser durch Wärme (trotz schwitzen) und Ruhe	Folge von feucht-kalter Witterung, Kind wirkt apathisch, will seine Ruhe (kein Lärm, kein Licht)	Belladonna D 6

Leitsymptom	Modalität	Weitere Merkmale	Präparat
Plötzlicher Beginn, hohes Fieber, heißer, schweißiger Kopf, eine Backe meist heiß und rot die andere blass und kalt	Besser durch Umhertragen	Folge von Zahnung, Durchfällen, großes Säuglingsmittel, Kind wirkt gereizt und ärgerlich	Chamomilla D 6
Symptomarmer, langsamer Beginn, Fieber bis 39 °C	Besser durch kalte Anwendungen	Allgemeinbefinden wenig beeinträchtigt	Ferrum phosphoricum D 12
Langsamer Beginn, Kälteschauder am Rücken, dumpfe Kopfschmerzen, Gliederschmerzen	Schlimmer durch Stress, Anspannung, besser durch Ruhe	Schläfrigkeit und Erschöpfung, mäßig hohes Fieber (bis 39 °C): häufig im Frühling, Sommer	Gelsemium D 6

Dosierung: Aconitum, Belladonna und Chamomilla akut alle 15–30 min eine Gabe bis zur Besserung, dann 3–5 × täglich weiter geben. Auf Aconitum folgt häufig Belladonna (Unterschied trocken-schweißig).

Ferrum phosphorium und Gelsemium am ersten Tag stündlich eine Gabe, dann 3–5 × täglich eine Gabe bis zur Besserung.

Komplexmittel

Präparate	Dosierung pro Tag	Hinweis
Viburcol® Zäpfchen	Bis 1 J.: 1 Supp., 1–5 J.: 1–2 Supp., 6–11 J.: 1–3 Supp., ab 12 J.: 1–4 Supp.	–

22.5 Anthroposophische Medizin

Innere Therapie

Präparat	Dosierung pro Tag	Hinweis
Aconitum D 6 Streukügelchen (Weleda)	Zu Beginn 5 Glob., dann 3 ×	Bei Fieber allgemein, bei trockenem und kaltem Wetter, Kind fröstelt und kann leicht Husten

Präparat	Dosierung pro Tag	Hinweis
Belladonna D 6 Streukügelchen (Weleda)	Zu Beginn 3–5 Glob., dann 3 × 5 Glob.	Bei heißen, schwitzenden, erregten Kindern mit rotem Kopf, klagen eher über Halsschmerzen, auch bei Neigung zu Fieberkrämpfen
Ferrum phosphoricum comp., Streukügelchen (Weleda)	Bis 1 J.: 3–4 × 3–5 Glob., 1–5 J.: 3–4 × 5–10 Glob., 6–11 J.: alle 1–2 Std. 8–10 Glob., ab 12 J.: alle 1–2 Std. 15 Glob.	Erkältungserkrankungen im Zusammenhang mit Fieber, Globuli langsam im Mund zergehen lassen
Aconitum/China comp. Glob. velati (Wala)	3–6 × 5–10 Glob. velati, Klkdr.: 3–5 Glob. velati	Bei fieberhaften, grippalen Infekten, oft mit Beschwerden im Magen-Darm-Trakt

Äußere Therapie

Präparat	Dosierung pro Tag	Hinweis
Lavendelöl 10 %, ölige Einreibung (Weleda)	Einreibung von Rücken, Wade, Fuß oder Bauch, wenig Öl mit warmen Händen zügig vor dem Schlafengehen in die Haut einreiben	Beruhigende und entkrampfende Wirkung, schlaffördernd
Aconitum/China comp., Suppositorien für Kdr. (Wala)	1–2 × 1 Supp. in den Mastdarm einführen	–
Fieber- und Zahnungszäpfchen (Weleda)	2–4 × 1 Supp. in den Mastdarm einführen	Ab 1 Jahr

22.6 Biochemie/Schüßler-Salze

Differenzierung	Mineralstoff (Nummer)	Dosierung pro Tag
Allgemein	3	12–20
	5	12
	8	12

Differenzierung	Mineralstoff (Nummer)	Dosierung pro Tag
Bei Fieber bis 38,5 °C	3	20
Bei Fieber über 38,5 °C	5	20
Bei der Gefahr von Fieberkrämpfen zusätzlich	2	12

22.7 Zusatzhinweise

- Bettruhe sollte für den Heilungsverlauf eingehalten werden.
- Möglichst kein Fernsehen, Radio oder CD.
- Fiebertee trinken lassen.
- Bei Bedarf Wadenwickel mit 1 Esslöffel Zitronensaft oder Essig in zwei Liter Wasser (Teil C, Kap. 6).

23 Furunkel (Abszess)

Verwandte Indikationen: Kap. 3 Akne, Kap. 25 Gerstenkorn, Kap. 27 Hautausschläge.

23.1 Grenzen der Selbstmedikation

Große Furunkel, sowie Furunkel, die schon länger bestehen und Furunkel, bei denen umliegendes Gewebe mit betroffen ist, sollten ärztlich abgeklärt werden. Dies gilt auch für Furunkel im Kopfbereich und generell, wenn keine Besserung nach drei Tagen erfolgt ist (meist operative Öffnung notwendig). Ebenso ist der Arztbesuch angeraten, wenn Fieber oder eine Reduzierung des Allgemeinbefindens besteht.

23.2 Allopathie

Präparat	Wirkstoff	Hinweis/Wirkstoffgruppe
Ichtholan® 10 %, -20 %, -50 % Salbe, Ichthyol® Flüssigkeit	Ammoniumbituminosulfonat	Antiphlogistikum
Retterspitz® äußerlich Flüssigkeit	Arnikatinktur, Rosmarinöl, Thymol	Antiphlogistikum, antibakteriell, durchblutungsfördernd-resorbierend

23.3 Phytotherapie

Präparat	Wirkstoff	Dosierung pro Tag	Hinweis
Ilon® Abszess-Salbe	Lärchenterpentin, gereinigtes Terpentinöl	2–3 cm Salbenstrang auftragen, mit Verband abdecken	Vor dem Auftragen Haut mit Alkohol oder Wundbenzin reinigen, nie drücken!

Präparat	Wirkstoff	Dosierung pro Tag	Hinweis
Kamillin Extern Robugen®, Kamillosan® Wund-und Heilbad	Kamillenblüten-Auszug	20 ml auf 1 Liter Wasser	Umschläge, Spülungen, Waschungen, Nachbehandlung offener Abszesse, eröffneter Furunkel

23.4 Homöopathie

Einzelmittel

Leitsymptom	Modalität	Weitere Merkmale	Präparat
Furunkel im Anfangsstadium, stark gerötet und heiß	Besser durch Wärme	Pochender, klopfender Schmerz, noch keine Eiterbildung	Belladonna D 6
Furunkel im Anfangsstadium, blassrot und stark geschwollen	Besser durch Kälte	Stechender Schmerz, noch keine Eiterbildung	Apis D 6
Schnelle, sichtbare Eiterbildung, heiß und stark berührungsempfindlich	Schlimmer durch Berührung, besser durch feuchtwarme Auflagen	Stechender Schmerz, je nach Zustand erfolgt Öffnen des Furunkels oder Resorption	Hepar sulfuris D 12
Langsame Eiterung	Schlimmer durch Kälte, besser durch Wärme	Generell schlechte Wundheilung, Neigung zur Narbenbildung	Silicea D 12

Dosierung: Die akuten Mittel zunächst stündlich eine Gabe, bei Besserung noch 3–5 × täglich eine Gabe. Silicea als »langsames Mittel« 3 × eine Gabe bis zur Besserung.

Komplexmittel

Präparat	Dosierung pro Tag	Hinweis
Belladonna Homaccord Tr.	Akut alle 15–30 min, 1–5 J.: 4 Tr., 6–11 J.: 6 Tr, ab 12 J.: 10 Tr., bis zu 12 × in Wasser, zur längeren Anw. 1–3 ×	Ab 1 Jahr, akute erste Entzündungsphase
Hepar sulfuris Similiaplax Tbl.	0–1 J.: akut 4. × ½ Tbl., sonst 1–2 × ½ Tbl., bis 5 J.: akut 6 × ½ Tbl., sonst 1–3 × ½ Tbl., bis 11 J.: akut 4 × 1 Tbl., sonst 1–2 × 1 Tbl., ab 12 J.: 6 × 1 Tbl., sonst 1–3 × 1 Tbl.	Bei schmerzhafter Eiterung, bei immer wiederkehrenden Problemen

23.5 Anthroposophische Medizin

Innere Therapie

Präparat	Dosierung pro Tag	Hinweis
Apis Belladonna cum Mercurio Glob. velati (Wala)	Stündl. 5 Glob. im Wechsel mit Lachesis comp.	Wenn es eitert und örtlich umschrieben ist
Lachesis comp, Glob. velati (Wala)	Stündl. 5 Glob. im Wechsel mit Apis Belladonna cum Mercurio	Vor allem bei fieberhaften Verläufen

Äußere Therapie

Präparat	Dosierung pro Tag	Hinweis
Mercurialis perennis Salbe 10 % (Weleda)	Mehrmals auf den Abszess oder Furunkel auftragen, ggf. als Pflasterverband	Gute Zugsalbe!

23.6 Biochemie/Schüßler-Salze

Differenzierung	Mineralstoff (Nummer)	Dosierung pro Tag
	1	7
	9	20
	11	7
	12	7
	21	7
Zusätzlich	Äußere Anwendung	Die Cremes der oben genannten Mineralstoffe werden zu gleichen Teilen gemischt

23.7 Zusatzhinweise

- Die Abszessreifung kann häufig durch Infrarotlicht (3 × täglich 10 min) beschleunigt werden.
- Furunkel nicht ausdrücken. Eröffnet sich der Furunkel von alleine, die umliegende Haut desinfizieren.
- Schmerzlindernd wirken Kompressen mit Kamillentee.
- Ist der Abszess fortgeschritten, lindern kühle Umschläge (günstig mit Calendula-Essenz getränkt).
- Möglichst keinen Zucker und Schweinefleisch essen.

24 Gehörgangentzündung

Verwandte Indikationen: Kap. 50 Mittelohrentzündung, Kap. 63 Ohrenschmerzen, Kap. 64 Paukenerguss, Tubenkatarrh.

24.1 Grenzen der Selbstmedikation

Eine Gehörgangentzündung sollte bei Kindern immer ärztlich abgeklärt werden, um andere Krankheiten ausschließen zu können.

24.2 Allopathie

Ohrentropfen dürfen ausschließlich bei intaktem Trommelfell angewendet werden (Abklärung durch den Arzt!), sie werden dann häufig durch das Einlegen eines Mullstreifens bis in den tieferen Gehörgang hineintransportiert. Zur Linderung der Schmerzen kann auch oral mit Paracetamol oder Ibuprofen therapiert werden.

Eine abschwellende Therapie mit Isopropylalkohol, wie sie bei Erwachsenen häufig vom HNO-Arzt angeordnet wird, ist beim Kind aufgrund des Brennens und der Schmerzhaftigkeit weniger angezeigt.

Präparat	Wirkstoff	Hinweis/Wirkstoffgruppe
Otodolor® soft Otr.	Glycerol	Befeuchter, Osmotikum
GeloBacin® Otr.	Glycerol, 1,3-Butandiol	Ab 2 Jahren, Osmotikum
Otalgan® Otr.	Phenazon, Procainhydrochlorid	Ab 2 Jahren, Antiphlogistikum, Lokalanästhetikum

24.3 Phytotherapie

Phytotherapeutische Arzneimittel in der Selbstmedikation können nicht empfohlen werden.

24.4 Homöopathie

Einzelmittel

Leitsymptom	Modalität	Weitere Merkmale	Präparat
Akute, plötzliche Entzündung, pochende Schmerzen	Schlimmer durch Kälte und Berührung	Folge von feuchter Kälte (nach dem Schwimmen)	Belladonna D 6
Drückende Schmerzen, häufig Probleme damit	Schlimmer durch Kälte, besser durch Wärme	Folge von Baden, Schwimmen, Tauchen	Dulcamara D 6
Entzündung als Folge von zu viel Sekretbildung, verstopfter Gehörgang	Schlimmer durch Wärme, besser an der frischen, kühlen Luft	Folge von zu viel Sekret in einem zu engen Gehörgang	Kalium sulfuricum D 6
Entzündung mit Eiterbildung, stechende Schmerzen	Schlimmer durch Berührung, besser durch Wärme	Furunkelbildung im Gehörgang	Hepar sulfuris D 12

Dosierung: Stündlich eine Gabe bis zur Besserung, dann 3–5 × täglich eine Gabe.

Komplexmittel

Präparat	Dosierung pro Tag	Hinweis
Belladonna Homaccord Tr.	Akut alle 15–30 min, 1–5 J.: 4 Tr., 6–11 J.: 6 Tr., ab 12 J.: 10 Tr., bis zu 12 × in Wasser, zur längeren Anw. 1–3 ×	Ab 1 Jahr, akute erste Entzündungsphase
Engystol® Tbl.	Akut: 1–5 J.: ½ Tbl. alle 30 min bis zu 12 ×, 6–11 J.: 1 Tbl. alle 30 min bis zu 8 ×, ab 12 J.: 1 Tbl. alle 30 min bis zu 12 ×, zur längeren Anw.: 1–5 J.: 3 × ½ Tbl., 6–11 J.: 2 × 1 Tbl., ab 12 J.: 3 × 1 Tbl.	Ab 1 Jahr, zur allgemeinen Unterstützung des Immunsystems

24.5 Anthroposophische Medizin

Innere Therapie

Präparat	Dosierung pro Tag	Hinweis
Apis Belladonna cum Mercurio Glob. velati (Wala)	5 × 5 Glob.	–

Äußere Therapie

Präparat	Dosierung pro Tag	Hinweis
Mercurialis perennis Salbe 10 % (Weleda)	Salbe als Salbenstreifen in den Gehörgang	–

24.6 Biochemie/Schüßler-Salze

Differenzierung	Mineralstoff (Nummer)	Dosierung pro Tag
	3	12–20
	10	12

24.7 Zusatzhinweise

- Vorbeugend mit Badewolle in den Ohren schwimmen.
- Erst wieder schwimmen, wenn die Entzündung abgeklungen ist.
- Kein Öl in den Gehörgang tropfen.
- Bei Schmerzen helfen Zwiebelwickel (Teil C, Kap. 5).

25 Gerstenkorn

Verwandte Indikationen: Kap. 10 Bindehautreizung, Kap. 23 Furunkel (Abszess).

25.1 Grenzen der Selbstmedikation

Bei Säuglingen und Kleinkindern sollte generell eine ärztliche Abklärung erfolgen. Chronische Beschwerden, die immer wieder auftreten, sowie Entzündungen, die sich auf das Augenlid bzw. auf weitere Hautareale ausbreiten, müssen ärztlich abgeklärt sein.

25.2 Allopathie

Das Gerstenkorn ist wie andere Lidrandentzündungen bakteriell verursacht, meist handelt es sich um eine Staphylokokkeninfektion der Meibom-Drüsen. Auf Hygiene bei der Applikation von Augenarzneien ist zu achten, sonst kann eine Verteilung der Bakterien in der restlichen Familie erfolgen. Zu bedenken ist zudem, dass rezidivierende Gerstenkörner ein Hinweis auf eine allgemeine Immunschwäche sein können!

Präparat	Wirkstoff	Hinweis/Wirkstoffgruppe
Posiformin® 2 % Augensalbe	Bibrocathol	Desinfiziens

25.3 Phytotherapie

Phytotherapeutische Arzneimittel in der Selbstmedikation können nicht empfohlen werden.

25.4 Homöopathie

Einzelmittel

Leitsymptom	Modalität	Weitere Merkmale	Präparat
Akutes, blassrot geschwollenes Gerstenkorn, stechende Schmerzen	Besser durch kalte Auflagen	Die Schwellung erstreckt sich häufig über das gesamte Lid	Apis D 6
Akute Entzündung mit schneller Eiterbildung und stechenden Schmerzen	Schlimmer durch Berührung, besser durch feuchtwarme Auflagen	Je nach Zustand erfolgt Öffnen der eitrigen Entzündung oder Resorption	Hepar sulfuris D 12
Entzündung, vor allem am Oberlid, rot, geschwollen	Besser durch kalte Auflagen	Absonderung von mildem gelbgrünem Sekret, evtl. verklebte Augen	Pulsatilla D 6
Häufige Rückfälle, entzündliche Verhärtungen, trockene, juckende Augen	Erstes Mittel der Wahl bei immer wiederkehrenden Gerstenkörnern	Kann Folge von emotionalen Ereignissen sein, Kränkung, Enttäuschung	Staphisagria D 6
Immer wiederkehrendes Gerstenkorn, juckende Verhärtungen	Zweites Mittel der Wahl (wenn Staphisagria nicht hilft)	Gerötete Augenöffnungen, schuppige Haut um die Augen, tränende Augen	Sulfur D 6

Dosierung: Apis, Hepar sulfuris und Pulsatilla am ersten Tag stündlich eine Gabe bis zur Besserung, dann 3–5 × täglich weiter geben. Staphisagria und Sulfur 3 × täglich eine Gabe bis zur Besserung, bei Sulfur kann es unter Umständen zunächst zu einer leichten Erstverschlimmerung (Heilreaktion) kommen, dann nur 2 × täglich geben.

Komplexmittel

Präparat	Dosierung pro Tag	Hinweis
Oculoheel® Tbl.	Akut 1–5 J.: ½ Tbl. alle 30 min bis zu 12 ×, 6–11 J.: 1 Tbl. alle 30 min bis zu 8 ×, 12 J.: 1 Tbl. alle 30 min bis zu 12 ×, zur längeren Anw. 1–5 J.: 3 × ½ Tbl., 6–11 J.: 2 × 1 Tbl., ab 12 J.: 3 × 1 Tbl.	Ab 1 Jahr

25.5 Anthroposophische Medizin

Innere Therapie

Präparat	Dosierung pro Tag	Hinweis
Silicea comp. Globuli velati (Wala)	3–5 × 3–7 Glob. velati (je nach Alter)	In Kombination mit Augentropfen geben

Äußere Therapie

Präparat	Dosierung pro Tag	Hinweis
Calendula D 4 Atr. (Weleda)	3 × 1 Tr.	Anwendung im Wechsel mit Mercurialis Atr.
Mercurialis Atr. (Wala)	3 × 1 Tr.	Anwendung im Wechsel mit Calendula Atr.

25.6 Biochemie/Schüßler-Salze

Differenzierung	Mineralstoff (Nummer)	Dosierung pro Tag
	1	7
	3	7–10
	4	7
	9	12
	11	7

25.7 Zusatzhinweise

- Gerstenkorn nicht ausdrücken!
- Um das Reifen des Gerstenkorns zu beschleunigen, können warme Augenkompressen aufgelegt werden (feucht oder trocken).
- Auch Infrarotwärmebestrahlung kann die Reifung des Gerstenkorns beschleunigen.

26 Halsschmerzen

Verwandte Indikationen: Kap. 31 Heiserkeit, Kap. 37 Kehlkopfentzündung, Kap. 52 Mundschleimhautentzündung.

26.1 Grenzen der Selbstmedikation

Starke Schluckbeschwerden (extreme Schwellung der Mandeln), auffallende Symptome wie z. B. Fieber über 39 °C, starke Schwellung der regionalen Lymphknoten, Ohrenschmerzen und eitrig belegte Tonsillen müssen ärztlich abgeklärt werden. Dies gilt auch, wenn das Kind an Atemnot leidet (Verdacht auf Kehlkopfödem) oder starker Speichelfluss und kloßige Sprache hinzukommt (Verdacht auf Kehldeckelentzündung → Notfall, sofort Krankenhaus)

26.2 Allopathie

Präparat	Wirkstoff	Hinweis/Wirkstoffgruppe
Emser Pastillen (mit Menthol erst ab 6 Jahren)	Natürliches Emser Salz	Osmotische Befeuchtung
Dorithricin® Halstbl.	Tyrothricin, Benzalkonoiumchlorid, Benzocain	Ab 6 Jahren, Lokalantibiotikum, Desinfektionsmittel, Antiseptikum, Lokalanästhetikum
Dobendan® strepsils mint, zuckerfrei Lutschtbl.	Cetylpyridiniumchlorid	Ab 6 Jahren, Antiseptikum,
Dobendan® strepsils dolo Lutschtbl.	Cetylpyridiniumchlorid, Benzocain	Ab 6 Jahren, Antiseptikum, Lokalanästhetikum
Dobendan® strepsils Junior, -Synergie Honig & Zitrone	2,4-Dichlorbenzylalkohol, Amylmetacresol	Ab 6 Jahren, Antiseptikum
Jasimenth® Halspast.	Dequaliniumchlorid, Ascorbinsäure	Ab 6 Jahren, Antiseptikum, Vitamin
NeoAngin®, zuckerfrei Halstbl.	2,4-Dichlorbenzylalkohol, Levomenthol, Amylmetacresol	Ab 6 Jahren, Antiseptika, Terpen

26.3 Phytotherapie

Orale Therapie

Präparat	Wirkstoff	Dosierung pro Tag	Hinweis
Angocin® Antiinfekt N Fta.	Kapuzinerkressenkraut, Meerrettichwurzel	6–12 J.: 3–4 × 2–4 Fta., ab 12 J.: 3–5 × 4–5 Fta.	Ab 6 Jahren, wirksam gegen Keime (obere und untere Atemwege, Blase), grippale Infekte
Imupret® Drg., Tr.	Pulv. Drogen oder alkohol. Auszug v. von Radix Althaeae, Flores Chamomillae, Herba Equiseti, Folia Juglandis, Herba Millefolii, Cortex Quercus, Herba Taraxaci	Sgl. u. Klkdr. 5–6 × 5–10 Tr., Schulkdr. 5–6 × 1 Drg. oder 15 Tr.	Bei wiederkehrenden Infekten, v. a. Tonsillitis

Teetipp

Menge für 100 g Teemischung.

Bestandteil	Menge	Zubereitung	Dosierung pro Tag
Spitzwegerichblätter	20 g	1 TL der Teemischung mit 1 Tasse kalten Wasser übergießen, erwärmen, 5 min ziehen lassen und abseihen	Mit Honig gesüßt mehrmals schluckweise trinken lassen
Eibischwurzel	20 g		
Königskerzenblüten	20 g		
Malvenblüten	20 g		
Melissenblätter	10 g		
Süßholzwurzel	5 g		
Javanische Gelbwurzwurzel	5 g		

26.4 Homöopathie

Einzelmittel

Leitsymptom	Modalität	Weitere Merkmale	Präparat
Akute, plötzliche Beschwerden, mitten in der Nacht, großer Durst auf kaltes Trinken	Schlimmer beim Schlucken, besser durch viel trinken (Kalt)	Erstes Akutmittel bei stechenden Schmerzen mit trockenem, rotem, heißem Rachen	Aconitum D 6
Akute, stechende Schmerzen, blassrot geschwollener Gaumen, starke Schluckbeschwerden	Schlimmer durch Wärme, wenig Durst, aber viel besser durch kalte Getränke	Hals ist wie zugeschnürt, Kind klagt über starke Beschwerden beim Essen und Trinken	Apis D 6
Akute, brennende, pochende Schmerzen, knallroter Rachen	Wenig Durst, aber viel besser durch warme Getränke	Schluckzwang trotz Schmerzen, Kind verlangt nach Tee und Schal um den Hals	Belladonna D 6
Dunkelroter Rachen, Schmerz, zieht beim Schlucken zu den Ohren, Gefühl, als ob im Hals was feststeckt	Besser durch kalte Getränke	Mittel der Wahl bei starken, aber unsymptomatischen Beschwerden	Phytolacca D 6
Beginnende, unsymptomatische Beschwerden	Evtl. etwas besser durch kalte Anwendungen	Mittel der Wahl bei ersten leichten Entzündungssymptomen	Ferrum phosphoricum D 12

Dosierung: Am ersten Tag stündlich eine Gabe (Aconitum, Apis, Belladonna anfänglich auch alle 15–30 min) bis zur Besserung, dann 3–5 × täglich eine Gabe.

Komplexmittel

Präparat	Dosierung pro Tag	Hinweis
Angin-Heel® Tbl.	Akut: Kdr. 1–5 J.: ½ Tbl. alle 1–2 Std. bis zu 12 ×, 6–11 J.: 1 Tbl. alle 1–2 Std. bis zu 8 ×, ab 12 J.: 1 Tbl. alle 1–2 Std. bis zu 12 ×, bei Besserung Abstände verlängern	Ab 1 Jahr
Tonsipret® Tr.	Akut: alle 30–60 min bis zu 12 ×, 1–5 J.: 2–5 Tr., von 6–11 J.: 3–6 Tr., ab 12 J.: 5–10 Tr. in Wasser, zur längeren Anw. 1–3 ×	Ab 1 Jahr
Tonsillopas® SL Tr.	Akut alle 30–60 min bis zu 6 ×, 1–5 J.: 2 Tr., von 6–11 J.: 3 Tr., ab 12 J.: 5 Tr. in Wasser, nicht länger als 1 Woche anwenden	Ab 1 Jahr
Tonsiotren® H Tbl.	Akut alle 30–60 min, 6–11 J.: 1 Tbl. bis zu 4 ×, ab 12 J.: 1 Tbl. bis zu 12 ×, zur weiteren Anwendung 1–3 × 1 Tbl.	Ab 6 Jahren
Lymphdiaral® Halstbl.	Akut alle 30–60 min, 1–5 J.: bis zu 6 × ½ Tbl., 6–11 J.: bis zu 4 × 1 Tbl, ab 12 J.: bis zu 6 × 1 Tbl., zur längeren Anw. 1–3 ×	Ab 1 Jahr, Neigung zu Infekten im Hals-Rachen-Bereich mit Beteiligung des lokalen Lymphsystems
Lymphdiaral® sensitiv Salbe N	1–3 × im Lymphknotenbereich auftragen, 2–5 J.: 1–1,5 cm Salbenstrang, 6–11 J.: 2 cm, ab 12 J.: 2–3 cm	Ab 2 Jahren, unterstützende Behandlung des lokalen Lymphsystems bei Infekten des Hals-Nasen-Rachenraums

26.5 Anthroposophische Medizin

Innere Therapie

Präparat	Dosierung pro Tag	Hinweis
Apis Belladonna Glob. velati (Wala)	Bis 6 J.: 1–3 ×, in akuten Fällen bis zu stündl. 3–5 Glob. Velati, ab 7 J.: in akuten Fällen bis zu stündl. 5–10 Glob. velati	Bei einfacher Halsentzündung mit rotem Hals

Präparat	Dosierung pro Tag	Hinweis
Apis/Belladonna cum Mercurio, Glob. velati (Wala)	Sgl.: 1–3 ×, in akuten Fällen 1–2-stündl. 3 Glob., bis 6 J.: 1–3 ×, in akuten Fällen 1 bis 2-stündl. 5–7 Glob., ab 6 Jahre: 1–3 ×, in akuten Fällen 1–2-stündl. 8–10 Glob.	Bei vereiterten Mandeln bzw. Seitensträngen

Äußere Therapie

Präparat	Dosierung pro Tag	Hinweis
Bolus Eucalypti comp., Pulver (Weleda)	3–5 × 1 TL Pulver in ½ Tasse Wasser (ca. 100 ml) und zum Gurgeln verwenden oder 3–5 × 1 Messerspitze Pulver im Mund zergehen lassen	Kinder können das Präparat anwenden, sobald sie gurgeln können
Halswickel mit Zitronensaft oder Zitronenscheiben (Teil C, Kap. 3)	30 min angelegt	Bei eitriger Angina kühl anlegen, jedoch gut abdecken, bei Heiserkeit warm anlegen

26.6 Biochemie/Schüßler-Salze

Differenzierung	Mineralstoff (Nummer)	Dosierung pro Tag
	3	12
	4	7–10

26.7 Zusatzhinweise

- Anwendung kalter oder warmer Halswickel mit Archangelica-Salbe, Zwiebel oder Eukalyptuspaste (nicht bei Säuglingen, Teil C, Kap. 3). Auch warme Kartoffelwickel.
- Warme Fußbäder verbessern reflektorisch die Durchblutung der Atemwegs- und Rachenschleimhaut.
- Hals warm halten mit Schal.
- Raumluft feucht halten.
- Wenn Kinder lutschen können, lindern Salbeibonbons den Schluckschmerz.
- Viel trinken lassen.

27 Hautausschläge

Verwandte Indikationen: Kap. 3 Akne, Kap. 4 Allergische Hautreaktionen, Kap. 36 Juckreiz, Kap. 49 Milchschorf, Kap. 61 Neugeborenenakne, Kap. 62 Neurodermitis, Kap. 66 Pilzerkrankungen der Haut, Kap. 89 Windeldermatitis.

27.1 Grenzen der Selbstmedikation

Bei Säuglingen und Kleinkindern sollte generell eine ärztliche Abklärung erfolgen, da viele Hautausschläge auf Kinderkrankheiten deuten. Beschwerden, die länger als sieben Tage anhalten, oder immer wieder auftreten, sowie Beschwerden ohne erkennbare Ursache, müssen ärztlich abgeklärt werden. Bei großflächigen Hauterscheinungen und bei zusätzlichen Begleitsymptomen, wie z. B. Fieber oder reduziertem Allgemeinbefinden, sollte zudem ärztlicher Rat eingeholt werden.

27.2 Allopathie

Hautausschläge können unterschiedlicher Genese sein (toxisch, allergisch, atopisch, Austrocknung, Alter, Umwelteinflüsse wie Bestrahlung). Es muss immer das Stadium des Ekzems von akut → subakut → subchronisch → chronisch → symptomfrei betrachtet werden, um stadiengerecht richtig und damit durchaus unterschiedlich behandeln zu können. Allein die Wahl der richtigen galenischen Grundlage (Paste, Creme, Salbe, Lotio) und der phasengerechte Wechsel dieser Zubereitungen sind meist entscheidend für den Erfolg einer Ekzemtherapie.

Präparat	Wirkstoff	Hinweis/Wirkstoffgruppe
Bepanthen® Wund- und Heilsalbe, -Schaumspray	Dexpanthenol	Vitamin
Fenistil®/Soventol® Hydrocort 0,25 %, -0,5 %	Hydrocortison	Ab 6 Jahren, Corticoid
Ebenol® HCA 0,25 % Creme	Hydrocortisonacetat	Ab 4 Jahren, Corticoid
Sensicutan® Salbe	Levomenol, Heparin-natrium	Ab 1 Jahr, Antipruriginosum

Präparat	Wirkstoff	Hinweis/Wirkstoffgruppe
MedEctoin® Creme	Ectoin, Harnstoff	Antipruriginosum
Delagil® Creme, -Pulver, Tannolact® Creme, -Fettcreme, -Lotio, -Badezusatz	Phenol-Methanal-Harnstoff-Polykondensat	

27.3 Phytotherapie

Pflanzliche Zubereitungen, als halbfeste oder flüssige Darreichungsformen, eignen sich hervorragend zur Prophylaxe von Ekzemen bei trockener und Altershaut, und insbesondere zur sog. Schaukel- oder Intervalltherapie mit cortisonhaltigen Therapeutika als Basispflege. Basispflege kann als wichtigste Therapiegrundlage angesehen werden, entscheidend für die Wirkung ist dabei die Galenik der Grundlage des verwendeten Produktes. Als Leitsatz mag stark vereinfachend »nass auf nass« und »trocken auf trocken« gelten.

Orale Therapie

Präparat	Wirkstoff	Dosierung pro Tag	Hinweis
Cefabene® Tr., Fta.	Extrakt aus Bittersüßstängel	4–5 × 15–20 Tr. oder 1 × 1 Tbl.	Juckreizstillend, antiallergisch, antibakteriell, antiekzematös, bei chronischem Ekzem adjuvant
Colibiogen® Kinder N Lsg.	Escherichia-coli-Lysat, zellfrei	1–3 × 5 ml 30 min vor dem Essen	Bei älteren Kindern bzw. Erw.: gegen Enteritis, Colitis, M. Crohn, Reizdarm, Divertikel, Reha nach Antibiotika-, -Chemo-, Strahlentherapie, Hautallergien, intestinal bedingte Hautaffektionen, polymorphe Lichtdermatose, Neurodermitis, Heuschnupfen, rheumatische Erkrankungen

Lokale Therapie

Präparat	Wirkstoff	Dosierung pro Tag	Hinweis
Balneum Hermal®	Raffiniertes Sojaöl	5 ml für ein Kinderbad, alle 2–3 Tage als Voll- o. Teilbad, Dauer: max. 10 min	Fettende Wirkung bei trockenen Ausschlägen (Ekzemen), keine zusätzlichen Seifen oder Syndets verwenden, Bad bei Körpertemperatur, trockentupfen, nachcremen
Cefabene® Salbe	Trockenextrakt aus Bittersüßstängel	3–5 × auftragen	Juckreizstillend, antibakteriell, antimykotisch, adstringierend, antiphlogistisch
Hametum® Creme, -Extrakt, -Wund- und Heilsalbe	Hamamelisblätter und -Zweige-Frischdestillat	Mehrmals anwenden	Juckreizstillend, abdichtend, antibakteriell
Kamillosan® Creme, -Salbe	Kamillenblüten-Extrakt	2–3 × auf betroffene Hautstellen auftragen	Entzündungshemmend, antibakteriell, heilungsfördernd, cave: Allergie (Korbblütler, Kreuzallergie Beifuß)
Linola® Gamma Creme	Nachtkerzensamenöl	2–3 × auftragen	Gammafettsäuren zur Stärkung der Hautbarriere
Schwarztee-Umschläge	Ceylon-Tee	2 EL Tee mit 150 ml siedendem Wasser überbrühen, mind. 10 min ziehen lassen, abkühlen	Gerbstoffe, bei nässendem Stadium als juckreizstillende, entzündungshemmende offene Umschläge
Hewekzem novo® Heilsalbe	Öliger Auszug aus echter Kamille	Mehrmals befallene Hautstellen mit Salbe bedecken	Bei trockenem Ekzem bzw. Hautausschlag

Teetipp

Menge für 100 g Teemischung.

Bestandteil	Menge	Zubereitung	Dosierung
Stiefmütterchen-kraut mit Blüten	20 g	2 TL mit 150 ml siedend heißem Wasser übergießen, 10 min zugedeckt ziehen lassen, abseihen	Bei chronischen Hautausschlägen bzw. Ekzemen 3 × 1 Tasse über mind. 6 Wochen
Gänseblümchen-kraut mit Blüten	20 g		
Ringelblumenblüten	20 g		
Kamillenblüten	20 g		
Bittersüßstängel-kraut	20 g		

27.4 Homöopathie

Einzelmittel

Leitsymptom	Modalität	Weitere Merkmale	Präparat
Unsymptoma-tischer Hautaus-schlag, trocken oder nässend	Schlimmer durch Wärme	Allgemein bewährtes Mittel »homöopathisches Cortison«	Cardiospermum D 3
Schuppiger, trockener, brennender Ausschlag, starker Juckreiz	Schlimmer durch Wärme und Waschen, besser durch Kratzen (vorrübergehend)	Neigung zu immer wiederkehrenden Hautausschlägen (Problemhaut)	Sulfur D 6
Hautpickel mit wässrigem Sekret bzw. trockene Ekzeme, wund und juckend	Schlimmer durch Schwitzen und Wärme	Ausschlag am Haaransatz, in den Gelenkbeugen, Auslöser kann sein: Sonne, Hitze	Natrium chloratum D 6
Kleine, rote knötchenförmige Quaddeln und Bläschen, brennend, nässend, roter Rand	Besser durch Wärme	Starker Juckreiz Kind zeigt große Unruhe und Bewe-gungsdrang	Rhus toxicodendron D 12

Leitsymptom	Modalität	Weitere Merkmale	Präparat
Trockene, rissige Haut bzw. klebrige, feuchte, gelbe Absonderungen, starker Juckreiz	Schlimmer durch Wärme, Waschen, Kratzen, Speichelabsonderung (Mundbereich)	Krustenbildung durch Kratzen, Ausschläge im Mundbereich, Gelenkbeugen, Kopf	Graphites D 12

Dosierung: Am ersten Tag 5 × täglich eine Gabe (Sulfur nur 3 × täglich, zeigt häufig Heilreaktion, dann nur 2 × täglich geben) dann 3 × täglich weiter bis zur Besserung, die nach spätestens zwei bis drei Wochen eintreten sollte.

Äußerlich empfiehlt sich die zusätzliche Anwendung einer Cardiospermum-Salbe (trockene Ekzeme) oder Creme (nässende Ekzeme) z. B. Halicar® oder Dermaplant®. Bei sehr trockenen, rissigen und schrundigen Ekzemen hat sich eine Graphites-Salbe (Graphites® Salbe) bewährt.

Komplexmittel

Präparat	Dosierung pro Tag	Hinweis
Schwef-Heel® Tr.	3 × 5 Tr. in Wasser ohne Altersangabe	Chronische Hauterkrankungen, Hauteiterungen
Cistus Similiaplex R Tr.	Akut alle 30–60 min, Sgl.: bis zu 6 × 1–2 Tr., 1–5 J.: 2–3 Tr., 6–11 J.: 3–4 Tr., ab 12 J.: 5 Tr. in Wasser, zur längeren Anw. 1–3 ×	Hauptsymptom: Juckreiz

27.5 Anthroposophische Medizin

Innere Therapie

Präparat	Dosierung pro Tag	Hinweis
Urtica comp., Glob. velati (Wala)	5 × 5–7 Glob.	Akutmittel bei Quaddelbildung, bei »trockenen« Ausschlägen
Calcium Quercus, Glob. velati (Wala)	5 × 5–7 Glob.	Bei »trockenen« Ausschlägen

Äußere Therapie

Präparat	Dosierung pro Tag	Hinweis
Hamamelis comp. Salbe (Weleda)	Mehrmals auf die betroffenen Stellen auftragen	Wirkt beruhigend
Wund- und Brandgel (Wala)	Mehrmals auf die betroffenen Stellen dünn auftragen	Bei Juckreiz und Allergie

27.6 Biochemie/Schüßler-Salze

Differenzierung	Mineralstoff (Nummer)	Dosierung pro Tag
	3	12
	4	12
	5	7
	8	7
	9	12

27.7 Zusatzhinweise

- Sind die Ausschläge allergischen Ursprungs, muss das Allergen gemieden werden (z. B. Lebensmittelunverträglichkeit).
- Bei Juckreiz helfen kühlende, leicht saure Umschläge (Wasser mit Zitronenzusatz oder Essig).

28 Heimweh

Verwandte Indikationen: Kap. 5 Angst, Kap. 43 Kummer.

28.1 Grenzen der Selbstmedikation

Probleme, die schon länger bestehen, bzw. den Alltag massiv beeinträchtigen, müssen ärztlich abgeklärt werden. Die Behandlung mit Hilfe der Selbstmedikation eignet sich bei akuten Situationen und deren Folgen, sowie bei Problemen, die das Kind nur ab und zu in besonderen Situationen verspürt. Tiefsitzende Probleme müssen unbedingt von einem erfahrenen Therapeuten abgeklärt werden.

28.2 Allopathie

Allopathische Arzneimittel in der Selbstmedikation können nicht empfohlen werden.

28.3 Phytotherapie

Phytotherapeutische Arzneimittel in der Selbstmedikation können nicht empfohlen werden.

28.4 Homöopathie

Einzelmittel

Leitsymptom	Modalität	Weitere Merkmale	Präparat
Wenig Appetit, überspielt Kummer mit albernem Verhalten	Schlimmer durch Trost und Zuwendung	Kind zieht sich zurück, weint im Stillen, ist schnell beleidigt	Ignatia D 12

Leitsymptom	Modalität	Weitere Merkmale	Präparat
Viel Weinen und Schluchzen, dann ab und an auch fröhlich, möchte in den Arm genommen werden	Besser durch Trost, Kuscheln, Zuwendung	Kind sucht Bezugsperson (z. B. Lehrerin auf der Klassenfahrt)	Pulsatilla D 6
Kinder mit roten Backen, wirken traurig, können schlecht schlafen, haben keinen Appetit	Besser durch Ruhe	Kind reagiert trotzig, zieht sich in seine Welt zurück	Capsicum D 12
Kind ist traurig, wirkt bedrückt und apathisch, wenig Appetit	Besser nach Ruhepausen	Kind hat wenig Energie, ist überfordert mit der Situation	Acidum phosphoricum D 12

Dosierung: Ein bis zwei Tage vor der zu erwartenden Trennung (z. B. Klassenfahrt) 3 × täglich eine Gabe. Im akuten Fall alle 2–3 Stunden eine Gabe bis zur Besserung geben.

Komplexmittel

Präparat	Dosierung pro Tag	Hinweis
Ignatia F 123 Komplex Nestmann Tr.	Akut bis zu 12 ×, 1–5 J.: 3 Tr., von 6–11 J.: 5 Tr., ab 12 J.: 10 Tr. in Wasser, zur längeren Anw. 1–3 ×.	Ab 1 Jahr, überfordert, gereizt, Kummer und Ärger
Pasconal® Nerven Tr.	Akut: 1–5 J.: 4 Tr., bis 11 J.: 6 Tr., ab 12 J.: 10 Tr. bis zu 12 × in Wasser, zur längeren Anw. 1–3 ×	Ab 1 Jahr, Ängste und damit verbundene Einschlafstörungen
Zincum Similiaplex Tr.	Akut alle 30–60 min, 1–5 J.: 3–5 Tr., von 6–11 J.: 4–8 Tr., ab 12 J.: 5–10 Tr. in Wasser, zur längeren Anw. 1–3 ×	Ab 1 Jahr, ärgerliche Gereiztheit, nervöse Überempfindlichkeit, motorische Unruhe, evtl. Schlafprobleme

28.5 Anthroposophische Medizin

Innere Therapie

Präparat	Dosierung pro Tag	Hinweis
Arnica/Aurum I Glob. velati (Wala)	3 × 5 Glob.	Bei begleitender Erregung oder Angst

Äußere Therapie

Präparat	Dosierung pro Tag	Hinweis
Aurum/Lavandula comp. Salbe (Weleda)	Ab 3 J.: 1–2 × einen Salbenstrang von 0,5–1 cm Länge in der Herzgegend in die Haut einreiben, als Herz-Salbenlappen zur Nacht	Wenn es zu vegetativen Störungen kommt, wie Herzklopfen oder Angstzustände

28.6 Biochemie/Schüßler-Salze

Differenzierung	Mineralstoff (Nummer)	Dosierung pro Tag
	2	7
	3	7
	4	7
	5	7
	15	5–7

28.7 Zusatzhinweise

- Mit dem Kind Gegenstände oder Fotos aus der Heimat betrachten und darüber sprechen. Evtl. auch von dort gewohnte Nahrungsmittel essen.
- Heimweh zulassen, und danach die ersten Schritte begleiten um die aktuelle Situation zu akzeptieren.

29 Heiserkeit

Verwandte Indikationen: Kap. 26 Halsschmerzen, Kap. 31 Husten, trocken, Kap. 37 Kehlkopfentzündung.

29.1 Grenzen der Selbstmedikation

Plötzliche Heiserkeit, starke Schluckbeschwerden (extreme Schwellung der Mandeln), auffallende Symptome wie z. B. Fieber > 39 °C, starke Schwellung der regionalen Lymphknoten, Ohrenschmerzen und eitrig belegte Tonsillen müssen ärztlich abgeklärt werden. Dies gilt auch, wenn das Kind an Atemnot leidet (Verdacht auf Kehlkopfödem) oder starker Speichelfluss und kloßige Sprache hinzukommt (Verdacht auf Kehldeckelentzündung → Notfall, sofort Krankenhaus).

Heiserkeit, die länger als sieben Tage anhält muss ärztlich abgeklärt werden. Heiserkeit kann auch Folge von Pseudokrupp Anfällen oder Husten sein, hier ist die Ursache zu behandeln.

29.2 Allopathie

Präparat	Wirkstoff	Hinweis/Wirkstoffgruppe
Emser Pastillen (mit Menthol erst ab 6 Jahren)	Natürliches Emser Salz	Osmotische Befeuchtung
Tetesept® Hals-activ Lutschpastillen zuckerfrei	Isländisches Moos, Dexpanthenol	Ab 4 Jahren, Befeuchtung und Regeneration

29.3 Phytotherapie

Lokale Therapie

Präparat	Wirkstoff	Dosierung pro Tag	Hinweis
Bronchipret® Thymian Past.	Trockenextrakt aus Thymiankraut	6–11 J.: 4 × 2–3 Past. lutschen	Ab 6 Jahren, Heiserkeit mit Schleim und Husten bzw. Bronchitis

Präparat	Wirkstoff	Dosierung pro Tag	Hinweis
Ipalat® Past., -zuckerfrei, Mild	Primelwurzel	Mehrmals lutschen	Zur Befeuchtung und Reizlinderung
Isla® Cassis Past., Isla® Moos Past.	Isländisches Moos	Mehrmals lutschen	Zur Befeuchtung und Reizlinderung
Salbeiblätter lose, Btl.		1 EL pro Tasse mit 150 ml heißem Wasser aufbrühen, ziehen lassen, abseihen, mehrmals gurgeln	Geschmacklich zu testen, erst sobald das Kind gurgeln kann

Teetipp

Menge für 100 g Teemischung.

Bestandteil	Menge	Zubereitung	Dosierung pro Tag
Quendelkraut	40 g	1 EL mit 150 ml siedendem Wasser aufbrühen, 10 min zugedeckt ziehen lassen, abseihen	Mehrmals eine frisch zubereitete Tasse schluckweise trinken lassen, möglichst lange im Mund belassen
Spitzwegerichblätter	20 g		
Süßholzwurzel	20 g		
Fenchelfrüchte zerstoßen	10 g		
Malvenblätter	5 g		
Schlüsselblumenblüten	5 g		

29.4 Homöopathie

Einzelmittel

Leitsymptom	Modalität	Weitere Merkmale	Präparat
Plötzliche Beschwerden, häufig mitten in der Nacht	Besser durch Trinken kalter Flüssigkeit	Folge von kaltem Wind, Folge einer Erkältung	Aconitum D 6
Tonlose Stimme, keine weiteren auffallenden Symptome	Schlimmer in der Kälte	Folge von Überanstrengung (Klassenfahrt, Rockkonzert)	Arum triphyllum D 6

Leitsymptom	Modalität	Weitere Merkmale	Präparat
Trockener, rauer wunder Hals, häufiges Räuspern, Husten	Schlimmer am Morgen, besser durch kalte Getränke	Folge von trockenem Husten	Causticum D 6
Wunder Hals, brennendes Gefühl, trockener, harter Husten	Schlimmer am Abend, besser durch kalte Getränke	Folge von Husten oder Überanstrengung (Stimme, Körper)	Phosphor D 12
Raue, krächzige Stimme, will sich immerzu räuspern, Kehlkopf sehr berührungsempfindlich	Besser durch warme Getränke	Folge von bellenden, trockenen Husten (Hustenattacken vor Mitternacht)	Spongia D 6

Dosierung: Am ersten Tag stündlich eine Gabe bis zur Besserung, dann 3–5 × täglich weitergeben.

Komplexmittel

Präparat	Dosierung pro Tag	Hinweis
Arum triphyllum F 107 Komplex Nestmann Tbl.	Akut alle 30 min, 1–5 J.: bis zu 12 × ½ Tbl., 6–11 J.: bis zu 8 × 1 Tbl., ab 12 J.: bis zu 12 × 1 Tbl., zur längeren Anw. 1–3 × 1 Tbl.	Ab 1 Jahr

29.5 Anthroposophische Medizin

Präparat	Dosierung pro Tag	Hinweis
Anis-Pyrit Tbl. (Weleda)	2–5 J.: 3–5 × 1 Tbl. im Mund zergehen lassen, ab 6 J.: alle 2 Std. 1 Tbl. im Mund zergehen lassen	Ab 2 Jahren, trockene Halsentzündungen unter Beteiligung des Kehlkopfes, Heiserkeit
Archangelica comp. Glob. velati. (Wala)	5 × 5–7 Glob.	Heiserkeit in Verbindung mit Reizhusten

29.6 Biochemie/Schüßler-Salze

Differenzierung	Mineralstoff (Nummer)	Dosierung pro Tag
	2	7
	4	7
	5	7
	7	7

29.7 Zusatzhinweise

- Sprechen vermeiden, damit die Entzündung heilen kann.
- Ausreichend trinken.
- Inhalation mit Salzlösung.
- Raumluft feucht halten.

30 Heuschnupfen

Verwandte Indikationen: Kap. 10 Bindehautreizung, Kap. 77 Schnupfen.

30.1 Grenzen der Selbstmedikation

Die Allergie muss zunächst ärztlich abgeklärt sein, bevor eine Selbstmedikation möglich ist. Starke Beschwerden mit asthmatischen Begleiterscheinungen und Beschwerden, die im Rahmen der Selbstmedikation nicht besser oder eventuell schlimmer werden, sollten ärztlich therapiert werden.

30.2 Allopathie

Zur Symptombekämpfung eignen sich Mittel der Selbstmedikation, welche der regelmäßigen Anwendung während des Zeitpunktes der Allergenexposition bedürfen. Allergenkarenz, wo immer möglich, und Hygieneverhalten sollten sich von selbst verstehen. Erkenntnisse (Nature 2007), wonach Pollen über die Haut nach Kontakt der Langerhans'schen Zellen in die gefäßführenden Hautschichten gelangen und die Pollenlast des Organismus erhöhen und damit vermutlich die Symptomatik des allergischen Geschehens verstärken können, sollten insofern genutzt werden, als dem Heuschnupfenpatienten zu konsequenter Allergierisiken-minimierender Hautpflege geraten werden kann (nachgewiesener Effekt bei Eucerin® pH 5 Lotio und Lotio F). Gerade Kindern muss die konsequente Hautpflege, auch bei Neurodermitis, als »angenehmes Ritual« beigebracht werden.

Orale Therapie

Präparat	Wirkstoff	Hinweis/Wirkstoffgruppe
Fenistil® Tr., Saft, Drg.	Dimetindenmaleat	Ab 1 Jahr (Drg. ab 3 Jahren), H_1-Antihistaminikum
Lorano®, Loratadin® ratiopharm Tbl.	Loratadin	Ab 6 Jahren und 30 kg KG, H_1-Antihistaminikum

Präparat	Wirkstoff	Hinweis/Wirkstoffgruppe
Reactine® Tbl.	Cetirizinhydrochlorid	Ab 2 Jahren, H_1-Antihistaminikum
Tavegil® Sirup	Clemastinfumarat	Ab 1 Jahr, H_1-Antihistaminikum

Lokale Therapie

Präparat	Wirkstoff	Hinweis/Wirkstoffgruppe
Allergocrom® Atr., Nasenspray	Natriumcromoglicat	Lokales Antihistaminikum
Alomide® Atr., SE Atr., Nasenspray	Lodoxamid-Trometamol	Ab 4 Jahren (Nasenspray ab 6 Jahren), lokales Antihistaminikum
Allergodil® akut Atr.	Azelastinhydrochlorid	Ab 4 Jahren, lokales Antihistaminikum
Irtan Atr.	Nedocromil-Dinatrium	Ab 6 Jahren, lokales Antihistaminikum
Livocab®, -direkt Atr., Nasenspray	Levocabastinhydrochlorid	Ab 1 Jahr, lokales Antihistaminikum

30.3 Phytotherapie

Zellpräparate aus dem Bereich der Probiotika, rechnet man sie großzügig in den phytotherapeutischen Bereich, sind geeignet, das Darmimmunsystem zu stimulieren, welches in struktureller und funktioneller Verwandtschaft mit den Schleimhäuten von Nasennebenhöhlen, Mund- und Rachenraum, Atemwegen, aber auch Blasenschleimhaut und Haut steht. Diese Strukturen sind bei der Embryonalentwicklung z. T. aus einem Keimblatt hervorgegangen und können somit als funktionelle und pathophysiologische Einheit definiert werden. Besonders sichtbar wird dies beim »atopischen Formenkreis«, zu dem Erkrankungen wie Heuschnupfen, allergisches Asthma und Neurodermitis gehören. Der Beeinflussung des Darmimmunsystems gebührt daher in der Selbstmedikation ein hoher Stellenwert.

Orale Therapie

Präparat	Wirkstoff	Dosierung pro Tag	Hinweis
Colibiogen® Kinder N Lsg.	Escherichia-coli-Lysat, zellfrei	1–3 × 5 ml ½ Std. vor dem Essen	Bei älteren Kindern und Erw. gegen Enteritis, Colitis, M. Crohn, Reizdarm, Divertikel, Reha nach Antibiotika-, Chemo-, Strahlentherapie, Hautallergien, intestinal bedingte Hautaffektionen, polymorphe Lichtdermatose, Neurodermitis, Heuschnupfen, rheumatische Erkrankungen
Synerga® Lsg.	Zellfreie Lsg. aus lysierten *E. coli*	½ –1 TL morgens nüchtern	In schweren Fällen bis zu 2 TL 30 min vor dem Essen, auch bei polymorpher Lichtdermatose
UK® 10 Darmflora Kps.	Lactobacillus-Keime	2 × 1 Kps. vor dem Essen	Nach 4 Wochen auf 1 × 1 reduzierbar, mit kalter Flüssigkeit einnehmen!

Teetipp

Menge für 80 g Teemischung.

Bestandteil	Menge	Zubereitung	Dosierung pro Tag
Meisterwurzwurzel	20 g	2 TL pro Tasse mit 150 ml siedendem Wasser übergießen, 10 min zugedeckt ziehen lassen, abseihen	Ab 6 Jahren, 3 Wochen vor dem erwarteten Pollenflug mit 3 × 1 Tasse beginnen, weiter solange betreffende Pollen fliegen
Augentrostkraut	20 g		
Ysopkraut	20 g		
Gundelrebenkraut	20 g		

30.4 Homöopathie

Einzelmittel

Leitsymptom	Modalität	Weitere Merkmale	Präparat
Scharfe Tränen, gerötete, brennende, geschwollene Augen	Schlimmer am Morgen, beim Lesen, besser durch Blinzeln	Erstes Mittel der Wahl, wenn hauptsächlich die Augen betroffen sind	Euphrasia D 6

Leitsymptom	Modalität	Weitere Merkmale	Präparat
Wundmachendes Nasensekret, starker Fließschnupfen, wunde Augen	Schlimmer in der Kälte, besser in der Wärme	Kind friert sehr und ist sehr erschöpft	Arsenicum album D 12
Starker Juckreiz, u. a. am Gaumen, im Gehörgang, Fließschnupfen	Schlimmer in der Wärme	Mittel der Wahl bei Juckreiz an unzugänglichen Stellen	Arundo D 6
Verstopfte Nase, evtl. Stirnkopfschmerzen	Schlimmer bei warmer trockener Zimmerluft, besser im Freien, feuchte Luft	Mittel der Wahl, wenn nur die Nase betroffen ist	Luffa D 6
Typische Heuschnupfensymptomatik ohne besondere Symptome	Schlimmer in der Wärme	Auch bei Beschwerden der Atemwege	Galphimia glauca D 6

Dosierung: Galphimia glauca kann prophylaktisch angewendet werden: sechs bis acht Wochen vor Ausbruch täglich eine Gabe einer D 12 Potenz. Akut dann zur D 6 Potenz wechseln.

Ansonsten: im akuten Fall die Arzneien stündlich anwenden bis zur Besserung. Dann 3 × täglich weitergeben. Falls eine längere Anwendung nötig ist, nach drei Wochen eine Pause von wenigen Tagen einlegen um dann erneut mit der Einnahme fortzufahren.

Komplexmittel

Präparat	Dosierung pro Tag	Hinweis
Heuschnupfenmittel DHU Tbl.	Akut alle 30–60 min, 6–11 J.: 1 Tbl. bis zu 4 ×, ab 12 J.: 1 Tbl. bis zu 12 ×, zur weiteren Anwendung 1–3 × 1 Tbl.	Ab 6 Jahren, klassische Symptome: Augen und Nase
Luffanest® Tbl.	Akut alle 30 min, 1–5 J.: bis zu 12 × ½ Tbl., 6–11 J.: bis zu 8 × 1 Tbl., ab 12 J.: bis zu 12 × 1 Tbl., zur längeren Anw. 1–3 × 1 Tbl.	Ab 1 Jahr, vor allem Beschwerden im Nasennebenhöhlenbereich

Präparat	Dosierung pro Tag	Hinweis
Pascallerg® Tbl.	Akut alle 30–60 min, 1–5 J.: bis zu 6 × 1 Tbl., 6–11 J.: bis zu 8 × 1 Tbl., ab 12 J.: bis zu 12 × 1 Tbl., zur längeren Anw. 1–3 × 1 Tbl.	Ab 1 Jahr, unterstützendes Umstimmungsmittel bei allergischen Prozessen
Luffeel® Tbl.	6–11 J.: akut alle 30 min 1 Tbl. bis zu 2 Std., ansonsten 2 × 1 Tbl., ab 12 J.: akut alle 15 min 1 Tbl. bis zu 2 Std., ansonsten 3 × 1 Tbl.	Ab 6 Jahren, Heuschupfen, mit Beteiligung der Bronchien
Luffeel® comp Heuschnupfen-spray	3 × 1–2 Sprühstöße in jedes Nasenloch	Ab 6 Jahren

30.5 Anthroposophische Medizin

Die genannten Präparate sind als Begleitbehandlung zu verstehen. Eine konstitutionelle Behandlung durch den Arzt ist immer erforderlich.

Innere Therapie

Präparat	Dosierung pro Tag	Hinweis
Absinthium D 1/ Resina Laricis D 3 Dilution (Weleda)	3 × 5–10 Tr. in Wasser verdünnt einnehmen	Besonders wenn die Augen mitbetroffen sind, schon 4–6 Wochen vor der Saison einnehmen
Gentiana Magen Glob. velati (Wala)	3 × 5–10 Glob.	Kräftigung der Verdauungstätigkeit wirkt abschwellend und antientzündlich auf die Nasenschleimhaut

Äußere Therapie

Präparat	Dosierung pro Tag	Hinweis
Euphrasia Atr. Einzeldosen (Wala)	2–5 × 1 Tr.	Basismittel bei juckenden Augen
Euphrasia D 3 Atr. (Weleda)		

Präparat	Dosierung pro Tag	Hinweis
Gencydo 0,1 % Atr.	Vor der Saison 1 × vorbeugend, während der Saison 3 × in den Bindehautsack	Gut wirksam bei starkem Augenjucken, Augentropfen können brennen, deshalb Vorsicht
Heuschnupfenspray (Weleda)	2–3 × 1–2 Sprühstöße in jedes Nasenloch geben	Ab 12 Jahren
Nasenbalsam für Kinder (Wala)	3 × in der Pollensaison in die Nase auftragen	–

30.6 Biochemie/Schüßler-Salze

Differenzierung	Mineralstoff (Nummer)	Dosierung pro Tag
	2	12
	3	7
	4	7
	6	5
	8	12–20
	10	12
	24	5–7

30.7 Zusatzhinweise

- Den Urlaub dort verbringen, wo keine Pollenbelastung vorliegt.
- Bei starkem Pollenflug im Haus bleiben.
- Getragene Kleidung nicht im Schlafzimmer des Kindes ablegen.
- In der akuten Heuschnupfenphase abends die Haare des Kindes waschen.
- Die Kinderwäsche nicht im Freien trockenen.
- Das Tragen einer Sonnenbrille kann lindernd wirken, wenn Augenbeschwerden bestehen.

31 Husten, trocken

Verwandte Indikationen: Kap. 29 Heiserkeit, Kap. 32 Husten, verschleimt, Kap. 38 Keuchhusten (Begleitbehandlung), Kap. 70 Pseudokrupp.

31.1 Grenzen der Selbstmedikation

Beschwerden bei Säuglingen sollten ärztlich abgeklärt werden. Alle anderen Kinder sollten zum Arzt, wenn der Husten länger als zwei Wochen andauert, oder wenn das Kind bei jeder Erkältung an einer Bronchitis erkrankt (Gefahr des Bronchialasthmas oder Lungenblähung). Ein Notfall besteht bei plötzlich ausgeprägter Atemnot oder Erstickungsanfall (Asthma, Pseudokrupp, Kehldeckelentzündung) und wenn das Kind ungewöhnlich schnell, unregelmäßig und geräuschvoll atmet, mit Begleitsymptomen wie Fieber, blutigem Auswurf, starkem Schwitzen (Verdacht auf Lungen- oder Brustfellentzündung).

31.2 Allopathie

Trockener Husten ist häufig eines der Erstsymptome eines beginnenden grippalen Infektes. Der trockene Husten folgt der Rhinitis meist nach 3–4 Tagen. Da zumeist eine virale Ursache zugrunde liegt, ist die Gabe von Antibiotika nur bei nachgewiesener bakterieller Sekundärinfektion angezeigt. Dennoch zeigen Studien der Krankenkassen, dass in 70 % der Fälle grippaler Infekte Antibiotika verordnet werden, was durch negative Beeinflussung des Darmimmunsystems die Anfälligkeit für nachfolgende Infekte erhöht! Eine gleichzeitige Gabe von Sekretolytika und Antitussiva muss vermieden werden.

Präparat	Wirkstoff	Hinweis/Wirkstoffgruppe
Ephepect® Blocker Pastillen N	Natriumdibunat, Dequaliniumchlorid	Ab 6 Jahren, Antitussivum, Antiseptikum
Sedotussin® Hustenstiller Saft, -Tr., Silomat® Saft, Tr.	Pentoxyverindihydrogencitrat	Ab 2 Jahren, Antitussivum
Tussafug® Drg.	Benproperinphosphat	Ab 7 Jahren, Antitussivum

31.3 Phytotherapie

Orale Therapie

Präparat	Wirkstoff	Dosierung pro Tag	Hinweis
Angocin® Antiinfekt N Fta.	Kapuzinerkressenkraut, Meerrettichwurzel	6–12 J.: 3–4 × 2–4 Fta., ab 12 J.: 3–5 × 4–5 Fta.	Ab 6 Jahren, wirksam gegen Keime (obere und untere Atemwege, Blase), grippale Infekte
Heumann Bronchialtee Solubifix®	Trockenextrakte aus Süßholzwurzel, Eibischwurzel, Primelwurzel, Thymianöl	3–6 × 1 Messlöffel auf 1 Tasse möglichst heiß trinken	Ab 12 Jahren (aufgrund mangelnder Untersuchungen)
Schoenenberger® naturreiner Heilpflanzensaft Spitzwegerich	Presssaft aus frischem Spitzwegerichkraut	4–12 J.: 2 × 5 ml	Ab 4 Jahren, auch bei entzündlichen Veränderungen der Mund- und Rachenschleimhaut
Phytohustil® Hustenreizstiller Sirup	Auszug aus Eibischwurzel	1–3 J.: 4 × 3 ml, 3–6. J.: 4 × 4 ml, 6–12 J.: 5 × 5 ml	Ab 1 Jahr, möglichst lange im Mund belassen (lokaler Effekt auf der gereizte Schleimhaut durch mucilaginöse Schleime)

Teetipp

Verändert nach Pahlow. Menge für 100 g Teemischung.

Bestandteil	Menge	Zubereitung	Dosierung pro Tag
Schlüsselblumenwurzel	20 g	2 TL pro Tasse mit 150 ml heißem Wasser übergießen, 10 min ziehen lassen, abseihen	Mit Honig gesüßt 3 × 1 Tasse trinken lassen
Spitzwegerichblätter	20 g		
Thymiankraut	20 g		
Fenchelfrüchte	20 g		
Alantwurzel	10 g		
Bibernellwurzel	10 g		

Species pectorales DAB 6 gegen trockenen Reizhusten. Menge für 100 g Teemischung.

Bestandteil	Menge	Zubereitung	Dosierung pro Tag
Isländisch Moos	30 g	2 EL pro Tasse mit 150 ml heißem Wasser übergießen, 10 min ziehen lassen, abseihen	Mit Honig gesüßt 3 × 1 Tasse trinken lassen
Malvenblätter	30 g		
Königskerzenblüten	5,0 g		
Anisfrüchte	5,0 g		
Lindenblüten	30 g		

31.4 Homöopathie

Einzelmittel

Leitsymptom	Modalität	Weitere Merkmale	Präparat
Trockener, krampfartiger, bellender Husten im Anfangsstadium (meist am Abend)	Schlimmer beim Hinlegen, besser in der Kopfhochlage	Weitere Symptome können Halskratzen oder Fieber sein	Belladonna D 6
Harter, trockener Husten, entwickelt sich allmählich, Schmerzen beim Husten, viel Durst	Schlimmer durch Sprechen, Bewegung, besser durch Ruhe und Druck	Kind hält sich den Brustkorb beim Husten, will seine Ruhe haben, reagiert evtl. gereizt	Bryonia D 6
Heftige Hustenanfälle bis zum Erbrechen, kaum Zeit zum Luftholen	Schlimmer beim Hinlegen und nach Mitternacht, besser durch Aufsetzen	Kind hat Atemnot, glaubt zu ersticken, hat Kitzelreiz im Kehlkopf und ist heiser	Drosera D 6
Kitzelhusten, der im Kehlkopf sitzt, quälender Hustenreiz, nichts Kaltes wird vertragen	Schlimmer beim Einatmen von kalter Luft, besser beim Bedecken des Mundes, in der Wärme	Kind verlangt nach einem Schal und möchte Mund und Hals warm einhüllen	Rumex D 6

Leitsymptom	Modalität	Weitere Merkmale	Präparat
Trockener, kruppartiger, bellender Husten, Heiserkeit mit rauer Stimme, Kehlkopf ist empfindlich	Schlimmer vor Mitternacht, durch kalte Getränke, besser durch warme Getränke	Kind räuspert sich viel und hüstelt, versucht Hustenattacke zu vermeiden	Spongia D 6

Dosierung: Im akuten Fall stündlich eine Gabe. Am nächsten Tag 3–5 × täglich eine Gabe, bis die Symptome abklingen. Wenn die Hustenanfälle nur in der Nacht auftreten, tagsüber 3 × täglich eine Gabe und im Akutfall in der Nacht dann alle 5 min bis zur Besserung.

Komplexmittel

Präparat	Dosierung pro Tag	Hinweis
Tussiflorin® Hom Tr.	Akut alle 30–60 min bis zu 6 ×, 7–11 J.: 3 Tr., ab 12 J.: 5 Tr., in Wasser, zur längeren Anw. 1–3 × 1 Gabe	Ab 7 Jahren, krampfartiger, akuter Reizhusten, meist schlimmer zur Nacht
Bronchopas® Tr.	Akut alle 30 bis 60 min bis zu 6 ×, 1–5 J.: 2–3 Tr., 6–11 J.: 3–4 Tr., ab 12 J.: 5 Tr., in Wasser, zur längeren Anw. 1–3 × 1 Gabe	Ab 1 Jahr, Husten, der tief in den Bronchien sitzt mit asthmatischen Symptomen
Hustheel® Tr.	Akut alle 30–60 min bis zu 10 ×, 1–5 J.: 3 Tr., 6–11 J.: 4 Tr., ab 12 J.: bis zu 12 × 5–10 Tr., in Wasser, zur längeren Anw. 1–3 × 1 Gabe	Ab 1 Jahr, trockener, akuter, kampfartiger Reizhusten
Droperteel® Tbl.	Bis 3 J.: 2 × ½ Tbl., akut 4 × ½ Tbl., 4–6 J.: 3 × ½ Tbl., akut 6 × ½ Tbl. 7–11 J.: 2 × 1 Tbl., akut 6 × ½ Tbl., ab 12 J.: 3 × 1 Tbl., akut bis zu 12 × 1 Tbl.	Tiefsitzender Husten, Bronchitis, Keuchhusten

31.5 Anthroposophische Medizin

Innere Therapie

Präparat	Dosierung pro Tag	Hinweis
Archangelica comp. Glob. velati	Klkdr: 3 × 3–5. Glob., Schulkdr. 3 × 5–10 Glob.	Reizhusten, Kehlkopfentzündung
Flechtenhonig (Weleda)	1–5 J.: 3 × ½ TL, 6–11 J.: 3 × 1 TL, ab 12 J.: 3–5 × 1 TL	Ab 1 Jahr, lindernd bei Reizhusten

Äußere Therapie

Präparat	Dosierung pro Tag	Hinweis
Lavendelöl 10 %, ölige Einreibung (Weleda)	1–2 × Brust und Rücken mit einigen Tr. Lavendelöl einreiben, zur Nacht: Brustwickel (Teil C, Kap. 4)	Bei krampfartigem Husten

31.6 Biochemie/Schüßler-Salze

Differenzierung	Mineralstoff (Nummer)	Dosierung pro Tag
Allgemein	4	7
	6	7
	8	12
	10	12
Bellend	2	12–20
	Auch äußerlich als Creme	
Krampfartig	2	12
	7	14–20
Reizhusten	2	12
	8	12

31.7 Zusatzhinweise

- Ausreichend trinken (Hustentee).
- Raumluft feucht halten.
- Brustraum und Schultern warm halten.
- Brustwickel anwenden (Teil C, Kap. 4).
- Körperliche Anstrengung meiden.

32 Husten, verschleimt

Verwandte Indikationen: Kap. 31 Husten, trocken, Kap. 38 Keuchhusten (Begleitbehandlung), Kap. 70 Pseudokrupp.

32.1 Grenzen der Selbstmedikation

Beschwerden bei Säuglingen sollten ärztlich abgeklärt werden. Alle anderen Kinder sollten zum Arzt, wenn der Husten länger als zwei Wochen andauert oder wenn das Kind bei jeder Erkältung an einer Bronchitis erkrankt (Gefahr des Bronchialasthmas oder Lungenblähung). Ein Notfall besteht bei plötzlich ausgeprägter Atemnot oder Erstickungsanfall (Asthma, Pseudokrupp, Kehldeckelentzündung) und wenn das Kind ungewöhnlich schnell, unregelmäßig und geräuschvoll atmet, mit Begleitsymptomen wie Fieber, blutigem Auswurf, starken Schmerzen, starkem Schwitzen (Verdacht auf Lungen- oder Brustfellentzündung). Auch wenn die Verschleimung schon länger besteht und mit Hilfe der Selbstmedikation keine Besserung festzustellen ist sollte ein Arzt aufgesucht werden.

32.2 Allopathie

Beim betroffenen Kind ist auf die Gabe ausreichender Flüssigkeit zu achten. Ebenso kann mit der Gabe von allopathischen oder phytotherapeutischen Sekretolytika ein Lösen des festsitzenden Hustens versucht werden. Die Sekretolyse ist eine Option im antitussiven Therapiekonzept nach Leitlinie zur Applikation tagsüber! Eine gleichzeitige Gabe von Sekretolytika und Antitussiva muss vermieden werden.

Präparat	Wirkstoff	Hinweis/Wirkstoffgruppe
ACC® Kindersaft, 100 Tabs, 100 Brausetbl.	N-Acetylcystein	Ab 1 Jahr (je nach Zulassungsstatus), Mukolytikum
Bisolvon® Saft, Tbl.	Bromhexinhydrochlorid	Ab 6 Jahren, Mukolytikum
Mucosolvan® Saft, Tr., Lindoxyl® K Supp.	Ambroxolhydrochlorid	Mukolytikum

Präparat	Wirkstoff	Hinweis/Wirkstoffgruppe
Soledum® Balsam	Cineol	Ab 2 Jahren, Mukolytikum
Wick Vaporub® Erkältungssalbe N	Levomenthol, Campher rac., Eucalyptusöl	Ab 2 Jahren (Inhalation ab 6 Jahren), Mukolytikum
Pulmotin® Salbe	Sternanisöl, Campher rac., Ecalyptusöl, Thymianöl, Koniferenöl, Thymol	Ab 2 Jahren

32.3 Phytotherapie

Orale Therapie

Präparat	Wirkstoff	Dosierung pro Tag	Hinweis
Angocin® Antiinfekt N Fta.	Kapuzinerkressenkraut, Meerrettichwurzel	6–12 J.: 3–4 × 2–4 Fta., ab 12 J.: 3–5 × 4–5 Fta.	Ab 6 Jahren, wirksam gegen Keime (obere und untere Atemwege, Blase), grippale Infekte
Aspecton® DS Hustensaft, Tr.,	Dickextrakt aus Thymiankraut	Saft: 1–4 J.: 2 × 2,5 ml, 5–10 J.: 3–4 × 2,5 ml, 11–12 J.: 3 × 5 ml, 2–4 J.: 2 × 10 Tr., 5–10 J.: 3–4 × 10 Tr., 11–12 J.: 3 × 15 Tr.	Ab 1 Jahr
Bronchicum® Elixier Saft (Kps., Tr. ab 6 Jahren)	Extrakt aus Thymiankraut, Extrakt aus Primelwurzel	Ab 6–12 Mon. 6 × 1 ml, 1–4 J.: 6 × 2,5 ml, 5 J.: 4 × 7,5 ml	Ab 6 Monaten
Bronchipret® TE Saft, Tr.	Fluidextrakt aus Thymiankraut, Fluidextrakt aus Efeublättern	Saft: 1–5 J.: 3 × 3,2 ml, 6–11 J.: 3 × 4,3 ml, 6–11 J.: 3 × 20 Tr.	Ab 1 Jahr: vor dem Essen, synergistisches Wirkprinzip!

Präparat	Wirkstoff	Dosierung pro Tag	Hinweis
Broncho-forton® Saft, Prospan® Hustensaft, Bronchostad Hustenlöser Tr., Prospan® Tr.	Trockenextrakt aus Efeublättern	Saft: 1–5 J.: 3 × 4 ml, 6–12 J.: 3 × 8 ml, Prospan Hustentr.: 1–4 J.: 3 × 12 Tr., 4–10 J.: 3 × 16 Tr.	Ab 1 Jahr, bei chron. entzündlichen Erkrankungen der Atemwege, bei Erkältungskrankheiten, vor dem Essen (Saponine)
Gelomyrtol®, -forte Kps.	Myrtol (Destillat aus einer Mischung Eucalyptusöl, Süßorangenöl, Myrtenöl, Zitronenöl)	Bis 6 J.: (13–19 kg): akut 3–4 × 1, chron. 2–3 × 1, 6–10 J.: (20–29 kg): akut 4–5 × 1, chron.3 × 1 oder 2 × 2, 10–12 J.: (30–43 kg): akut 5 × 1–2, chron. 4 × 1 oder 2 × 2 (Dosis forte weicht ab)	Magensaftresistent, unzerkaut 30 min vor dem Essen mit ausreichend kalter Flüssigkeit
Phytobron-chin® Saft	Primelwurzel, Thymiankraut	1–3 J.: 3 × 3 ml, 3–6 J.: 3 × 5 ml, 6–12 J.: 3–4 × 5 ml	Ab 1 Jahr
Soledum® Hustensaft, Tr.	Thymian-Fluidextrakt	Saft: bis 2 J.: 3 × ¼ TL, 3–6 J.: 3 × ½ TL, 6–12 J.: 3 × 1 TL, bis 2 J.: 3 × 6 Tr., 3–6 J.: 3 × 11 Tr., 6–12 J.: 3 × 22 Tr.	Unverdünnt auf Zucker oder in Wasser oder Tee
Tetesept® Erkältungskps.	Thymiankraut-Pulver	Ab 6 J.: 3–4 × 2 Kps.	Cave: Lamiaceen-Allergie, Pollen im Pulver
Umckaloabo® Saft für Kinder	Auszug aus Pelargonium-sidoides-Wurzeln	7–12 J.: 3 × 5,0 ml	Ab 7 Jahren (darunter ärztliche Absprache), alkoholfrei, mit Dosierspritze, Lebertoxizität wird diskutiert

Lokale Therapie

Präparat	Wirkstoff	Dosierung pro Tag	Hinweis
Babix® Inhalat	Eucalyptusöl, Fichtennadelöl	Bis zu 5 Tr. auf ein Kleidungsstück in der Nähe der Atmungsorgane	Nicht im Gesicht, nicht in Nasennähe, cave: »Schnuffeltuch« das dann in Nasennähe gezogen wird, Anwendung bei Pseudokrupp erlaubt!
Bronchoforton® Kinderbalsam, Pinimenthol® Erkältungsbalsam mild, Transpulmin® Erkältungsbalsam für Kinder	Eucalyptusöl, Kiefernnadelöl	Bsp: Bronchoforton®: 2–4 J.:,2–4 × 1 cm Salbenstrang einreiben, 4–6 J.: 2–4 × 1–2 cm einreiben, ab 6 J.: 2–4 × 1–3 cm auf Brust und Rücken einreiben	Ab 2 Jahren (je nach Zulassung), nicht auf geschädigte Haut, nicht bei Überempfindlichkeit gegen Cineol, Pseudokrupp oder Atemwegserkrankungen mit Überempfindlichkeit der Atemwege
Liniplant® Inhalat	Eucalyptusöl, Cajeputöl	2–6 J.: 1–5 Tr. auf die Kleidung (nur farbechte!) in die Nähe der Atmungsorgane, ab 7. J.: 1–5 Tr. in Gefäß mit heißem Wasser, Dampf einatmen	Ab 2 Jahren, nicht auf geschädigte Haut, nicht bei Überempfindlichkeit gegen Cineol und Pseudokrupp, cave: bei exzessiver Anwendung: Induktion von Cytochrom P450
Tussidermil® N Emulsion	Eucalyptusöl	2–12 J.: ca. 3 cm langer Salbenstrang 2–3 × Brust und Rücken einreiben	Ab 2 Jahren, keine Anwendung im Gesicht, Kontakt mit Schleimhäuten und Augen vermeiden, nicht bei Pseudokrupp

Teetipp

Menge für 100 g Teemischung.

Bestandteil	Menge	Zubereitung	Dosierung pro Tag
Eibischwurzel	25 g	2 TL pro Tasse, als Kaltauszug (Schleimdrogen!)	3 Tassen, Beruhigung der entzündeten Rachenschleimhaut, immunstimulierend
Bitterer Fenchel	25 g		
Isländisches Moos	25 g		
Spitzwegerichblätter	25 g		

32.4 Homöopathie

Einzelmittel

Leitsymptom	Modalität	Weitere Merkmale	Präparat
Zäher, schwer abhustbarer Schleim, Schleimrasseln, Husten bis zum Würgen oder Erbrechen	Schlimmer beim Hinlegen, besser in der Ruhe	Kind ist erschöpft und kurzatmig vom vielen Husten	Ipecacuanha D 6
Husten anfangs trocken, denn mit zähem, gelbem Schleim, schmerzhafte Hustenanfälle	Schlimmer in der Kälte, in den frühen Morgenstunden, besser durch Wärme und Inhalieren	Evtl. Folge von Nasennebenhöhlenentzündung, Kind weint vor Schmerzen beim Husten	Hepar sulfuris D 12
Zäher Husten mit wenig Sekret, absteigender Infekt, Gefühl der verstopften Nase	Schlimmer abends und nachts, im Liegen, besser beim Aufsitzen	Folge von Schnupfen, häufiges Hüsteln und Räuspern, Husten der schon eine Weile besteht, nichts bessert	Sticta D 6

Leitsymptom	Modalität	Weitere Merkmale	Präparat
Husten mit gelbgrünen Schleim, morgens locker, zum Abend hin wieder fest und krampfartig	Schlimmer in der Wärme (Bettwärme), besser an der frischen Luft	Husten fast nie bei Aufenthalt im Freien, Husten meistens gelöst und gut abhustbar, evtl. auch dickes Sekret aus der Nase	Pulsatilla D 6

Dosierung: Im akuten Fall stündlich eine Gabe. Am nächsten Tag 3–5 × täglich eine Gabe, bis die Symptome abklingen.

Komplexmittel

Präparat	Dosierung pro Tag	Hinweis
Tussiflorin Hom Tr.	Akut alle 30–60 min bis zu 6 ×, 7–11 J.: 3 Tr., ab 12 J.: 5 Tr., in Wasser, zur längeren Anw. 1–3 × 1 Gabe	Ab 7 Jahren, krampfartiger, Husten, unterstützt die Expektoration
Bronchopas Tr.	Akut alle 30 bis 60 min bis zu 6 ×, 1–5 J.: 2–3 Tr., 6–11 J.: 3–4 Tr., ab 12 J.: 5 Tr., in Wasser, zur längeren Anw. 1–3 × 1 Gabe	Ab 1 Jahr, Husten, der tief in den Bronchien sitzt, unterstützt die Expektoration

32.5 Anthroposophische Medizin

Innere Therapie

Präparat	Dosierung pro Tag	Hinweis
Plantago Hustensaft (Wala)	0–5 J.: 3–4 × 1 TL, ab 6 J.: 3–4 × 1 EL, in akuten Fällen alle 2 Std. 1 TL	Ab 0 Jahren, wirkt auch zuverlässig bei verkrampftem Husten
Hustenelixier (Weleda)	1–5 J.: 3 × 1/4–1/2 TL, ab 6 J.: alle 3 Std 1 TL	Ab 1 Jahr

Äußere Therapie

Präparat	Dosierung pro Tag	Hinweis
Bronchialbalsam, ölige Einreibung (Weleda)	1–2 × Brust und Rücken mit einigen Tr. Bronchialbalsam einreiben	Ab 6 Jahren, als Einreibung oder Brustwickel (Teil C, Kap. 4)
Plantago Bronchialbalsam (Wala)	2 × Brust und Rücken einreiben	Ab 2 Jahren, als Einreibung oder Brustwickel (Teil C, Kap. 4)

32.6 Biochemie/Schüßler-Salze

Differenzierung	Mineralstoff (Nummer)	Dosierung pro Tag
Allgemein	3	7
	4	7
	8	7
	10	7
Zäher Schleim	4	12–20

32.7 Zusatzhinweise

- Ausreichend trinken (Hustentee).
- Raumluft feucht halten.
- Brustraum und Schultern warm halten.
- Brustwickel anwenden (Teil C, Kap. 4).
- Körperliche Anstrengung meiden.

33 Impfungen, Impffolgen

Verwandte Indikationen: Kap. 22 Fieber.

33.1 Grenzen der Selbstmedikation

Leichte Impffolgen können in der Selbstmedikation behandelt werden. Massive Folgen, wie hohes Fieber, starkes Krankheitsgefühl bzw. schlechtes Allgemeinbefinden, großflächige Hautausschläge, Schwellungen oder Taubheitsgefühl in den Extremitäten bedürfen dringend einer ärztlichen Untersuchung.

33.2 Allopathie

Sollte als Impfreaktion eine Erhöhung der Körpertemperatur des Kindes auftreten, so ist dies zuvorderst als positives Zeichen der einsetzenden Immunleistung des Organismus zu sehen. Eine sofortige antipyretische Therapie (oder wie manchmal durchgeführt, sogar die präventive Gabe von Paracetamol-oder Ibuprofen) kann nach aktuellen Untersuchungen den Impferfolg sogar in Frage stellen.

33.3 Phytotherapie

Phytotherapeutische Arzneimittel in der Selbstmedikation können nicht empfohlen werden.

33.4 Homöopathie

Einzelmittel

Leitsymptom	Modalität	Weitere Merkmale	Präparat
Unsymptomatische Reaktion auf eine Impfung, Erkältungssymptome	Schlimmer durch Kälte, besser durch Wärme, nach Schweißbildung	Erstes Mittel der Wahl bei diversen Symptomen als Folge von Impfung	Thuja D 12

Leitsymptom	Modalität	Weitere Merkmale	Präparat
Unsymptomatische Reaktion (Infekt) oder lokale Reaktion (Ekzem, Entzündung) an der Impfstelle	Schlimmer durch Kälte, besser durch Wärme, Einhüllen, Zuwendung	Passt gut zu Kindern, die Angst vor dem Impfen haben und sehr furchtsam und schüchtern sind	Silicea D 12
Langsam ansteigendes Fieber, Kopfschmerzen, Schwäche, große Müdigkeit	Schlimmer durch Wärme, besser an der frischen Luft	Kind ist zittrig und erschöpft, wirkt apathisch, möchte sich hinlegen	Gelsemium D 6

Dosierung: Wird das Mittel akut angewendet, dann am ersten Tag 5× täglich eine Gabe und danach 2–3× täglich weitergeben bis zur Besserung.

Thuja und Silicea sind bewährte Mittel bei Folgen, die nicht unmittelbar nach der Impfung auftreten, aber mit dieser in Zusammenhang gebracht werden können (Infektanfälligkeit, verzögerte Entwicklung, cave: Grenze der Selbstmedikation beachten). Dann 2× täglich eine Gabe für drei Wochen, falls eine weitere Anwendung angezeigt ist, zunächst eine Woche Pause um dann erneut für drei Wochen die Arznei zu geben. Wenn keine Besserung eintritt einen homöopathischen Therapeuten zu Rate ziehen.

Komplexmittel

Präparat	Dosierung pro Tag	Hinweis
Lymphdiaral® sensitiv Salbe N	1–3× im Lymphknotenbereich auftragen, 2–5 J.: 1–1,5 cm, 6–11 J.: 2 cm, ab 12 J.: 2–3 cm Salbenstrang	Ab 2 Jahren, unterstützende Behandlung des lokalen Lymphsystems bei Schwellungen nach Impfung
Viburcol® Zäpfchen	Bis 1 J.: 1 Supp., 1–5 J.: 1–2 Supp., 6–11 J.: 1–3 Supp., ab 12 J.: 1–4 Supp.	Bei Fieber nach Impfung

33.5 Anthroposophische Medizin

Die genannten Präparate sind als Begleitbehandlung zu verstehen. Eine konstitutionelle Behandlung durch den Arzt ist erforderlich.

Präparat	Dosierung pro Tag	Hinweis
Thuja e summ. D 4 Glob. velati (Wala)	3 × 5 Glob.	Ab dem 1 Tag vor der Impfung über 3 Tage geben
Argentum met. praep. D 6 Trit. (Weleda)	1 Messerspitze am Morgen	Nach 1 Woche nur noch 1 × wöchentlich über 2 weitere Monate, zur konstitutionellen Stärkung ggf. auch bis zu maximal ein Jahr
Argentum met. praep. D 30 Trit. (Weleda)	1 Messerspitze zur Nacht	Nach 1 Woche nur noch 1 × wöchentlich über 2 weitere Monate, zur konstitutionellen Stärkung ggf. auch bis zu maximal ein Jahr
Quarz D 20 Glob. velati (Wala)	1–3 × 5–10 Glob	Bei schrillem Weinen
Quarz D 20 Glob. velati (Wala)	2–4 Wochen vor der Impfung 1–3 × 5–10 Glob	Angst vor dem Impfen

33.6 Biochemie/Schüßler-Salze

Differenzierung	Mineralstoff (Nummer)	Dosierung pro Tag
	2	10
	3	7
	4	7

33.7 Zusatzhinweise

Kühle Kompresse mit verdünnter Arnika Essenz um den Kopf (Verdünnung ca. 1:10).

34 Infektanfälligkeit

Verwandte Indikationen: Kap. 21 Erschöpfung, Rekonvaleszenz.

34.1 Grenzen der Selbstmedikation

Bis zum Schulalter sind 10–15 Infekte pro Jahr unbedenklich, darüber hinaus sollte zunächst bei Säuglingen und Kleinkindern abgeklärt werden, ob eine Grunderkrankung vorliegen kann, die das Immunsystem beeinträchtigt. Kontraindiziert ist eine Stimulation des Immunsystems bei Autoimmunerkrankungen, wie z. B. bestimmte Rheumaformen, Leukosen, Multipler Sklerose oder Zöliakie.

34.2 Allopathie

Kinder haben 10–15 Infekte jährlich zu bewältigen, was als ganz normal in der Entwicklungszeit des Kindes angesehen werden muss und was das kindliche Immunsystem auch zum Training benötigt (Bildung von Gedächtniszellen im spezifischen Immunsystem).

Echte körperliche Defizite, welche sich in einer Infektanfälligkeit zeigen, müssen spezifisch ausgeräumt werden. Zu denken ist hier an einen Zinkmangel, an einen Eisenmangel, an eine Schilddrüsenunterfunktion oder an Nahrungsmittelallergien-oder Unverträglichkeiten. Echte Immundefizite wie Autoimmunerkrankungen (Diabetes Typ 1, kindliches Rheuma usw.) sind durch spezifische ärztliche Intervention zu behandeln.

34.3 Phytotherapie

Bei der Anwendung echinaceahaltiger Phytopharmaka soll nach Prof. Schilcher eine »Schaukeltherapie« angewandt werden, z. B. fünf Tage Therapie, dann zwei Tage Einnahmepause, dreimalige Wiederholung des Zyklus, danach drei Wochen Pause. Sinn ist, Mechanismen des spezifischen Immunsystems nicht überzustimulieren. Bei Fieber verbietet sich die Anwendung spezifischer Immunstimulanzien, ebenfalls ist die Anwendung bei Säuglingen und Kleinkindern nicht wünschenswert. Unspezifische Immunstimulanzien wie Eibisch, Kamille und Eichenrinde sind aber anwendbar, auch durchgehend über längere Zeit als Rezidiv-Prophylaxe (in Eibisch und Kamille enthaltene saure Polysaccharide erhöhen die Phagozytose-Leistung).

Orale Therapie

Präparat	Wirkstoff	Dosierung pro Tag	Hinweis
Angocin® Antiinfekt N Fta.	Kapuzinerkressenkraut, Meerrettichwurzel	6–12 J.: 3–4 × 2–4 Fta., ab 12 J.: 3–5 × 4–5 Fta.	Ab 6 Jahren, wirksam gegen Keime (obere und untere Atemwege, Blase), grippale Infekte
Echinacin® Lutschpastillen, Liquidum, Saft, (Dosierung s. Beipackzettel!)	Presssaft aus frischem blühenden Purpursonnenhutkraut	Liquidum: 4–6 J.: 3 × 1,25 ml, 6–12 J.: 3 × 2 ml, Saft: 4–6 J.: 3 × 2,5 ml, 6–12 J.: 2 × 5 ml	Ab 4 Jahren, nicht länger als 2 Wochen ohne Unterbrechung
Esberitox® Tbl.	Auszüge aus Lebensbaum, Echinacea-Pallida/-Purpurea-Wurzel (1:1), Färberhülsenwurzel	4–6 J.: 3 × 1–2 Tbl., 7–11 J.: 3 × 2–3 Tbl.	Ab 4 Jahren, zu Antibiotikatherapie, Otitis media, Sinusitis, Herpes simplex, bakterielle Hautinfekte, akute und chron. Atemwegsinfekte, nicht länger als 10 Tage
Imupret® Drg. Tr.	Radix Althaeae, Flores Camomillae, Herba Equiseti, Folia Juglandis, Herba Millefolii, Cortex Quercus, Herba Taraxaci	Akut: Sgl. u. Klkdr.: 5–6 × 5–10 tr., Schulkdr.: 5–6 × 1 Drg. oder 15 Tr.	Bei rezidivierenden und chron. Atemwegsinfekten, v. a. Tonsillitis
Pro Symbioflor® Tr.	Steriles Autolysat von *E. coli* und *Enterococcus faecalis*	3 × 5 Tr. oral, innerhalb von 2 Wochen auf je 20 Tr. steigern	Regulierung körpereigener Abwehrkräfte, gastrointestinale Störungen

Präparat	Wirkstoff	Dosierung pro Tag	Hinweis
Symbioflor® 1 Tr.	Enterococcus-faecalis-Zellen und Autolysat	3 × 20 Tr., Sgl. 3 × 10 Tr. vor dem Essen	Regulierung körpereigener Abwehrkräfte, chron. rezidivierende Infekte, Entzündungen im Mund-, Nasen-, Rachenraum, Mittelohr, Erkältungskrankheiten, gastrointestinale Störungen
Symbioflor® 2 Tr.	Escherichia-coli-Zellen und -Autolysat	Sgl.: 1 × 5 Tr., Kdr. 1 × 10 Tr. zum Mittagessen in Wasser	Regulierung körpereigener Abwehrkräfte, gastrointestinale Störungen

Teetipp

Für Kleinkinder, die sich leicht erkälten (nach Pahlow). Menge für 60 g Teemischung.

Bestandteil	Menge	Zubereitung	Dosierung pro Tag
Holunderblüten	10 g	1 gehäufter TL pro Tasse mit 150 ml siedendem Wasser aufgießen, 10 min ziehen lassen, abseihen	Mehrmals 2 EL des Tees frisch zubereitet
Augentrostkraut	20 g		
Fenchelfrüchte	10 g		
Hagebuttenfrüchte	20 g		

34.4 Homöopathie

Einzelmittel

Leitsymptom	Modalität	Weitere Merkmale	Präparat
Atemwegsinfekte, Wachstums-schmerzen, Schulkopfschmerz	Schlimmer bei Wetterwechsel, Kälte, Nässe, besser durch Wärme, frische Luft	Kind befindet sich in der Wachstums-phase	Calcium phos-phoricum D 12
Atemwegsinfekte, sehr kälteempfind-lich, Neigung zu Übergewicht	Schlimmer bei jeder Anstrengung, Kälte Nässe, besser bei warmen, trockenem Wetter	Kind schwitzt sehr leicht, hat lang anhaltenden Milchschorf, Probleme mit Hautausschlägen	Calcium carbonicum D 12
Häufig erkältet, dünnflüssiger Schleim	Schlimmer durch Kälte, Nässe, besser durch Wärme	Evtl. Folge von Impfung oder Frühgeburt, schüchternes, furchtsames Kind, hat Angst vor Spritzen	Silicea D 12
Häufig erkältet mit gelbgrünen Absonderungen, Polypen	Schlimmer durch Kälte, Nässe, besser durch Wärme	Folge von Impfungen, Kind hat evtl. mit Warzen zu tun	Thuja D 12
Allgemeines Mittel zur Anregung des Immunsystems			Echinacea D 6

Dosierung: 2 × täglich eine Gabe über einen Zeitraum von drei Wochen. Falls noch keine Besserung festzustellen ist, eine Woche Pause einlegen und dann erneut für drei Wochen anwenden. Wenn keinerlei Veränderung festzustellen ist, spricht das Kind nicht auf die Arznei an und der homöopathische Therapeut sollte um Rat gefragt werden.

Komplexmittel

Präparat	Dosierung pro Tag	Hinweis
Engystol® Tbl.	Akut: 1–5 J.: ½ Tbl. alle 30 min bis zu 12 ×, 6–11 J.: 1 Tbl. alle 30 min bis zu 8 ×, ab 12 J.: 1 Tbl. alle 30 min bis zu 12 ×, zur längeren Anw.: 1–5 J.: 3 × ½ Tbl., 6–11 J.: 2 × 1 Tbl., ab 12 J.: 3 × 1 Tbl.	Ab 1 Jahr, zur Stimulation des Immunsystems
Lymphdiaral® Basistr. SL	1–5 J.: 2–3 Tr., 6–11 J.: 3–4 Tr., ab 12 J.: 5 Tr. in Wasser 1–3 × 1–2 Wochen lang	Ab 1 Jahr, zur Stabilisierung des Immunsystems bei immer wiederkehrenden Infekten der oberen Atemwege, mit Beteiligung des lokalen Lymphsystems
Pascoleucyn® N Tr.	1–5 J.: 2–3 Tr., 6–11 J.: 3–4 Tr., ab 12 J.: 5 Tr. in Wasser 1–3 ×, 1–2 Wochen lang	Ab 1 Jahr, allgemeines Immunstimulans

34.5 Anthroposophische Medizin

Innere Therapie

Präparat	Dosierung pro Tag	Hinweis
Prunuseisen Glob. velati (Wala)	Sgl.: 3 × 2 Glob., Klkdr.: 3 × 3–5 Glob.	–
Meteoreisen Glob. velati (Wala)	Schulkdr.: 1–2 × 5–8 Glob. (morgens und mittags)	Nach schwerer Krankheit, häufigen Infekten, starker psychischer Beanspruchung

Äußere Therapie

Präparat	Dosierung pro Tag	Hinweis
Malvenöl (Wala)	Abends vor dem Einschlafen den Körper dünn einreiben	Wirkt sanft durchwärmend

34.6 Biochemie/Schüßler-Salze

Differenzierung	Mineralstoff (Nummer)	Dosierung pro Tag
	3	10
	4	7
	8	7–10
	10	10
	21	7

34.7 Zusatzhinweise

- Eltern sollten die Kinder nach überstandener Erkrankung nicht zu früh mit Kindergarten oder Schule belasten.
- Zeit der Genesung (Rekonvaleszenz) ernst nehmen.
- Leichte und gesunde Ernährung.
- Fußbäder.
- Auf warme Hände und Füße achten und Kinder warm genug anziehen.

35 Insektenstich

Verwandte Indikationen: Kap. 36 Juckreiz, Kap. 45 Läuse.

35.1 Grenzen der Selbstmedikation

Stiche oder Bisse an Mund-, Hals- oder Augenpartie, sowie Stiche oder Bisse bei Säuglingen, sollten immer ärztlich abgeklärt werden. Ungewöhnlich starke Symptome nach einem Stich oder Biss, wie z. B. Fieber, Gelenkbeschwerden, allergische Reaktionen, starke Kopfschmerzen, massive Schwellungen usw. müssen ärztlich abgeklärt werden. Dies gilt auch für Hautveränderungen oder andere besondere Symptome lange nach einem Stich oder Biss. Auch wenn das Kind ungewöhnlich viele Insektenstiche hat, sollte ein Arzt aufgesucht werden.

35.2 Allopathie

Präparat	Wirkstoff	Hinweis/Wirkstoffgruppe
Azaron® Stick	Tripelennaminhydrochlorid	Lokales Antihistaminikum
Fenistil® Gel	Dimetindenmaleat	
Soventol® Gel	Bamipinlactat	
Systral® Creme	Chlorphenoxaminhydrochlorid	
Fenistil®/Soventol® Hydrocort 0,25 %, -0,5 %	Hydrocortison	Ab 6 Jahren, Corticoid
Fenistil® Kühl Roll on	Konservierte, wässrige, gelartige Lsg.	Verdunstungskälte, physikalisch

35.3 Phytotherapie

Zubereitungen, welche Arnikatinktur enthalten, können ab 6 Jahren angewendet werden (z. B. Retterspitz® äußerlich), reine Arnikatinktur erst ab 12 Jahren (aufgrund fehlender Datenlage). Hausmittel wie das Auflegen einer Zwiebelscheibe (Allylsulfide, Cepaene als Inhaltsstoffe) oder das Aufdrücken eines gerebelten und gequetschten Spitzwegerichblatts (mit antientzündlich wirkendem Aucubin) mag als Nothilfe durchführbar sein, aber der hygienische Aspekt der mangelnden Keimfreiheit nativen Blattmaterials sollte hier bedacht werden. Ein Zerkauen und der Kontakt einer Wunde mit fremdem menschlichem Speichel ist abzulehnen.

Präparat	Wirkstoff	Dosierung pro Tag	Hinweis
Retterspitz® äußerlich	Arnikatinktur, Rosmarinöl, Thymol	Akut Umschlag 1:1 mit Wasser verdünnt	Ab 6 Jahren, doppellagiger Umschlag mit Baumwolle-/Wolle-Schichten

35.4 Homöopathie

Einzelmittel

Leitsymptom	Modalität	Weitere Merkmale	Präparat
Blassrote Schwellung, stechende, brennende Schmerzen	Schlimmer durch Wärme und Berührung, besser durch kalte Anwendungen	Auch äußerlich anzuwenden: 5 Glob. in Wasser lösen, ein Tuch benetzen und auf die Stelle legen	Apis D 6
Punktförmige Verletzungen ohne Schwellung, bei Zeckenstichen	Besser durch kalte Anwendungen	Betroffene Stelle fühlt sich kalt an, trotzdem besser durch Kühlen	Ledum D 6
Schlecht verheilende Insektenstiche	Keine Angabe	Insektenstiche, die lange jucken	Staphisagria D 6

Dosierung: Im akuten Fall (meist Apis) alle 15 min eine Gabe bis zur Besserung der Symptome. Wenn nötig, noch 3–5 × täglich weiter geben. Falls das Mittel nicht sofort angewendet werden kann, sondern erst später am ersten Tag alle 2–3 Stunden eine Gabe, dann 3–5 × täglich weiter geben bis zur Abheilung.

Staphisagria hat sich auch in der prophylaktischen Gabe mit folgender Dosierung und Potenzwahl bewährt. Drei Tage vor dem Urlaub 2 × täglich eine Gabe einer D 12 Potenz. Diese Anwendung während der Reise fortführen. Bei längerer Anwendungsdauer nach drei Wochen immer eine Woche Pause einlegen.

Komplexmittel

Präparate	Dosierung pro Tag	Hinweis
Apis Similiaplex Tr.	Akut alle 30–60 min, 1–5 J.: 2–3 Tr., 6–11 J.: 3–4 Tr., ab 12 J.: 5 Tr. in Wasser, zur längeren Anw. 1–3 ×	Ab 1 Jahr

35.5 Anthroposophische Medizin

Innere Therapie

Präparat	Dosierung pro Tag	Hinweis
Urtica comp., Glob. velati (Wala)	Bis 6 J.: 3 × 5 Glob., ab 6 J.: 1–3 × 5–10 Glob.	Bei Juckreiz

Äußere Therapie

Präparat	Dosierung pro Tag	Hinweis
Combudoron®, Gel (Weleda)	Das Gel dünn auf die betroffenen Stellen auftragen, antrocknen lassen, nicht einreiben	Die Anwendung wiederholen bis der Juckreiz nachlässt
Wund- und Brandgel (Wala)		

35.6 Biochemie/Schüßler-Salze

Differenzierung	Mineralstoff (Nummer)	Dosierung pro Tag
	2	7
	8	7
	Äußerlich als Breiauflage + 3	

35.7 Zusatzhinweise

- Wenn möglich, die Stiche nicht aufkratzen. Hierfür kann es helfen, den Kindern die Nägel kurz zu schneiden.
- Kühle Umschläge lindern den Juckreiz.
- Falls der Stich doch aufgekratzt wurde, mit verdünnter Calendula-Essenz betupfen und Wundverband darauf kleben.

36 Juckreiz

Verwandte Indikationen: Kap. 4 Allergische Hautreaktionen, Kap. 27 Hautausschläge, Kap. 35 Insektenstich, Kap. 62 Neurodermitis, Kap. 66 Pilzerkrankungen der Haut, Kap. 90 Windpocken (Begleitbehandlung).

36.1 Grenzen der Selbstmedikation

Bei Juckreiz muss immer die Ursache hinterfragt werden. Ist diese nicht eindeutig (Allergische Reaktionen, Insektenstiche, Mykose, Parasitenbefall, Neurodermitis usw.) kann es sich auch um eine schwerwiegende systemische Erkrankung handeln (z. B. Diabetes mellitus, Galle-Leber-Erkrankungen, Nierenerkrankung) die dringend einer ärztlichen Diagnosestellung bedarf.

36.2 Allopathie

Präparat	Wirkstoff	Hinweis/Wirkstoffgruppe
Anaesthesulf® Lotio	Polidocanol	Anästhetikum
Delagil® Creme, -Pul, Tannolact® Creme, -Fettcreme, -Lotio, -Badezusatz	Phenol-Methanal-Harnstoff-Polykondensat	Antipruriginosum
Fenistil® Gel	Dimetindenmaleat	Lokales Antihistaminikum
Fenistil®/Soventol® Hydrocort 0,25 %, -0,5 %	Hydrocortison	Ab 6 Jahren, Corticoid
MedEctoin® Creme	Ectoin, Harnstoff	Antipruriginosum
Sensicutan® Salbe	Levomenol, Heparin-natrium	Ab 1 Jahr, Antipruriginosum
Soventol® Gel	Bamipinlactat	Lokales Antihistaminikum
Systral® Creme	Chlorphenoxaminhydrochlorid	

36.3 Phytotherapie

Orale Therapie

Präparat	Wirkstoff	Dosierung pro Tag	Hinweis
Cefabene® Tr., Fta	Extrakt aus Bittersüßstängel	4–5 × 15–20 Tr. oder 1 × 1 Tbl.	Juckreizstillend, antiallergisch, antibakteriell, antiekzematös, v. a. bei chronischem Ekzem adjuvant

Lokale Therapie

Präparat	Wirkstoff	Dosierung pro Tag	Hinweis
Cefabene® Salbe	Trockenextrakt aus Bittersüßstängel	3–5 × auftragen	Juckreizstillend, antibakteriell, antimykotisch, adstringierend, antiphlogistisch
Hametum® Creme, -Extrakt, -Wund- und Heilsalbe	Hamamelisblätter und -Zweige-Frischdestillat	Mehrmals auftragen	Juckreizstillend, abdichtend, antibakteriell
Linola® Gamma Creme	Nachtkerzensamenöl	2–3 × auftragen	Gammafettsäuren zur Stärkung der Hautbarriere
Schwarztee-Umschläge	Ceylon-Tee	2 EL Tee mit 150 ml siedendem Wasser überbrühen, mind. 10 min ziehen lassen, abkühlen	Gerbstoffe, als juckreizstillende, entzündungshemmende offene Umschläge

36.4 Homöopathie

Einzelmittel

Da Juckreiz alleine in der Homöopathie (Einzelmittel) kein arzneiweisendes Symptom ist, sei hier auf die jeweiligen Kapitel verwiesen, in denen Juckreiz als eines von mehreren Symptomen mit den dazu passenden Arzneien aufgeführt wird.

Komplexmittel

Präparat	Dosierung pro Tag	Hinweis
Cistus Similiaplex R Tr.	Akut alle 30–60 min, bis 1 J.: bis zu 6 × 1–2 Tr., 1–5 J.: 2–3 Tr., 6–11 J.: 3–4 Tr., ab 12 J.: 5 Tr. in Wasser, zur längeren Anw. 1–3 ×	Hauptsymptom: Juckreiz

36.5 Anthroposophische Medizin

Innere Therapie

Präparat	Dosierung pro Tag	Hinweis
Urtica comp., Globuli velati (Wala)	Bis 6 J.: 3 × 5 Glob., ab 6 J.: 1–3 × 5–10 Glob.	Bei Juckreiz allgemein
Calcium Quercus Globuli velati (Wala)	20–30 Glob. pro Tag in Wasser gelöst schluckweise geben	Bei Ekzemen und gleichzeitiger Tendenz zur Nesselsucht

Äußere Therapie

<table>
<tr><th>Präparat</th><th>Dosierung pro Tag</th><th>Hinweis</th></tr>
<tr><td>Rosatum Heilsalbe (Wala)</td><td>1–2 × auftragen</td><td>Bei trockener Haut</td></tr>
<tr><td>Wund- und Brandgel (Wala)</td><td rowspan="2">Gel dünn auf die betroffenen Stellen auftragen und antrocknen lassen, nicht einreiben</td><td rowspan="2">Nach Insektenstichen, Anwendung wiederholen bis der Juckreiz nachlässt</td></tr>
<tr><td>Combudoron®, Gel (Weleda)</td></tr>
</table>

Präparat	Dosierung pro Tag	Hinweis
Wecesin® Puder (Weleda)	Mehrmals bei Windpocken auf die Bläschen auftragen	Juckreiz bei Windpocken, wirkt austrocknend und lindernd
Dermatodoron® Salbe (Weleda)	2–3 × auf die betroffenen Hautstellen auftragen	Bei trockenem, juckenden Ekzem

36.6 Biochemie/Schüßler-Salze

Differenzierung	Mineralstoff (Nummer)	Dosierung pro Tag
	6	7
	7	14
	10	12–20
	12	12
Nervös	7	20
Am After	8	20

36.7 Zusatzhinweise

- Damit die Kinder sich beim Kratzen nicht selbst verletzen, ist es hilfreich, die Nägel kurz zu schneiden und sauber zu halten (Infektionsgefahr). Nachts zum Schutz vor Kratzen Baumwollhandschuhe anziehen.
- Statt Kratzen nur Streicheln.
- Milde Reinigung der Haut mit pH-neutralen Syndets.
- Kühlung verschafft Linderung.
- Baumwollkleidung bevorzugen.

37 Kehlkopfentzündung

Verwandte Indikationen: Kap. 26 Halsschmerzen, Kap. 29 Heiserkeit, Kap. 31 Husten, trocken.

37.1 Grenzen der Selbstmedikation

Plötzliche Heiserkeit, starke Schluckbeschwerden (extreme Schwellung der Mandeln), auffallende Symptome wie z. B. Fieber über 39 °C, starke Schwellung der regionalen Lymphknoten und Ohrenschmerzen müssen ärztlich abgeklärt werden. Dies gilt auch, wenn das Kind an Atemnot leidet (Verdacht auf Kehlkopfödem) oder starker Speichelfluss und kloßige Sprache hinzukommt (Verdacht auf Kehldeckelentzündung → Notfall, sofort Krankenhaus)

37.2 Allopathie

Präparat	Wirkstoff	Hinweis/Wirkstoffgruppe
Emser Pastillen (mit Menthol erst ab 6 Jahren)	Natürliches Emser Salz	Osmotische Befeuchtung
Dorithricin® Halstbl.	Tyrothricin, Benzalkonoiumchlorid, Benzocain	Ab 6 Jahren, Lokalantibiotikum, Desinfektionsmittel, Antiseptikum, Lokalanästhetikum
Dobendan® strepsils mint, zuckerfrei Lutschtbl.	Cetylpyridiniumchlorid	Ab 6 Jahren, Antiseptikum
Dobendan® strepsils Junior, -Synergie Honig & Zitrone	2,4-Dichlorbenzylalkohol, Amylmetacresol	Ab 6 Jahren, Antiseptikum
Dobendan® strepsils dolo Lutschtbl.	Cetylpyridiniumchlorid, Benzocain	Ab 6 Jahren, Antiseptikum, Lokalanästhetikum

37.3 Phytotherapie

Präparat	Wirkstoff	Dosierung pro Tag	Hinweis
Angocin® Antiinfekt N Fta.	Kapuzinerkressenkraut, Meerrettichwurzel	6–12 J.: 3–4 × 2–4 Fta., ab 12 J.: 3–5 × 4–5 Fta.	Ab 6 Jahren, wirksam gegen Keime (obere und untere Atemwege, Blase), grippale Infekte
Imupret® Drg., Tr.	Pulv. Drogen, alkohol. Auszug aus Radix Althaeae, Flores Chamomillae, Herba Equiseti, Folia Juglandis, Herba Millefolii, Cortex Quercus, Herba Taraxaci	Sgl. u. Klkdr. 5–6 × 5–10 Tr., Schulkdr. 5–6 × 1 Drg. oder 15 Tr.	Bei wiederkehrenden Infekten, v. a. Tonsillitis

37.4 Homöopathie

Einzelmittel

Leitsymptom	Modalität	Weitere Merkmale	Präparat
Plötzliche Beschwerden, häufig mitten in der Nacht	Besser durch trinken kalter Flüssigkeit	Folge von kaltem Wind, beginnende Erkältung	Aconitum D 6
Plötzlicher Beginn, meist nachmittags, abends, nachts, wenig Durst	Besser durch warme Getränke	Folge von feucht-kalter Witterung oder zu viel Sonne, beginnende Erkältung	Belladonna D 6
Trockener, rauer wunder Hals, häufiges Räuspern, Husten	Schlimmer am Morgen, besser durch kalte Getränke und Inhalation	Im Zusammenhang mit trockenem Husten	Causticum D 6

Leitsymptom	Modalität	Weitere Merkmale	Präparat
Wunder Hals, brennendes Gefühl, trockener, harter Husten	Schlimmer am Abend, besser durch kalte Getränke	Im Zusammenhang mit Husten oder Überanstrengung (Stimme, Körper)	Phosphor D 12
Raue, krächzige Stimme, will sich immerzu räuspern, Kehlkopf sehr berührungsempfindlich	Besser durch warme Getränke	Folge von bellenden, trockenen Husten (Hustenattacken vor Mitternacht)	Spongia D 6

Dosierung: Am ersten Tag stündlich eine Gabe (Aconitum und Belladonna anfänglich auch alle 15–30 min) bis zur Besserung, dann 3–5 × täglich eine Gabe.

Komplexmittel

Präparat	Dosierung pro Tag	Hinweis
Engystol® Tbl.	Akut: 1–5 J.: ½ Tbl. alle 30 min bis zu 12 ×, 6–11 J.: 1 Tbl. alle 30 min bis zu 8 ×, ab 12 J.: 1 Tbl. alle 30 min bis zu 12 ×, zur längeren Anw.: 1–5 J.: 3 × ½ Tbl., 6–11 J.: 2 × 1 Tbl., ab 12 J.: 3 × 1 Tbl.	Ab 1 Jahr, bei beginnender Symptomatik
Lymphdiaral® Halstbl.	Akut alle 30 min 1–5 J.: bis zu 6 × ½ Tbl., 6–11 J.: bis zu 4 × 1 Tbl, ab 12 J.: bis zu 6 × 1 Tbl., zur längeren Anw. 1–3 ×	Ab 1 Jahr, Infekte im Hals-Rachen-Bereich mit Beteiligung des lokalen Lymphsystems
Tonsipret® Tr.	Akut: alle 30–60 min bis zu 12 ×, 1–5 J.: 2–5 Tr., von 6–11 J.: 3–6 Tr., ab 12 J.: 5–10 Tr. in Wasser, zur längeren Anw. 1–3 ×	Ab 1 Jahr

37.5 Anthroposophische Medizin

Präparat	Dosierung pro Tag	Hinweis
Archangelica comp. Glob. velati (Wala)	5 × 5–7 Glob.	Kehlkopfentzündung und Heiserkeit
Larynx/Apis comp. Glob. velati (Wala)	3–5 × 5 Glob.	Kehlkopfentzündung mit Neigung zu Pseudokrupp
Anis-Pyrit Tbl. (Weleda)	2–5 J.: 3–5 × 1 Tbl. im Mund zergehen lassen, ab 6 J. alle 2 Std. 1 Tbl. im Mund zergehen lassen	Ab 2 Jahren, Heiserkeit

37.6 Biochemie/Schüßler-Salze

Differenzierung	Mineralstoff (Nummer)	Dosierung pro Tag
	3	12
	5	12

37.7 Zusatzhinweise

- Wenn das Kind fieberfrei ist, an die frische Luft gehen.
- Körperliche Anstrengung und Sport mindestens eine Woche meiden.
- Kind leise sprechen lassen, dass die Entzündung gut abheilen kann.
- Ausreichend trinken.
- Inhalation mit Salzlösung.
- Raumluft feucht halten.
- Schleimlösende Tees und Hustensaft lindern häufig die Beschwerden.

38 Keuchhusten (Begleitbehandlung)

Verwandte Indikationen: Kap. 31 trockener Husten, Kap. 32 verschleimter Husten, Kap. 70 Pseudokrupp.

38.1 Grenzen der Selbstmedikation

Keuchhusten muss immer ärztlich abgeklärt werden, bevor eine unterstützende Selbstmedikation möglich ist. Auch der Verlauf der Heilung muss unter ärztlicher Beobachtung stehen. Keuchhusten ist meldepflichtig.

38.2 Allopathie

Da die Anwendung eines Antibiotikums bei Pertussisverdacht und -diagnose zwingend ist, sollte eine Begleitbehandlung auf die rasche Genesung des Darmimmunsystems nach der Antibiotikatherapie ausgelegt sein, d. h. die Gabe von Probiotika ist sehr zu empfehlen. Zudem muss während der Antibiotikatherapie das Vermeiden von Komplikationen, wie Bronchitis (Kap. 20) oder Otitis media (Kap. 63) durch eine komplementäre Therapie im Mittelpunkt stehen.

38.3 Phytotherapie

Während der zwingend notwendigen Antibiotikatherapie steht das Vermeiden von Komplikationen, wie Bronchitis (Kap. 20) oder Otitis media (Kap. 63) durch eine komplementäre Therapie im Mittelpunkt.

38.4 Homöopathie

Einzelmittel

Leitsymptom	Modalität	Weitere Merkmale	Präparat
Akutmittel, erstickender Hustenanfall (meist um Mitternacht)	Besser durch kalte Getränke	Kind wirkt verängstigt, klammert an Mutter oder Vater	Aconitum C 30 (Akutmittel)

Leitsymptom	Modalität	Weitere Merkmale	Präparat
Plötzlicher, trockener, bellender Husten, knallrotes Gesicht, schmerzhafter Kehlkopf	Schlimmer am Abend, besser durch warme Getränke und Kopfhochlage	Evtl. hohes Fieber, Kopfschmerzen, Schweiß, wenig Durst	Belladonna D 6 (Anfangsmittel)
Heftige Hustenanfälle bis zum Würgen und Erbrechen, kaum Zeit zum Luftholen	Schlimmer beim Hinlegen und nach Mitternacht, besser durch Aufsetzen	Kind hat Atemnot, glaubt zu ersticken, Hat Kitzelreiz im Kehlkopf und ist heiser, dunkel-(blau)rotes Gesicht	Drosera D 6 (Hauptmittel)
Erstickender Husten mit Würgen oder Erbrechen, zäher, Schleim, Schleimrasseln in der Brust	Schlimmer beim Hinlegen, besser in der Ruhe	Kind ist erschöpft und kurzatmig vom vielen Husten, blasses Gesicht, beim Husten rot bzw. blau	Ipecacuanha D 6 (meist Folgemittel von Drosera)
Husten mit gelbgrünen Schleim, morgens locker, zum Abend hin wieder fest und krampfartig	Schlimmer in der Wärme (Bettwärme), besser an der frischen Luft	Husten fast nie bei Aufenthalt im Freien, Husten meistens gelöst und gut abhustbar	Pulsatilla D 6 (für die Endphase der Erkrankung)

Dosierung: Aconitum wird nur im akuten Fall mit einer Gabe gegeben, dann das passenden Mittel (meist Belladonna oder Drosera) alle 5 min eine Gabe bis sich das Kind wieder beruhigt hat. Am Tag die Mittel 3–5 × geben, bis ein Symptomenwechsel eintritt und ein anderes Mittel benötigt wird.

Ipecacuanha und Pulsatilla als Folgemittel 3–5 × eine Gabe bis zur Besserung.

Komplexmittel

Präparat	Dosierung pro Tag	Hinweis
Droperteel® Tbl.	0–3 J.: 2 × ½ Tbl., akut 4 × ½ Tbl., 4–6 J.: 3 × ½ Tbl., akut 6 × ½ Tbl. 7–11 J.: 2 × 1 Tbl., 6 × ½ Tbl., ab 12 J.: 3 × 1 Tbl., akut bis zu 12 × 1 Tbl.	Zur unterstützenden Anwendung bei Keuchhusten

Präparat	Dosierung pro Tag	Hinweis
Drosera Similiaplex Tr.	akut alle 30–60 min, 1–5 J.: 2–3 Tr., 6–11 J.: 3–4 Tr, ab 12 J.: 5 Tr. bis zu 6 × in Wasser, zur längeren Anw. 1–3 × eine Gabe	Ab 1 Jahr, zur unterstützenden Anwendung bei Keuchhusten

38.5 Anthroposophische Medizin

Die genannten Präparate sind als Begleitbehandlung zu verstehen. Eine konstitutionelle Behandlung durch den Arzt ist erforderlich.

Innere Therapie

Präparat	Dosierung pro Tag	Hinweis
Pertudoron® 1 Dilution (Weleda)	Akut: bis 1. J.: 3 Tr. alle 3 Std., 1–5 J.: 5 Tr. alle 2 Std., 6–12 J.: 5 Tr. stündl., ab 12 J.: 5–10 Tr. stündl. jeweils im Wechsel mit Pertudoron® 2	Keuchhusten, Krampfhusten, spastische Bronchitis, mit Wasser verdünnt einnehmen, nach Besserung die Einzeldosis jeweils nur noch 2–3 × einnehmen
Pertudoron® 2 Dilution (Weleda)	Akut: bis 1. J.: 3 Tr. alle 3 Std., 1–5 J.: 5 Tr. alle 2 Std., 6–12 J.: 5 Tr. stündl., ab 12 J.: t5–10 Tr. stündl. jeweils im Wechsel mit Pertudoron® 1	
Weleda Hustenelixier	1–5 J.: 3 × ¼–½ TL, ab 6 J.: alle 3 Std. 1 TL	Ab 1 Jahr

Äußere Therapie

Präparat	Anwendung pro Tag	Hinweis
Lavendelöl 10 % (Weleda)	Als Ölkompresse auf die Brustbeinregion legen	Entkrampfende Wirkung
Cuprum metallicum praep. 0,1 % Salbe (Weleda)	Alle 6–8 Std. zwischen den Schulterblättern einreiben	
Thymus, Oleum aethereum 5 % (Wala)	1–2 × als Halswickel anwenden	–

38.6 Biochemie/Schüßler-Salze

Differenzierung	Mineralstoff (Nummer)	Dosierung pro Tag
Allgemein	2	10
	4	10
	6	3–5
	8	7
Bellend	2	12–20
	Auch äußerlich als Creme	
Krampfartig	2	12
	7	14–20

38.7 Zusatzhinweise

- Hustenanfälle werden erleichtert, wenn das Kind aufrecht sitzt und den Kopf leicht nach vorne beugt.
- Wegen des Brechreizes immer ein Gefäß bereithalten.
- Nach dem Hustenanfall das Kind trinken lassen und eine kleine Mahlzeit anbieten.
- Luftwechsel (z. B. Hochgebirge) kann die Hustenattacken lindern.
- Thymiantee trinken.

39 Knochen- und Zahnbildung (Unterstützung)

Verwandte Indikationen: Kap. 87 Wachstumsschmerzen.

39.1 Grenzen der Selbstmedikation

Bevor eine unterstützende Selbstmedikation erfolgt, muss eine ärztliche Abklärung stattfinden, um Grunderkrankungen (z. B. Osteomalazie) ausschließen zu können.

39.2 Allopathie

Allopathische Arzneimittel in der Selbstmedikation können nicht empfohlen werden.

39.3 Phytotherapie

Phytotherapeutische Arzneimittel in der Selbstmedikation können nicht empfohlen werden.

39.4 Homöopathie

Einzelmittel

Um das richtige Mittel zu wählen, muss man das Kind in seiner Gesamtheit genauer betrachten. Daher werden hier auch konstitutionelle Eigenschaften des Kindes erläutert, die nur angerissen werden können. Die Modalitäten beziehen sich nicht auf das Hauptsymptom, sondern auf das Wesen des Kindes. Intensiver kann sich mit diesen Problemen der homöopathische Therapeut befassen.

Leitsymptom	Modalität	Weitere Merkmale	Präparat
Verspätetes Zahnen, Entwicklung (auch motorisch) allgemein verzögert, lang anhaltender Milchschorf, sehr infektanfällig	Schlimmer durch Überforderung, bei kaltem, feuchtem Wetter, besser durch Ruhe, bei warmem Wetter	Kinder mit reichlich Appetit (Süßes) Neigung zu Übergewicht und Verstopfung, schwitzen stark, mögen sich nicht anstrengen	Calcium carbonicum D 12
Verspätetes Zahnen, lebhafte, zappelige Kinder, schnell erschöpft, Konzentrations-probleme	Schlimmer durch Überforderung, bei kaltem, feuchtem Wetter, bei Ruhe, besser durch Bewegung, bei warmem Wetter	Kind hat Appetit auf Herzhaftes, öfter Probleme mit Bauch-, Kopf-, Wachstums-schmerzen	Calcium phosphoricum D 12
Weicher Zahn-schmelz, Kariesneigung schon bei Milchzähnen, verspätetes Zahnen	Schlimmer nach Ruhephasen, heftige Bewegung, besser in der Ruhe, leichte Bewegung	Kinder mit dünnem feinen Haar, Nagelwachstums-störungen	Calcium fluoratum D 12
Weicher Zahn-schmelz, verzögertes Zahnen mangelnde Knochenfestigkeit	Schlimmer durch Kälte, besser durch Wärme, warme Anwendungen	Schüchterne, zarte Kinder mit wenig Selbstbewusstsein, infektanfällig, häufig Frühgebore-ne	Silicea D 12
Knochenbruch, zur Unterstützung der Knochenheilung			Symphytum D 6

Dosierung: Symphytum als bewährte Mittel nach Knochenbruch 3 × eine Gabe während der Knochenheilung.

Die anderen Mittel 2 × täglich eine Gabe für drei Wochen. Nach einer Woche Pause evtl. weitere drei Wochen geben. Diese kann bei Bedarf wiederholt werden.

Komplexmittel

Präparate	Dosierung pro Tag	Hinweis
Calcarea carbonica 24 Komplex Nestmann Tbl.	1–5 J.: 2–3 × ½ Tbl., 6–12 J.: 2 × 1 Tbl. ab 12 J.: 2–3 × 1 Tbl. 6 Wochen lang, eine Woche Pause dazwischen, evtl. nach 3 Mon. wiederholen	Ab 1 Jahr

39.5 Anthroposophische Medizin

Präparat	Dosierung pro Tag	Hinweis
Aufbaukalk 1 (Weleda)	Morgens eine Messerspitze Pulver einnehmen	Man kann eine Messerspitze des feinen Pulvers auch dem Fläschchen und Getränken beigeben. Aufbaukalk 1 und 2 parallel einnehmen
Aufbaukalk 2 (Weleda)	Abends eine Messerspitze Pulver einnehmen	

39.6 Biochemie/Schüßler-Salze

Differenzierung	Mineralstoff (Nummer)	Dosierung pro Tag
	1	7
	2	10–12
	7	7
	8	7
	9	7–10
	11	7
	22	5

39.7 Zusatzhinweise

- Gute Zusammenarbeit mit dem Zahnarzt oder Zahnärztin.
- Zähneputzen ab dem Durchbruch der Milchzähne mit nicht schäumender Zahnpasta.

40 Konzentrationsschwäche/Lernschwierigkeiten

Verwandte Indikationen: Kap. 1 ADHS, Kap. 41 Kopfschmerz, Kap. 60 Nervosität, Kap. 69 Prüfungsangst/Lampenfieber.

40.1 Grenzen der Selbstmedikation

Probleme, die schon länger bestehen, bzw. den Alltag massiv beeinträchtigen, müssen ärztlich abgeklärt werden. Evtl. liegen andere Grunderkrankungen vor, wie z. B. ADHS, die von einem erfahrenen Therapeuten mit standardisierten Methoden diagnostiziert werden müssen.

40.2 Allopathie

Bei Kindern sollte keine Arzneitherapie im Sinne eines »Selbstmedikations- Neuroenhancings« (etwa zur Leistungssteigerung mit dem Ziel besserer Schulnoten) gegeben werden! Es ist zu überdenken, welches Pensum dem Kind zugemutet wird, bzw. welche organischen Störungen unter Umständen für eine mangelnde Aktivität und mangelnde Lust an Leistung vorliegen könnte. Allopathische Arzneimittel in der Selbstmedikation können nicht empfohlen werden.

40.3 Phytotherapie

Phytotherapeutische Arzneimittel in der Selbstmedikation können nicht empfohlen werden.

40.4 Homöopathie

Einzelmittel

Leitsymptom	Modalität	Weitere Merkmale	Präparat
Motorische Unruhe verbunden mit »Tics«: Zuckungen der Augenlider, der Mundwinkel o. ä.	Besser durch Herumtoben im Freien, Bewegung	Kind kann nicht still sitzen, evtl. verzögerte Entwicklung, nervöse Überlebendigkeit mit fahrigen Bewegungen	Agaricus D 12
Energielos und schlapp, wie betäubt und gelähmt, nervöser Darm und Blase, dumpfe Hinterkopfschmerzen	Schlimmer durch bevorstehende Prüfungen, besser durch Ruhe	Kind hat Angst vor dem Blackout in der Prüfung, wirkt handlungsunfähig	Gelsemium D 6
Unkonzentriert und vergesslich, zeigt körperliche und geistige Erschöpfung, evtl. Kopfschmerzen oder nervöse Magenbeschwerden	Schlimmer durch körperliche und geistige Anstrengung, besser in der Ruhe	Kind hat Angst, die Anforderungen nicht bewältigen zu können, wirkt nervös, ausgelaugt, ist nicht belastbar	Kalium phosphoricum D 12

Dosierung: 2 × täglich eine Gabe für ein bis drei Wochen. Falls nötig, nach einer Woche Pause evtl. weitere drei Wochen geben. Diese kann bei Bedarf wiederholt werden.

Komplexmittel

Präparat	Dosierung pro Tag	Hinweis
Kalium phosphoricum F 203 Komplex Nestmann Tbl.	1–5 J.: 2–3 × ½ Tbl., von 6–11 J.: 2 × 1 Tbl., ab 12 J.: 2–3 × 1 Tbl. 6 Wochen lang, eine Woche Pause dazwischen, evtl. nach 3 Mon. wiederholen	Ab 1 Jahr, erschöpft, überfordert
Zappelin® N Glob.	Ab 1 J.: akut alle 30–60 min 1 Gabe, zur längeren Anw.: 1–3 ×	Ab 1 Jahr, wütend, halsstarrig, überempfindlich, reizbar

40.5 Anthroposophische Medizin

Innere Therapie

Präparat	Dosierung pro Tag	Hinweis
Passiflora comp. Glob. velati (Wala)	Schulkdr.: 2 × 10 Glob. und vor dem Schlafen gehen 10–15 Glob.	–
Passiflora Nerventonikum (Wala)	2 TL in warmem Wasser zur Nacht	–
Passiflora Kinderzäpfchen (Wala)	1 Supp. zur Nacht	–
Neurodoron® (Weleda)	Morgens und mittags eine Tbl. vor dem Essen	Ab 12 Jahren
Nerven- und Aufbaunahrung (Wala)	2 × 1 TL am Tag	Vor einer Prüfung

Äußere Therapie

Präparat	Dosierung pro Tag	Hinweis
Lavendel-Entspannungsbad (Weleda)	Am Abend ein Fußbad vor den Einschlafen	–
Lavendelöl 10 % (Weleda)	3–5 Tr. in der warmen Hand verteilen, den Oberkörper vor dem Einschlafen einreiben	–

40.6 Biochemie/Schüßler-Salze

Differenzierung	Mineralstoff (Nummer)	Dosierung pro Tag
	3	12
	5	12
	8	7

40.7 Zusatzhinweise

- Dem Kind neben der Schule Freiräume für Spielen und Fantasie geben.
- Vor dem Einschlafen helfen positive Gedanken durch schöne Geschichten.
- Entspannungsübungen vor dem Einschlafen.
- Warme Milch mit Honig oder warmen Tee trinken, z. B. aus Hopfen, Johanniskraut, Melisse.

41 Kopfschmerz

Verwandte Indikationen: Kap. 63 Ohrenschmerzen, Kap. 93 Zahnschmerzen.

41.1 Grenzen der Selbstmedikation

Kopfschmerzen bei Kindern unter sieben Jahren müssen ärztlich abgeklärt werden. Dies gilt für alle Kinder bei anfallsartigen, starken Beschwerden und Beschwerden mit ungewöhnlichen Begleitsymptomen wie z. B. Schwindel, Erbrechen, Fieber, Sprach- und Sehstörungen, Gedächtnisverlust und immer wiederkehrenden Kopfschmerzen ohne erkennbare Ursache.

41.2 Allopathie

Das Symptom »Kopfschmerz« ist die häufigste Gesundheitsstörung im Kinder- und Jugendalter (nach Reinhardt)! 35 % der 7-jährigen Kinder zeigen wiederholte Kopfschmerzepisoden. Die Therapie der kindlichen Kopfschmerzzustände ist jedoch rudimentär. Über- und Untertherapie finden gleichermaßen statt. Unabdingbar ist deshalb eine differenzierte Diagnose! Ist der Kopfschmerz bedingt durch eine akute Erkrankung, so muss die jeweilige Grunderkrankung kausaltherapeutisch angegangen werden. Die begleitende symptomatische Behandlung des Kopfschmerzes sollte aber auch hier rasch erfolgen.

Präparat	Wirkstoff	Hinweis/Wirkstoffgruppe
Nurofen® Junior Fiebersaft 2 %, -4 %, 60 mg, -125 mg Supp, 200 mg Schmelztbl., Dolormin® für Kinder Ibuprofen Saft 2 %, -4 %,	Ibuprofen	Altersbeschränkung je nach Stärke und Darreichungsform, Analgetikum, Antipyretikum
Ben-u-ron® Saft, -75, -125, -250, -500, -1000 mg Supp.	Paracetamol	

41.3 Phytotherapie

Aktuelle Studien zeigen einen therapeutischen Erfolg von 3 × 50 mg Pestwurz-Spezialextrakt bei Kindern und Jugendlichen zwischen 6–17 Jahren. Ein entsprechendes Präparat, welches sicher pyrrolizidinalkaloidfrei ist, steht aber derzeit nur über den Import aus Großbritannien zur Verfügung (Petasites®-Kapseln).

Präparat	Wirkstoff	Dosierung pro Tag	Hinweis
Euminz® Lsg.	Pfefferminzöl 10 %	Mehrmals auf die Haut auftragen	Ab 6 Jahren, cave: Allergie, Intoleranz

41.4 Homöopathie

Einzelmittel

Leitsymptom	Modalität	Weitere Merkmale	Präparat
Plötzliche, pulsierende, klopfende Schmerzen	Schlimmer durch Lärm, Berührung, besser durch Ruhe, Kopfhochlage	Folge von Sonne oder feuchter Kälte, Infekt	Belladonna D 6
Dumpfer Hinterkopfschmerz der zur Stirn zieht, müde, apathisch, energielos	Schlimmer am Abend, in warmen Räumen, besser durch Ruhe	Folge von Wetterwechsel, Sonne, Aufregung, Sorgen, Erkältung, Prüfungen	Gelsemium D 6
Schulkopfschmerz, drückende Schmerzen, Schmerzcharakter und -ort wechselt häufig	Schlimmer in warmen, stickigen Räumen, besser an frischer Luft	Folge von hormoneller Umstellung (Pubertät), Erkältung, Kummer	Pulsatilla D 6
Kopfschmerzen oder nervöse Magenbeschwerden, körperliche und geistige Erschöpfung	Schlimmer durch körperliche und geistige Anstrengung, besser in der Ruhe	Folge von intensivem Lernen, geistiger Arbeit, Kind ist nervös und unkonzentriert	Kalium phosphoricum D 12

Leitsymptom	Modalität	Weitere Merkmale	Präparat
Schulkopfschmerz, Konzentrationsprobleme, lebhafte, zappelige Kinder, schnell erschöpft, infektanfällig	Schlimmer durch Überforderung, bei kaltem, feuchtem Wetter, bei Ruhe, besser durch Bewegung, bei warmem Wetter	Folge von raschem Wachstum, Erschöpfung beim Lernen	Calcium phosphoricum D 12

Dosierung: Akut alle 15–30 min eine Gabe bis zur Besserung.

Komplexmittel

Präparat	Dosierung pro Tag	Hinweis
Antimigren® SL Tbl.	6–11 J.: akut bis zu 4 Tbl., ansonsten 1–2 × 1 Tbl., ab 12 J.: akut bis zu 6 Tbl., ansonsten 1–3 × 1 Tbl.	Ab 6 Jahren
Spigelon® Tbl.	Akut 1–5 J.: ½ Tbl. alle 30 min bis zu 12 × 6–11 J.: 1 Tbl. alle 30 min bis zu 8 ×, ab 12 J.: 1 Tbl. alle 30 min bis zu 12 ×, zur längeren Anw.: 1–6 J.: 3 × ½ Tbl., 6–11 J.: 2 × 1 Tbl., ab 12 J.: 3 × 1 Tbl.	Ab 1 Jahr

41.5 Anthroposophische Medizin

Innere Therapie

Präparat	Dosierung pro Tag	Hinweis
Neurodoron® (Weleda)	Morgens und mittags eine Tbl. vor dem Essen	Ab 12 Jahren
Gelsemium comp. Glob. velati (Wala)	3 × 5–10 Glob.	Bei Spannungskopfschmerzen, auch bei Prüfungsängsten oder ziehenden Schmerzen vom Scheitel bis zu den Schultern
Kephalodoron® 5 % Tbl. (Weleda)	Morgens und mittags eine Tbl. einnehmen	Bei Kopfschmerzen und Migräne mit Neigung zu Eisenmangel
Aurum/Apis regina comp. Glob. velati (Wala)	3 × 5–7 Glob. vor dem Essen, 6–12 Wochen lang einnehmen	Neigung zu Schulkopfschmerzen durch seelische Ängste und Sorgen

Äußere Therapie

Präparat	Dosierung pro Tag	Hinweis
Solum Bad (Wala)	Abends 1 Vollbad	–

41.6 Biochemie/Schüßler-Salze

Differenzierung	Mineralstoff (Nummer)	Dosierung pro Tag
Allgemein	2	7
	3	7
	5	7
	6	5
	7	12
	8	7
	10	7–10
Klopfend, pochend	3	12
Spannungskopfschmerz	2	12
Dumpf	8	12
Als Folge geistiger Anstrengung	5	7–10
	14	5–7

41.7 Zusatzhinweise

- Ausreichend trinken.
- Ausreichender Schlaf und regelmäßiger Tag-Nacht-Rhythmus.
- Bewegung an der frischen Luft.
- Medienkonsum (Fernsehen, Computerspiele) einschränken.
- Augen auf Fehlsichtigkeit untersuchen lassen.
- Für ältere Kinder bieten sich Entspannungstechniken an (autogenes Training). Auch aktives Musizieren und Singen wirkt entspannend.

42 Kreislaufbeschwerden

Verwandte Indikationen: Kap. 21 Erschöpfung, Rekonvaleszenz

42.1 Grenzen der Selbstmedikation

Immer wiederkehrende Beschwerden und Beschwerden mit starken Begleitsymptomen, wie Schwindel, Schweißausbrüche oder Ohnmachtsneigung ohne erkennbare Ursache müssen ärztlich abgeklärt werden.

42.2 Allopathie

Präparat	Wirkstoff	Hinweis/Wirkstoffgruppe
Effortil® Tr.	Etilefrinhydrochlorid	Ab 1 Jahr, Vasokonstriktor
Korovit® Kreislauf Kapseln zum Zerbeißen	D-Campher	Analeptikum

42.3 Phytotherapie

Phytotherapeutische Arzneimittel in der Selbstmedikation können nicht empfohlen werden.

42.4 Homöopathie

Einzelmittel

Leitsymptom	Modalität	Weitere Merkmale	Präparat
Kreislaufschwäche, Müdigkeit, Schwindel, Flimmern vor den Augen	Schlimmer bei langem Stehen, morgens beim Aufstehen, am Vormittag	Kind wirkt müde und unausgeschlafen	Haplopappus D 3

Leitsymptom	Modalität	Weitere Merkmale	Präparat
Hypotonie mit Kollapsneigung, kalter Stirnschweiß, blasses Gesicht	Schlimmer am Morgen, beim Aufrichten, besser durch Wärme, beim Hinlegen	Wichtiges Präparate bei Mädchen in der Pubertät, evtl. Zusammenhang mit der Periode	Veratrum album D 6
Schweißausbrüche, Herzklopfen, heftiger Puls, Gefühl nahender Ohnmacht, hektische Flecken	Besser durch Ruhe	Folge von akutem emotionalem Ereignis (Referat, Vorführung)	Strophanthus D 6
Kreislaufschwäche in der Wachstumsphase, Kopfschmerzen, Schwindel	Schlimmer durch Wärme, besser durch Ruhe	Folge von Eisenmangel, Kind hat blasses Gesicht, ist schnell erschöpft	Ferrum metallicum D 12

Dosierung: Bei akuten Beschwerden (meist Strophanthus oder Veratrum album) alle 5 bis 10 min eine Gabe bis zur Besserung. Ansonsten 3 × eine Gabe bis zur Besserung, die nach ein bis drei Wochen eintreten sollte. Strophanthus kann auch schon am Morgen des bevorstehenden Ereignisses angewendet werden (halbstündliche eine Gabe).

Komplexmittel

Präparat	Dosierung pro Tag	Hinweis
Angioton® H Tr.	Ab 12 J.: 1–3 × 5 Tr.	Ab 12 Jahren
Corvipas® SL Tr.	Ab 12 J.: akut alle 30 bis 60 min bis zu 6 × 5 Tr., zur längeren Anw. 1–3 × 5 Tr.	Ab 12 Jahren

42.5 Anthroposophische Medizin

Innere Therapie

Präparat	Dosierung pro Tag	Hinweis
Skorodit Kreislauf Glob. velati	Über einige Wochen morgens und mittags 5–7 Glob.	Hilfreich in Phasen starken Wachstums
Primula comp. Glob. velati (Wala)	Abends 7 Glob.	–

Äußere Therapie

Präparat	Dosierung pro Tag	Hinweis
Rosmarinus, Oleum aethereum 10 % (Wala)	Morgens Körper vom Kopf abwärts einreiben	
Rosmarin Aktivierungsbad (Weleda)	Einen Spritzer ins Wasser im Waschbecken, den Körper mit einem Waschlappen abreiben	Wirkt sehr belebend bei Kreislaufschwäche nach dem Aufwachen

42.6 Biochemie/Schüßler-Salze

Differenzierung	Mineralstoff (Nummer)	Dosierung pro Tag
	2	12
	3	7
	5	12
	8	12

42.7 Zusatzhinweise

- Wechselduschen.
- Wassertreten nach Kneipp.
- Sport und viel Bewegung an der frischen Luft.
- Rosmarinbäder.

43 Kummer

Verwandte Indikationen: Kap. 5 Angst, Kap. 28 Heimweh, Kap. 69 Prüfungsangst/Lampenfieber.

43.1 Grenzen der Selbstmedikation

Probleme, die schon länger bestehen bzw. den Alltag massiv beeinträchtigen müssen ärztlich abgeklärt werden. Die Behandlung mit Hilfe der Selbstmedikation eignet sich bei akuten Situationen und deren Folgen sowie bei Problemen, die das Kind nur ab und zu in besonderen Situationen verspürt. Tiefsitzende Probleme müssen unbedingt von einem erfahrenen Therapeuten abgeklärt werden.

43.2 Allopathie

Allopathische Arzneimittel in der Selbstmedikation können nicht empfohlen werden.

43.3 Phytotherapie

Phytotherapeutische Arzneimittel in der Selbstmedikation können nicht empfohlen werden.

43.4 Homöopathie

Einzelmittel

Leitsymptom	Modalität	Weitere Merkmale	Präparat
Wenig Appetit, Kind zieht sich zurück Kloßgefühl im Hals, nervöse Magenbeschwerden, Seufzen und Hysterie	Schlimmer durch Trost und Zuwendung	Folge von frischem Kummer (Liebeskummer, Trauer, Verlust) großes Mittel der Pubertät	Ignatia D 12

Leitsymptom	Modalität	Weitere Merkmale	Präparat
Viel Weinen und Schluchzen, dann ab und an auch fröhlich, möchte in den Arm genommen werden, klagt über Bauchweh	Besser durch Trost, Kuscheln, Zuwendung	Folge von Liebeskummer, Trennung, Umzug, Elternkonflikte, neue Schule	Pulsatilla D 12
Kind zieht sich zurück, wirkt verschlossen, introvertiert, redet nicht, ist schnell verletzt, nachtragend	Schlimmer durch Trost, Angesprochen werden, besser durch Ruhe	Alter Kummer bzw. Situationen, die immer wieder aufflammen	Natrium chloratum D 12
Kind ist empfindsam und verletzlich, schluckt Kummer herunter, hat Kopf-, Bauchschmerzen im Kummer	Besser durch Ruhe	Folge von Demütigung, Kränkung, Tadel, »Mobbing«	Staphisagria D 12

Dosierung: 2 × täglich eine Gabe für ein bis drei Wochen. Bei Bedarf wiederholen. Bei morgendlichen Problemen (vor allem organischen Beschwerden wie Kopf- und Bauchschmerzen) vor der Schule oder Kindergarten eine Gabe in die Trinkflasche geben und bei Bedarf viertelstündlich bis zur Besserung davon trinken lassen.

Komplexmittel

Präparat	Dosierung pro Tag	Hinweis
Ignatia F 123 Komplex Nestmann Tr.	Akut bis zu 12 ×, 1–5 J.: 3 Tr., von 6–11 J.: 5 Tr, ab 12 J.: 10 Tr. in Wasser, zur längeren Anw. 1–3 ×	Überfordert, gereizt, Kummer und Ärger Für Kdr. ab 1 J.
Pasconal® Nerventr.	Akut: 1–5 J.: 4 Tr., bis 11 J.: 6 Tr., ab 12 J.: 10 Tr. bis zu 12 × in Wasser, zur längeren Anw. 1–3 ×	Ängste und Sorgen und damit verbundene Einschlafstörungen für Kdr. ab 1 J.

43.5 Anthroposophische Medizin

Innere Therapie

Präparat	Dosierung pro Tag	Hinweis
Aurum/Apis regina comp. Globuli velati (Wala)	3 × 5–7 Glob.	–
Hypericum Auro cultum Rh D 3 Dilution (Weleda)	3 × 10 Tr.	Bei tiefem, lang zurück liegendem Kummer

Äußere Therapie

Präparat	Dosierung pro Tag	Hinweis
Malvenöl (Wala)	Abends vor dem Schlafengehen einreiben	–

43.6 Biochemie/Schüßler-Salze

Differenzierung	Mineralstoff (Nummer)	Dosierung pro Tag
	2	12
	4	7
	5	12
	7	7
	8	7

43.7 Zusatzhinweise

- Bei seelischer Überforderung können künstlerische Therapien, Singen und Musiktherapie, Heileurythmie bzw. Sprachgestaltung helfen.
- Künstlerisches Üben stärkt das Selbstvertrauen und wirkt stimmungsaufhellend.

44 Lactoseintoleranz

Verwandte Indikationen: Kap. 9 Bauchschmerzen, Kap. 11 Blähungen, Kap. 57 Nahrungsmittelunverträglichkeit, Kap. 96 Zöliakie (Begleitbehandlung).

44.1 Grenzen der Selbstmedikation

Eine Lactoseintoleranz sollte immer diagnostisch gesichert sein, um evtl. weitere oder andere Ursachen des Beschwerdebildes auszuschließen (z. B. Fructoseintoleranz, Zöliakie), bevor Arzneien in der Selbstmedikation unterstützend angewandt werden.

44.2 Allopathie

Bei Lactoseintoleranz gilt es einerseits, lactosehaltige Nahrungs-, Arznei- und Nahrungsergänzungsmittel möglichst zu vermeiden. Wenn sich die Aufnahme von Lactose aber nicht verhindern lässt, kann die Zufuhr des fehlenden Enzyms Lactase auch über entsprechende Nahrungsergänzungsmittel gewährleistet werden. Bei den Enzymersatzpräparaten sollte auf eine ausreichende Enzymaktivität (ausgedrückt in F.I.P.-Einheiten) geachtet werden. Als besonders geeignet kann ein retardiert freisetzendes Produkte gesehen werden, welches die Abbauleistung des Darmes über einige Stunden herstellt (Laktase BC 3000). In diesem Präparat befinden sich zudem probiotische Kulturen.

Weiterhin ist es wichtig, betroffene Kinder und deren Eltern bzgl. einer ausreichenden Zufuhr von Calcium zu sensibilisieren. Die Einnahme von Calcium- u. Vitamin-D-Kombipräparaten und regelmäßige Knochendichtekontrollmessungen empfiehlt sich wegen der erhöhten Gefahr der Entwicklung einer Osteoporose.

Die Durchführung ernährungsberatender u. ernährungsmedizinischer Intervention durch ausgebildete ernährungsberatende Apotheker, Diätassistenten, Ärzte usw. ist anzuraten.

Präparat	Wirkstoff	Hinweis/Wirkstoffgruppe
Laktase BC 3000 Retardkapsel	Lactase, *Bacillus coagulans*	Enzym, Probiotikum
Lactrase, Laluk, u. a.	Tilactase	Enzym

44.3 Phytotherapie

Spezifische phytotherapeutische Arzneimittel in der Selbstmedikation können nicht empfohlen werden. Allenfalls symptomatische Begleitbehandlung.

44.4 Homöopathie

Einzelmittel

Ein Lactasemangel kann homöopathisch nicht ausgeglichen werden. Bei Lactosegenuss auftretende Durchfälle können, neben strenger Nahrungskarenz mit folgender Arznei zur kurzfristigen Anwendung unterstützt werden.

Leitsymptom	Weitere Merkmale	Präparat
Unsymptomatische Durchfälle	Folge von Unverträglichkeit von Nahrungsmitteln	Okoubaka D 3

Dosierung: Akut stündlich eine Gabe bis zur Besserung, falls nötig dann 3 × täglich weitergeben.

Komplexmittel

Keine gesicherten Angaben möglich.

44.5 Anthroposophische Medizin

Die genannten Präparate sind als Begleitbehandlung zu verstehen. Eine konstitutionelle Behandlung durch den Arzt ist erforderlich.

Präparat	Dosierung pro Tag	Hinweis
Gentiana Magen Glob. velati (Wala)	3 × 5 Glob. vor der Mahlzeit	Mind. 1 Monat, stärkt die Verdauung
Cichorium D 3 Rh Dilution (Weleda)	5 × 5 Tr.	–

44.6 Biochemie/Schüßler-Salze

Differenzierung	Mineralstoff (Nummer)	Dosierung pro Tag
	2 als Dilution	3 × 5 Tr.

44.7 Zusatzhinweise

- Lactosehaltige Nahrungsmittel und Arzneimittel meiden. Stattdessen z. B. lactosefreie Milchprodukte verwenden.

45 Läuse

Verwandte Indikationen: 36 Juckreiz, 35 Insektenstich.

45.1 Grenzen der Selbstmedikation

Läusebefall muss sofort und konsequent behandelt werden, damit sich keine Erkrankung der Kopfhaut entwickelt, da sich Kratzwunden sekundär infizieren können oder ein Nackenekzem (Läuseekzem) mit Bildung eitriger Krusten entstehen kann. Bei Unsicherheit in der Selbstdiagnose unbedingt Arzt aufsuchen, um Verdacht zu bestätigen. Bei Läusebefall dürfen Gemeinschaftseinrichtungen (Schule, Kindergarten) solange nicht besucht werden, solange eine Übertragungsgefahr ausgeht. Erziehungsberechtigte müssen den Kopflausbefall sofort in der Gemeinschaftseinrichtung melden (Infektionsschutzgesetz). Nach erfolgter Therapie wird dann in der Regel ein ärztliches Attest verlangt.

45.2 Allopathie

Persistierender Kopflausbefall durch falsche Behandlung führt zu psychosozialem Stress! Zu 90 % gibt der Apotheker die Therapieempfehlung, die Produkte sind meist ohne klinische Studien mit entsprechendem Wirknachweis im Handel und es gibt wenige Daten zur Resistenzlage. Daher ist konsequente Inspektion und gewissenhafte Durchführung von Behandlungsstrategien ein Muss! Als Auskämmhilfen werden verdünnte Säuren (50 ml Essig pro Liter Wasser) oder Laugen (10–15 g Natron pro Liter Wasser) eingesetzt.

Präparat	Wirkstoff	Hinweis/Wirkstoffgruppe
Antiscabiosum 10 %	Benzylbenzoat	Ab 6 Jahren, Antiscabiosum (Krätze!)
Dimet® 20 Lsg., Etopril® Lsg., Jacutin® Pedicul Fluid	Dimeticon	Physikalische Wirkung: Läuse erstickend

Präparat	Wirkstoff	Hinweis/Wirkstoffgruppe
Goldgeist® forte	Pyrethrumblüten-extrakte, Piperonylbutoxid, Chlorocresol, Diethylenglykol	Pyrethroid, neurotoxisches Antiparasitikum
Infectopedicul®	Permethrin	Pyrethroid, neurotoxisches Antiparasitikum
Jacutin® Pedicul Spray	Allethrin I, Piperonylbutoxid	Pyrethroid, neurotoxisches Antiparasitikum, Treibgas-Spray, cave: Asthmatiker
NeoNits® Spray	Farbstoff	Anfärbemittel zum Nachweis von Nissen
Nyda® L, Nyda® Sensitiv mit Kamm-Applikator	Dimeticone unterschiedlicher Viskosität, MCT, Jojobawachs	Ab 2 Jahren, physikalische Wirkung: Läuse erstickend, bei Pumpspray: cave: Asthmatiker
Liberanit® Haarbalsam	Essigsäure 4 %	Zur Ablösung der Nissen

45.3 Phytotherapie

Hier handelt es sich meist um Medizinprodukte, deren Resistenzlage unbekannt ist. Die Wirksamkeit bei konsequenter Anwendung (zweimal im Abstand von 7–10 Tagen) ist gegeben. An die Entfernung der Ektoparasiten ist konsequent zu denken.

Präparat	Wirkstoff	Dosierung pro Tag	Hinweis
Aesculo® Gel	Öl der Kokospalme, Kokosölderivate	Nach Haarwäsche einmassieren, 60 min Einwirkzeit	Auch zur Prophylaxe (nach dem Waschen 5 ml einreiben und im Haar lassen)
Paranix® Spray	Kokosnussöl, Anisöl, Ylang-Ylang-ÖL	Nach Haarwäsche einmassieren, 15 min Einwirkzeit	Ab 2 Jahren

45.4 Homöopathie

Einzelmittel

Alle Möglichkeiten, die im Internet herumschwirren um Läuse homöopathisch zu behandeln sind nicht gesichert und wenig fundiert. Bei der prophylaktischen Anwendung könnte man noch an das Mittel Staphisagria D 12 (s. auch Kap. 35) denken, wobei die Verlässlichkeit der Wirkung bei Läusen nicht beschrieben ist.

Komplexmittel

Keine gesicherten Angaben möglich.

45.5 Anthroposophische Medizin

Keine spezielle anthroposophische Therapie.

45.6 Biochemie/Schüßler-Salze

Differenzierung	Mineralstoff (Nummer)	Dosierung pro Tag
	Äußere Anwendung als Haarwasser	
	3	
	5	
	8	
	Jeweils 5 Tbl. in 100 ml Wasser auflösen	

45.7 Zusatzhinweise

- Behandlung der Haare mit einem speziellen Shampoo.
- Tägliches, sorgfältiges und gründliches Kämmen der Haare mit einem Nissenkamm. Dafür die Haare am besten mit einer Spülung behandeln, um sie besser kämmfähig zu machen. Vom Haaransatz ausgehend Strähne für Strähne bis zu den Haarspitzen auskämmen. Acht Tage lang durchführen.

- Behandlung am neunten Tag nach der Erstbehandlung wiederholen, um alle Entwicklungsstadien abzutöten.
- Handtücher, Bettwäsche, Mützen etc. bei 60 °C waschen.
- Lieblingskuscheltiere und schlecht waschbare Mützen für vier Tage bei Raumtemperatur in einen dichten Plastiksack packen. Die Läuse sind dann tot.
- Lebende Läuse sind selten außerhalb des Kopfes anzutreffen, sie bleiben in der Nähe der Kopfhaut.
- Alle Familienmitglieder während der Behandlung des befallenen Kindes auf Kopflausbefall untersuchen und bei Verdacht mitbehandeln.

46 Lippenherpes

Verwandte Indikationen: Kap. 36 Juckreiz, Kap. 52 Mundschleimhautentzündung

46.1 Grenzen der Selbstmedikation

Säuglinge und Kleinkinder sollten immer ärztlich behandelt werden. Für alle Kinder gilt, dass bei starken Schmerzen, Fieber, starker Eiterbildung, Abgeschlagenheit bzw. Lymphknotenschwellung als Begleitsymptome unbedingt ein Arzt zu Rate gezogen werden muss.

46.2 Allopathie

Es muss auch Kindern vermittelt werden, dass Lippenherpes ansteckend ist, solange sich die Erkrankung im Bläschenstadium zeigt. Die Therapie des Herpes simplex sollte im Bläschenstadium mit alkoholischen Lösungen oder Gelen erfolgen. Im Prodromalstadium (es juckt, spannt, der »Ausbruch« kündigt sich an) sind adstringierende Externa, topische Immunmodulatoren und Antiinfektiva angezeigt.

Präparat	Wirkstoff	Hinweis/Wirkstoffgruppe
Zovirax® Lippenherpescreme	Aciclovir	Virustatikum
Fenistil® Pencivir Lippenherpes Creme	Pencivir	Ab 12 Jahren, Virustatikum
Virudermin® Gel	Zinksulfat	Virustatikum, Adstringens
Widmer Lipactin® Gel	Heparin-Natrium, Zinksulfat	Ab 6 Jahren, Virustatikum, Adstringens

46.3 Phytotherapie

Zubereitungen mit Melisse haben den Vorteil, dass der Wirkmechanismus der enthaltenen Rosmarinsäure (hemmt das Eindringen des Virus in die Wirtszelle) keinen Angriffspunkt für Resistenzentwicklungen bietet. Die Stress- und Immuntoleranz des kindlichen Organismus kann zudem durch Stärkung des Immunsystems verbessert werden. Aus der orthomolekularen Therapie sei hier z. B. die Gabe von Zink am Abend (Chronobiologie der Regenerations- u. Zellteilungsvorgänge) hervorzuheben.

Präparat	Wirkstoff	Dosierung pro Tag	Hinweis
G-Lipp® plus Roll on-Stift	Ethanolisch-wässriger Extrakt aus Eichenrinde und Süßholz	Mehrmals betroffene Stelle betupfen	Kosmetikum
Lomaherpan® Creme	Trockenextrakt aus Melissenblättern	2–4 × 1–2 mm auftragen	Haut- und Schleimhaut-Infektionen mit Herpes simplex I, -II
Teebaumöl pur (Taoasis, Primavera etc.)	*Melaleuca alternifolia*	Mehrmals betupfen	Schutz der gesunden Zellen vor Infektion, viruzid, cave: Allergien!

46.4 Homöopathie

Einzelmittel

Leitsymptom	Modalität	Weitere Merkmale	Präparat
Mit scharfem Sekret gefüllte Bläschen, Hauptmittel	Schlimmer bei Wärme, Hitze	Folge von Sonne, Ekel, Fischgenuss, Kummer	Natrium chloratum D 6
Kleine Bläschen mit stark juckenden, brennenden Schmerzen	Schlimmer in der Kälte, besser durch Wärme	Folge von Infekt, Fieber, nach Unterkühlung oder Überanstrengung	Rhus toxicodendron D 12
Unsymptomatische Bläschen, bei jeder Erkältung oder Verkühlen	Schlimmer in der Kälte, Nässe, besser durch Wärme	Folge von Infekt, Erkältung, nach Durchnässen oder einem Wechsel von warm zu kalt	Dulcamara D 6

Leitsymptom	Modalität	Weitere Merkmale	Präparat
Bläschen an der Lippe, um den Mund	Schlimmer vor und während der Periode	Folge von hormonellen Schwankungen (Pubertät), Stress	Sepia D 12

Dosierung: Im akuten Fall stündlich eine Gabe bis zur Besserung, am nächsten Tag, falls nötig, 3–5 × eine Gabe.

Komplexmittel

Präparate	Dosierung pro Tag	Hinweis
Engystol® Tbl.	Akut: 1–5 J.: ½ Tbl. alle 30 min bis zu 12 ×, 6–11 J.: 1 Tbl. alle 30 min bis zu 8 ×, ab 12 J.: 1 Tbl. alle 30 min bis zu 12 ×, zur längeren Anw.: 1–5 J.: 3 × ½ Tbl., 6–11 J.: 2 × 1 Tbl., ab 12 J.: 3 × 1 Tbl.	Ab 1 Jahr, allgemeines Immunstimulans
Rhus toxicodendron 9 Komplex Nestmann Tr.	Akut alle 30–60 min bis zu 12 × 1–5 J.: 2–3 Tr., 6–11 J.: 4–6 Tr., ab 12 J.: 5–10 Tr. in Wasser, zur längeren Anw. 1–3 × 1 Gabe	Ab 1 Jahr, stark juckende Bläschen, Brennschmerz

46.5 Anthroposophische Medizin

Innere Therapie

Präparat	Dosierung pro Tag	Hinweis
Rhus toxicodendron e foliis D 30 Ampullen (Wala)	Mehrmals 1 Tr. auf die Herpesbläschen auftropfen und 3 × 5 Tr. auf die Zunge geben	–

Äußere Therapie

Präparat	Dosierung pro Tag	Hinweis
Labimint Akut Lippenpflege (Dr. Hauschka)	Mehrmals auftragen, wenn die Lippen zu kribbeln beginnen	Bei spannenden und kibbelnden Lippen sofort auftragen

Präparat	Dosierung pro Tag	Hinweis
Calcea Wund- und Heilcreme (Wala)	2–3 × auf die Bläschen auftragen	Vorher mit einer Calendula Essenz (Wala oder Weleda) abtupfen

46.6 Biochemie/Schüßler-Salze

Differenzierung	Mineralstoff (Nummer)	Dosierung pro Tag
	3	10
	8	12
	10	20
	16	7
	21	12

46.7 Zusatzhinweise

- Die Eltern sollten darauf achten, dass das Kind die Bläschen nicht aufkratzt.
- Stärkung des Immunsystems.

47 Lungenentzündung (Begleitbehandlung)

Verwandte Indikationen: Kap. 22 Fieber, Kap. 31 Husten, trocken, Kap. 32 Husten, verschleimt.

47.1 Grenzen der Selbstmedikation

Lungenentzündung muss immer ärztlich abgeklärt werden, bevor eine unterstützende Selbstmedikation möglich ist. Auch der Verlauf der Heilung muss unter ärztlicher Beobachtung stehen.

47.2 Allopathie

In den westlichen Industrienationen stehen Pneumonien beim Kind an fünfter Stelle der Todesursachen von Kindern. Problematisch ist die diagnostische Abklärung, ob es sich um bakteriell oder viral bedingte Pneumonien handelt. Allgemeine Therapiemaßnahmen bei Pneumonien sind neben körperlicher Ruhe, Sauerstoff- und Flüssigkeitszufuhr auch Antipyrese, Schmerzbehandlung und Sekretolyse, sowie Physiotherapie. Empfehlungen zur symptomatischen Behandlung von Fieber und Husten finden sich in den jeweiligen Kapiteln.

Wie in den Entwicklungsländern, sollte auch in westlichen Ländern auf das Stillen, eine ausreichende Versorgung mit Vitamin A und Zink als Präventionsmaßnahme gegen akute Infektionen der unteren Atemwege geachtet werden.

Wird ein Kind mit Antibiotika behandelt, so ist eine Begleitbehandlung mit probiotischen Kulturen zur Abwehrkraftsteigerung zu empfehlen.

47.3 Phytotherapie

Zur Steigerung der Abwehrkräfte ist eine Begleitbehandlung mit immunstimulierenden Phytopharmaka vom Typ der sauren Polysaccharide sinnvoll (in Eibisch oder Kamille, z. B. Imupret®). Empfehlungen zur symptomatischen Behandlung von Fieber und Husten finden sich in den jeweiligen Kapiteln.

47.4 Homöopathie

Einzelmittel

Eine Lungenentzündung ist geprägt durch viele verschiedene Stadien und dementsprechend unterschiedliche homöopathische Arzneien. Eine homöopathische Begleitung ist absolut sinnvoll, die Arzneiwahl sollte allerdings von einem erfahrenen Therapeuten vorgenommen werden. Zur groben Übersicht werden hier die wichtigsten Hauptmittel behandelt, bei denen vor allem die Schmerzhaftigkeit im Vordergrund steht.

Leitsymptom	Modalität	Weitere Merkmale	Präparat
Harter, trockener Husten, entwickelt sich allmählich, stechende Schmerzen beim Husten, viel Durst, Fieber	Schlimmer durch Sprechen, Bewegung, besser durch Ruhe und Druck	Kind hält sich den Brustkorb beim Husten, will Ruhe haben, reagiert evtl. gereizt, Hauptmittel	Bryonia D 6
Trockener, harter Husten mit wundem, brennendem Schmerz in Hals, Kehlkopf und Brust	Schlimmer durch Kälte und kalte Getränke (obwohl gewünscht), besser durch Ruhe	Kind ist erschöpft und schlapp, hat viel Durst auf kalte Flüssigkeit, evtl. heisere Stimme	Phosphor D 12
Husten anfangs trocken, denn mit zähem, gelbem Schleim, schmerzhafte Hustenanfälle	Schlimmer in der Kälte, in den frühen Morgenstunden, besser durch Wärme und Inhalieren	Kind weint vor Schmerzen beim Husten, passendes Mittel, wenn eine Schleimlösung beginnt	Hepar sulfuris D 12

Dosierung: Am ersten Tag stündlich eine Gabe, dann 3–5 × täglich eine Gabe bis zur Besserung oder bis zum Symptomenwechsel.

Komplexmittel

Präparat	Dosierung pro Tag	Hinweis
Bronchialis-Heel® Tbl.	0–3 J.: 2 × ½ Tbl., akut 4 × ½ Tbl., 4–6 J.: 3 × ½ Tbl., akut 6 × ½ Tbl., 7–11 J.: 2 × 1 Tbl., 6 × ½ Tbl., ab 12 J.: 3 × 1 Tbl., akut bis zu 6 × 1 Tbl.	Zur unterstützenden Anwendung bei Lungenentzündung

47.5 Anthroposophische Medizin

Die genannten Präparate sind als Begleitbehandlung zu verstehen. Eine konstitutionelle Behandlung durch den Arzt ist erforderlich.

Innere Therapie

Präparat	Dosierung pro Tag	Hinweis
Pneumodoron® 1 und Pneumodoron® 2 Dilution (Weleda)	Akut: 1 Tag: 5 Tr. im stündl. Wechsel., 2.–5. Tag: 5 Tr. alle 2 Std. im Wechsel, dann: 3–4 × 5 Tr. jeweils gleichzeitig 6. bis 10. Tag	Pneumodoron® 1 und Pneumodoron® 2 Dilution jeweils im Wechsel einnehmen
Hustenelixier (Weleda)	3–4 × 1 TL	Ab 1 Jahr, unterstützt die Schleimlösung
Meteoreisen Glob. velati (Wala)	1 × 3–5 Glob. in der Winterzeit	Präventiv im Winter bei Neigung zu Lungenentzündung
Roseneisen/Graphit Glob. velati (Wala)	3 × 5 Glob. für 4 Wochen	Zur Rekonvaleszenz nach dem 10. Hustentag

Äußere Therapie

Präparat	Dosierung pro Tag	Hinweis
Plantago Bronchialbalsam (Wala)	Morgens und mittags den Brustkorb einreiben	Ab 2 Jahren
Lavendelöl 10 % (Weleda)	–	–

47.6 Biochemie/Schüßler-Salze

Differenzierung	Mineralstoff (Nummer)	Dosierung pro Tag
	3	10
	4	12
	5	10
	8	7
	21	12

47.7 Zusatzhinweise

- Die vertrauensvolle Zusammenarbeit mit dem Arzt ist wichtig.
- Einhalten der Bettruhe, auch wenn das Fieber bereits abklingt.
- Verzicht auf elektronische Medien während und unmittelbar nach der Krankheit.
- Zeit nehmen für das Kind (Vorlesen, Gespräche).
- Wärmebildung unterstützen durch warme und atmungsaktive Kleidung (Wolle).
- Warme Flüssigkeiten trinken (Holunderblütentee, Lindenblütentee mit Honig und Zitrone).
- Inhalation mit Kochsalzlösung.

48 Masern (Begleitbehandlung)

Verwandte Indikationen: Kap. 10 Bindehautreizung, Kap. 22 Fieber, Kap. 31 Husten, trocken, Kap. 77 Schnupfen.

48.1 Grenzen der Selbstmedikation

Masern müssen immer ärztlich abgeklärt werden, bevor eine unterstützende Selbstmedikation möglich ist. Auch der Verlauf der Heilung muss unter ärztlicher Beobachtung stehen. Ein Notfall liegt vor, wenn das Kind unter Symptomen wie Nackensteifigkeit, starken Kopfschmerzen, Krämpfen oder Zuckungen leidet, oder wenn das Kind mit dem Kopf hin und her rollt (Verdacht auf Gehirnentzündung). Masern sind schon bei Verdacht zu melden (Meldepflicht).

48.2 Allopathie

Masern sind eine hoch ansteckende Kinderkrankheit, »Masernpartys« zum gegenseitigen Anstecken von Geschwistern und Freundeskindern sind mehr als obsolet und gefährlich (Komplikation: Gehirnentzündung)!

Spezifische allopathische Arzneimittel in der Selbstmedikation können nicht empfohlen werden. Möglich ist eine symptomatische Begleitbehandlung.

48.3 Phytotherapie

Spezifische phytotherapeutische Arzneimittel in der Selbstmedikation können nicht empfohlen werden. Allenfalls symptomatische Begleitbehandlung.

48.4 Homöopathie

Einzelmittel

Wenn bei dieser Erkrankung zunächst die Allgemeinsymptome und damit vor allem das Fieber behandelt werden soll, die passende Arznei im Kapitel 22 heraussuchen. Die hier beschriebenen Arzneien zeigen weitere typische Masernsymptome und werden häufig als Folgemittel nach einem Fiebermittel gegeben. Da die Masernerkrankung in verschiedenen Stadien abläuft ist hier aufgrund eines Symptomenwechsels auch häufig ein Arzneiwechsel von Nöten.

Leitsymptom	Modalität	Weitere Merkmale	Präparat
Augen sind gerötet und tränen, wundmachender Tränenfluss, erst wässrig, dann eitrig, starke Lichtempfindlichkeit	Schlimmer bei Licht, Kind blinzelt ständig, besser in der Kälte, abgedunkeltes Licht	Bewährt, wenn bei Masern hauptsächlich die Augen betroffen sind, evtl. auch milder Schnupfen und Husten	Euphrasia D 6
Harter, trockener Husten, Kopfschmerzen, Schmerzen beim Husten, viel Durst	Schlimmer durch Sprechen, Bewegung, besser durch Ruhe und Druck	Kind hält sich den Brustkorb beim Husten, will seine Ruhe haben, reagiert evtl. gereizt	Bryonia D 6
Gelbliche, milde Absonderungen (Auge, Nase, Bronchien), verklebte Augen, wenig Durst	Schlimmer nachts und in der Wärme, besser durch frische Luft, Kühle	Kind ist »verrotzt«, verheult, anhänglich, weinerlich, evtl. Husten, Mittelohrentzündung	Pulsatilla D 6

Dosierung: Bei akutem Geschehen (z. B. Fieber) alle 15–30 min eine Gabe bis zu Besserung, ansonsten 3–5 × täglich eine Gabe.

Komplexmittel

Präparat	Dosierung pro Tag	Hinweis
Viburcol® Zäpfchen	Bis 1 J.: 1 Supp., 1–5 J.: 1–2 Supp., 6–11 J.: 1–3 Supp., ab 12 J.: 1–4 Supp.	Zur Fiebersenkung

Präparat	Dosierung pro Tag	Hinweis
Pulsatilla 87 Komplex Nestmann Tr.	Akut alle 30–60 min bis zu 12 ×, 1–5 J.: 2–3 Tr., 6–11 J.: 4–6 Tr., ab 12 J.: 5–10 Tr. jeweils in Wasser, bei Besserung die Abstände verlängern	Ab 1 Jahr, zur unterstützenden Behandlung bei Masern

48.5 Anthroposophische Medizin

Die genannten Präparate sind als Begleitbehandlung zu verstehen. Eine konstitutionelle Behandlung durch den Arzt ist erforderlich.

Präparat	Dosierung pro Tag	Hinweis
Echinacea/Argentum Glob. velati (Wala)	3–6 × 5 Glob.	Einnahme von akut bis 4 Wochen, zur Anregung der Abwehrkräfte
Pulsatilla D 12 Glob.	3 × 5 Glob.	Nach vollständiger Entfieberung, bis Ende der Rekonvaleszenzphase nach etwa 28 Tagen
Roseneisen/Graphit Glob. velati (Wala)	3 × 5–10 Glob.	Nach vollständiger Entfieberung, solange der Husten dauert
Meteoreisen Glob. velati (Wala)	2–3 × 5 Glob.	Sehr zu empfehlen zusätzlich in der Rekonvaleszenzphase zu Roseneisen/Graphit und Pulsatilla

48.6 Biochemie/Schüßler-Salze

Differenzierung	Mineralstoff (Nummer)	Dosierung pro Tag
	3	10
	4	12
	5	10
	6	7
	8	7
	10	7–10
	21	5

48.7 Zusatzhinweise

- Das Kind braucht jetzt Wärme (körperlich und seelisch).
- Warme Kleidung anziehen, die den Schweiß gut aufsaugt (Wolle eignet sich gut, da sie auch nass nie kühl auf der Haut wird).
- Viel Zeit für die Pflege nehmen und den Wunsch nach körperlicher Nähe ernst nehmen (Geborgenheit durch die Eltern).
- Fieber hilft dem Krankheitsverlauf, deshalb sollte es nicht gesenkt werden. Entlastend bei Fieber wirkt ein warmes Klistier mit Kamillentee (30–35 °C warm) und etwas Salz (einen Teelöffel auf einen Liter).
- Bettruhe, bis das Fieber vorbei ist.
- Wegen der Lichtempfindlichkeit sollte das Kind in einem abgedunkelten Raum liegen. Kein Fernsehen oder ähnliche elektronische Medien.
- Während der Erkrankung ist reichliches Trinken wichtiger als Essen (ausschließlich warme Getränke, z. B. Lindenblütentee).
- Die Durchblutung der Haut kann angeregt werden, indem man mit einem gut ausgewundenen Waschlappen das Kind mit Salzwasser abreibt (einen Teelöffel Salz auf einen Liter Wasser).

49 Milchschorf

Verwandte Indikationen: Kap. 27 Hautausschläge, Kap. 36 Juckreiz, Kap. 62 Neurodermitis.

49.1 Grenzen der Selbstmedikation

Milchschorf ist meistens harmlos und verschwindet irgendwann von selbst. Er soll nie mechanisch entfernt werden, da sich die Kratzwunden sekundär infizieren können. Weitet sich der Milchschorf bei Säuglingen über das Gesicht aus, sollte man mit dem Säugling umgehend zum Arzt gehen, damit der Milchschorf einer Behandlung unterzogen werden kann.

49.2 Allopathie

Zu unterscheiden ist der Milchschorf vom Säuglingsekzem, das als seborrhoisches Ekzem seine Ursache in noch von der Mutter stammenden Androgenen hat und vollständig ausheilt. Eine antiekzematöse Therapie ist beim Säuglingsekzem nicht notwendig.

Milchschorf als Erstmanifestation des atopischen Ekzems (Neurodermitits) ist gekennzeichnet durch massiven Juckreiz und Ekzeme auf der Kopfhaut und im Gesicht. Hier muss der Arzt eine Diagnoseabsicherung erstellen.

Spezifische allopathische Arzneimittel in der Selbstmedikation können nicht empfohlen werden.

49.3 Phytotherapie

Spezifische phytotherapeutische Arzneimittel in der Selbstmedikation können nicht empfohlen werden.

49.4 Homöopathie

Einzelmittel

Arzneiweisende, Symptome	Modalität	Weitere Merkmale	Präparat
Lang anhaltender Milchschorf, trockener, schuppiger Hautausschlag, Schwitzen am Kopf	Schlimmer bei jeder Anstrengung, Kälte Nässe, besser bei warmem, trockenem Wetter	Gut genährte Kinder, reichlich Appetit, sehr infektanfällig, Spätentwickler (vor allem motorisch)	Calcium carbonicum D 12
Nässender Milchschorf, klebrig-gelbliche Absonderungen, Juckreiz	Schlimmer durch Wärme, Kratzen, Waschen, besser an der frischen Luft, Kühle	Verfrorene, dickliche Kinder, rissige, trockene Hautausschläge mit Eiterungsneigung	Graphites D 12
Entzündete Kopfhaut mit dicken Krusten, Rissbildung	Schlimmer durch Wärme, besser durch kühle, frische Luft	Kinder mit großem Kopf, eher schlank, Neigung zu Blähungen (Säuglingskoliken)	Lycopodium D 6

Dosierung: 2 × täglich eine Gabe für einen Zeitraum von ein bis drei Wochen, bzw. bis zur Besserung.

Komplexmittel

Präparat	Dosierung pro Tag	Hinweis
Graphites Homaccord Tr.	1–5 J.: 4 Tr., bis 12 J.: 6 Tr., dann 10 Tr. bis zu 3 × in Wasser	Ab 1 Jahr

49.5 Anthroposophische Medizin

Innere Therapie

Präparat	Dosierung pro Tag	Hinweis
Roseneisen/Graphit Glob. velati (Wala)	2–3 × 3 Glob.	Stärkt geschwächte Kinder

49.6 Biochemie/Schüßler-Salze

Differenzierung	Mineralstoff (Nummer)	Dosierung pro Tag
	1	1
	6	6
	8	8
	10	10
	Auch äußerlich als Haarwasser	

49.7 Zusatzhinweise

- Keine Haarshampoos für Babys verwenden. Köpfchen nur mit klarem Wasser reinigen.
- Täglich das Köpfchen mit einer Ziegenhaarbürste bürsten, um bereits gelöste Schuppen sanft zu entfernen und die Durchblutung der Kopfhaut zu stimulieren.

50 Mittelohrentzündung

Verwandte Indikationen: Kap. 24 Gehörgangentzündung, Kap. 63 Ohrenschmerzen, Kap. 64 Paukenerguss, Tubenkatarrh.

50.1 Grenzen der Selbstmedikation

Bei Säuglingen und Kleinkindern muss eine ärztliche Abklärung erfolgen, denn die Gefahr einer Meningitis ist durch die anatomischen Gegebenheiten einer bakteriell bedingten Otitis media sehr groß. Für alle Kinder gilt, dass ein Arzt aufgesucht werden muss, wenn Ausfluss aus dem Ohr besteht, bei starken Schmerzen am Knochen hinter dem Ohr (Verdacht auf Mastoiditis) und bei massiven Begleitsymptomen wie hohes, lang anhaltendes Fieber, Nackensteifigkeit, Erbrechen.

50.2 Allopathie

Eine Selbstmedikation kann ergänzend erfolgen, um eine raschere Genesung oder ggf. eine Rezidivprophylaxe zu gewährleisten. Ohrentropfen dürfen aber grundsätzlich nicht bei verletztem Trommelfell angewendet werden (also nicht ohne vorherige otoskopische Abklärung durch den Arzt)! Bei Druckgefühl kann allenfalls Paracetamol oder Ibuprofen in körpergewichtsadaptierter Dosierung angewendet werden.

Die Belüftung des Mittelohrs durch das sog. Valsalva-Manöver oder durch den Einsatz eines Otovent®-Ballons kann bei einer akut serösen Otitis media, wie sie im Rahmen einer viralen Rhinopharyngitis auftritt, hilfreich sein. Zu beachten ist, dass abschwellende Nasentropfen zur Belüftung bei Mittelohrentzündungen wirkungslos sind, sie dienen nur der symptomatischen Therapie bei nasaler Obstruktion. Auch die orale Gabe von Grippemitteln, von Antihistaminika oder α-Adrenergika bewirkt keine Verbesserung.

Präparat	Wirkstoff	Hinweis/Wirkstoffgruppe
Otodolor® soft Otr.	Glycerol	Befeuchter, Osmotikum
GeloBacin® Otr.	Glycerol, 1,3-Butandiol	Ab 2 Jahren, Osmotikum

Präparat	Wirkstoff	Hinweis/Wirkstoffgruppe
Otalgan® Otr.	Phenazon, Procainhydrochlorid	Ab 2 Jahren, Antiphlogistikum, Lokalanästhetikum

50.3 Phytotherapie

Präparat	Wirkstoff	Dosierung pro Tag	Hinweis
Angocin® Antiinfekt N Fta.	Kapuzinerkressenkraut, Meerrettichwurzel	6–12 J.: 3–4 × 2–4 Fta., ab 12 J.: 3–5 × 4–5 Fta.	Ab 6 Jahren, wirksam gegen Keime (obere und untere Atemwege, Blase), grippale Infekte

50.4 Homöopathie

Einzelmittel

Arzneiweisende, Symptome	Modalität	Weitere Merkmale	Präparat
Plötzliche, heftige Schmerzen, meist um Mitternacht, evtl. Schüttelfrost und Fieber	Schlimmer durch Wärme, besser durch Kälte, Schweißausbruch (Folgemittel Belladonna)	Folge von kaltem, trockenem Wind, Kind wirkt unruhig und ängstlich, möchte nicht alleine sein	Aconitum D 6
Heftige, klopfende, pulsierende Schmerzen, rotes Ohr bzw. Gesicht	Schlimmer durch Berührung, Geräusche, besser durch Ruhe	Folge von feuchtkalter Witterung, Kind will seine Ruhe haben	Belladonna D 6, Hauptmittel, bewährt in Kombination mit Ferrum phos. D 12
Langsam beginnende Beschwerden, leicht pochende Schmerzen	Keine auffallende Modalitäten	Unsymptomatische Anfangsbeschwerden, Kind ist wenig beeinträchtigt	Ferrum phosphoricum D 12, Bewährtes Entzündungsmittel zur Kombination

Arzneiweisende, Symptome	Modalität	Weitere Merkmale	Präparat
Drückende Schmerzen, verstopftes Ohr	Schlimmer in der Wärme, am Abend (Bettwärme), besser an der frischen Luft	Folge von Schnupfen mit dickem gelben Sekret, Kind ist weinerlich, anhänglich	Pulsatilla D 6 Bei Fieber mit Ferrum phos. D 12 kombinieren
Unerträgliche Schmerzen, einseitige Schmerzen, Hitze, Schwitzen	Schlimmer vor Mitternacht, durch Wärme, besser durch Umhertragen	Evtl. Folge von Zahnen, Kind ist unleidlich, gereizt, eine Backe rot und heiß, die andere kalt	Chamomilla D 6

Dosierung: Im akuten Fall (meist Aconitum, Belladonna, Chamomilla) alle 15–30 min eine Gabe bis zur Besserung. Dann 3–5 × täglich eine Gabe. Bei Kombinationen mit Ferrum phosphoricum beide Arzneien im Wechsel geben, akut alle 30–60 min eine Gabe, weniger akut jeweils 3 × täglich eine Gabe.

Komplexmittel

Präparat	Dosierung pro Tag	Hinweis
Otovowen® Tr.	Akut alle 30–60 min bis zu 12 ×, 1–5 J.: 4–7 Tr., 6–11 J.: 5–10 Tr., ab 12 J.: 12–15 Tr., zur längeren Anw. 1–3 × 1 Gabe	Ab 1 Jahr
VoWen® T Tbl.	1–5 J.: akut bis zu 4 × 1 Tbl., ansonsten 1 Tbl., 6–11 J.: akut 4 × 1 Tbl., ansonsten 2 × 1 Tbl., ab 12 J.: akut 6 × 1 Tbl., ansonsten 3 × 1 Tbl.	Ab 1 Jahr
Lymphdiaral® sensitiv Salbe N	1–3 × im Lymphknotenbereich auftragen, 2–5 J.: 1–1,5 cm Salbenstrang, 6–11 J.: 2 cm, ab 12 J.: 2–3 cm	Ab 2 Jahren, unterstützende Behandlung des lokalen Lymphsystems bei Infekten des Hals-Nasen-Rachen-raums

50.5 Anthroposophische Medizin

Innere Therapie

Präparat	Dosierung pro Tag	Hinweis
Apis/Levisticum II Glob. velati (Wala)	5 × 5 Glob. (anfangs stündl.)	Ärztlich diagnostiziertes hochrotes Trommelfell und eher trockene Schleimhäute
Silicea comp. Glob. velati (Wala)	3–5 × 5–7 Glob.	Zusammen mit Apis/ Levisticum II

Äußere Therapie

Präparat	Dosierung pro Tag	Hinweis
Aconit OhrenTr. (Wala)	Körperwarmes Öl 3–6 × 1–2 Tr. ins Ohr träufeln	Akut schmerzhafte Entzündung
Nasenbalsam für Kdr. (Wala)	2–3 × auf Nasenflügel und Naseneingang auftragen	Zum Freihalten der Nase
Rhinodoron® (Weleda)	2–3 × einen Sprühstoß	–

50.6 Biochemie/Schüßler-Salze

Differenzierung	Mineralstoff (Nummer)	Dosierung pro Tag
Leicht, stechend	3	20
Mit hohem Fieber	3	12–20
	5	12
	10	12
	12	5–7
Stark schmerzend	3	20–30
	12	10

50.7 Zusatzhinweise

- Anwendung von Zwiebelwickeln (Teil C, Kap. 5).
- Wärme durch eine Wärmflasche oder Rotlicht verschafft Linderung.
- Ohren vor kalter Zugluft schützen. Das Tragen der Mütze nicht vergessen.
- Dem Kind Ruhe gönnen, keine körperlichen Aktivitäten.
- Bestehender Schnupfen sollte immer mitbehandelt werden.

51 Mumps (Begleitbehandlung)

Verwandte Indikationen: Kap. 22 Fieber, Kap. 64 Ohrenschmerzen, Kap. 93 Zahnschmerzen.

51.1 Grenzen der Selbstmedikation

Mumps muss immer ärztlich abgeklärt werden, bevor eine unterstützende Selbstmedikation möglich ist. Auch der Verlauf der Heilung muss unter ärztlicher Beobachtung stehen. Mumps kann eine Reihe von Folgeerkrankungen hervorrufen. Ein Arzt muss unbedingt erneut zu Rate gezogen werden, wenn bei Jungen bei Erkrankung nach der Pubertät Schmerzen oder Schwellung der Hoden auftreten, wenn eine Woche nach Krankheitsbeginn starke Übelkeit, Erbrechen und heftige Bauchschmerzen auftreten (Verdacht auf Bauchspeicheldrüsenentzündung), wenn zwei bis drei Wochen nach Krankheitsbeginn die Drüsen erneut anschwellen und das Kind wieder fiebert, wenn das Kind plötzlich schlecht hört (Verdacht auf Schädigung des Hörnervs). Die Diagnose Mumps unterliegt der Meldepflicht.

51.2 Allopathie

Spezifische allopathische Arzneimittel in der Selbstmedikation können nicht empfohlen werden. Allenfalls symptomatische Begleitbehandlung.

51.3 Phytotherapie

Spezifische phytotherapeutische Arzneimittel in der Selbstmedikation können nicht empfohlen werden. Allenfalls symptomatische Begleitbehandlung.

51.4 Homöopathie

Einzelmittel

Leitsymptom	Modalität	Weiter Merkmale	Präparat
Starke Schwellung, ein- oder beidseitig, stechende Schmerzen	Schlimmer durch Wärme, Berührung, besser durch Kälte	Kind hat wenig Durst, kalte Getränke lindern aber, hat das Gefühl alles ist zugeschwollen	Apis D 6
Meist rechtsseitige Schwellung, hohes Fieber, rote Augen und Gesicht, pochende Schmerzen	Schlimmer durch Kälte und Berührung, besser durch Wärme	Kind hat wenig Durst, warme Getränke lindern aber, will seine Ruhe haben	Belladonna D 6
Meist linksseitige Schwellung, starke Schluckbeschwerden, unerträgliches Spannungsgefühl	Schlimmer durch Wärme und warme Getränke	Kind möchte nicht angefasst werden, erträgt keine Berührung und Einengung am Hals	Lachesis D 12
Meist linkseitige Schwellung, starke Gliederschmerzen, körperliche Unruhe	Schlimmer durch Kälte, besser durch Wärme	Kind ist unruhig, wälzt sich hin und her, evtl. Fieberbläschen	Rhus toxicodendron D 12
Verhärtete Halslymphknoten, Schluckschmerzen, zieht bis zu den Ohren	Schlimmer durch warme Getränke, besser durch kalte Getränke	Kind klagt über Schwäche und Gliederschmerzen, Hals ist trocken, rau und heiß	Phytolacca D 6 auch bewährt zur Nachbehandlung von Mumps

Dosierung: Anfängliche alle ein bis zwei Stunden eine Gabe bis zur Besserung, am nächsten Tag 3–5 × täglich eine Gabe. Bitte Symptomenwechsel beobachten und demensprechend die Arznei wählen.

Phytolacca zur Nachbehandlung 3 × täglich eine Woche lang geben.

Komplexmittel

Präparat	Dosierung pro Tag	Hinweis
Viburcol® Zäpfchen	Bis 1 J.: 1 Supp., 1–5 J.: 1–2 Supp., 6–11 J.: 1–3 Supp., ab 12 J.: 1–4 Supp.	Zur Fiebersenkung
Lymphdiaral® Halstbl.	Akut alle 30 min Kdr. von 1–5 J.: bis zu 6 × ½ Tbl., von 6–11 J.: bis zu 4 × 1 Tbl, ab 12 J.: bis zu 6 × 1 Tbl., zur längeren Anw. 1–3 ×	Ab 1 Jahr, Neigung zu Infekten im Hals-Rachen-Bereich mit Beteiligung des lokalen Lymphsystems
Lymphdiaral® sensitiv Salbe N	1–3 × im Lymphknotenbereich auftragen. Kdr. von 2–5 J.: 1–1,5 cm Salbenstrang, Kdr. von 6–11 J.: 2 cm, ab 12 J.: 2–3 cm	Ab 2 Jahren, unterstützende Behandlung des lokalen Lymphsystems bei Infekten des Hals-Nasen-Rachenraums

51.5 Anthroposophische Medizin

Die genannten Präparate sind als Begleitbehandlung zu verstehen. Eine konstitutionelle Behandlung durch den Arzt ist erforderlich.

Innere Therapie

Präparat	Dosierung pro Tag	Hinweis
Archangelica comp. Glob. velati (Wala)	3–6 × 5 Glob.	–

Äußere Therapie

Präparat	Dosierung pro Tag	Hinweis
Archangelica comp. Salbe (Weleda)	Mehrmals auf die Ohrspeicheldrüse auftragen	–
Eucalyptus comp. Paste (Weleda)	Paste auf eine Kompresse auftragen, diese erwärmen, auf die geschwollene Ohrspeicheldrüse auflegen	–

51.6 Biochemie/Schüßler-Salze

Differenzierung	Mineralstoff (Nummer)	Dosierung pro Tag
	3	10
	4	12
	5	10
	8	7
	9	20

51.7 Zusatzhinweise

- Bettruhe einhalten bis das Kind kein Fieber mehr hat und es sich zu erholen beginnt. Im Anschluss Zimmerruhe für eine Woche (wichtig, um Folgeerkrankungen vorzubeugen)!
- Genuss von leichtem und fettfreiem Essen (Gemüsesuppen, Zwieback, Knäckebrot). Meiden von sauren Speisen (Südfrüchte, Joghurt), um die Speicheldrüse nicht unnötig zu belasten.
- Bauch des Kindes warm halten (Wärmflasche, Kirschkernkissen).
- Kühle Quarkumschläge auf die Ohrspeicheldrüse, oder Umschläge mit essigsaurer Tonerde.

52 Mundschleimhautentzündung

Verwandte Indikationen: Kap. 6 Aphthen, Kap. 26 Halsschmerzen, Kap. 46 Lippenherpes, Kap. 53 Mundsoor.

52.1 Grenzen der Selbstmedikation

Bei immer wiederkehrenden Problemen mit der Mundschleimhaut kann eine Grunderkrankung vorliegen, die das Immunsystem beeinflusst. Eine ärztliche Abklärung ist unbedingt nötig. Dies gilt immer bei Säuglingen und auch bei Kleinkindern und Kindern mit starken Schmerzen.

52.2 Allopathie

Bei der Behandlung unspezifischer Mundschleimhautentzündungen beim Kind gilt es, mögliche Ursachen (Viren, Bakterien, Pilze) zu bekämpfen, sowie eine Entzündungshemmung und Schmerzstillung zu initiieren. Wirkstoffgruppen im sind hier Desinfizienzien, Antiseptika, und Lokalanästhetika. Auf den Gehalt an Alkohol ist für das jeweilige Anwendungsalter zu achten!

Präparat	Wirkstoff	Hinweis/Wirkstoffgruppe
InfectoGingi® Mundgel, Parodontal® Mundsalbe	Auszug aus Salbeiblättern, Auszug aus Kamillenblüten, Lidocain	Ätherische Öle, Lokalanästhetikum (KI bei herz-, leber-, nierenkranken Kindern)
Pyralvex® Lsg.	Rhabarberwurzelextrakt, Salicylsäure	Ab 6 Jahren, Gerbstoffe, Antiphlogistikum
Chlorhexamed® alkoholfrei Lsg.	Chlorhexidinbisgluconat	Antiseptikum
Dobendan® strepsils mint Lsg.	Cetylpyridiniumchlorid	Ab 6 Jahren, Antiseptikum
Gurgellösung ratiopharm®	Dequaliniumchlorid	Ab 2 Jahren, Antiseptikum
Hexoral Lsg. 0,1 %, -Spray 0,2 %	Hexetidin	
Dequonal® Lsg., -Spray	Benzalkoniumchlorid, Dequaliniumchlorid	

Präparat	Wirkstoff	Hinweis/Wirkstoffgruppe
NeoChinosol® Tbl. z Herstellung einer Lsg.	Ethacridinlactat	Antiseptikum
Dobendan® strepsils dolo 5, -40 mg, 10 ml Lsg.	Cetylpyridiniumchlorid, Benzocain	Ab 6 Jahren, Antispetikum, Lokalanästhetikum
Recessan® Salbe	Polidocanol	Lokalanästhetikum

52.3 Phytotherapie

Wirkstoffgruppen im pflanzlichen Bereich sind Gerbstoffe, ätherische Öle und Flavonoide. Auf den Gehalt an Alkohol ist für das jeweilige Anwendungsalter zu achten!

Präparat	Wirkstoff	Dosierung pro Tag	Hinweis
Aperisan® Mundgel	Fluidextrakt aus Salbeiblättern	Mehrmals erbsengroßes Stück auf die schmerzenden und entzündeten Stellen auftragen	–
Inspirol® forte Tinktur	Myrrhentinktur	2–3 × betroffene Stelle unverdünnt einpinseln, oder Spülen bzw. Gurgeln mit 10–20 Tr. auf 1 Glas Wasser	Oft geschmacklich nicht von Kindern toleriert!

52.4 Homöopathie

Einzelmittel

Leitsymptom	Modalität	Weitere Merkmale	Präparat
Akute Entzündung, glasige, hellrote Schwellung, stechende Schmerzen	Schlimmer durch Wärme, Berührung, besser durch kalte Getränke	Das Kind hat wenig Durst, wenn es aber etwas Kaltes trinkt tut es ihm gut	Apis D 6

Leitsymptom	Modalität	Weitere Merkmale	Präparat
Akute Entzündung, knallrote Schwellung, brennende Schmerzen	Schlimmer durch kalte Getränke, besser durch warme Getränke	Das Kind hat wenig Durst, warmer Tee tut aber gut, auch die Zunge kann knallrot sein	Belladonna D 6
Akute, eitrige Abszesse, extrem schmerz- und berührungsempfindlich	Schlimmer durch kalte Getränke und Berührung, besser durch warme Getränke	Das Kind hat einen üblen Mundgeruch und einen bitteren oder sauren Geschmack im Mund	Hepar sulfuris D 12
Schwellung, die schwammig wirkt und leicht blutet, starker Speichelfluss, begleitend zu einer Erkältung	Schlimmer durch Berührung, besser durch lauwarme Getränke	Kind hat belegte Zunge, evtl. Zahneindrücke am Zungenrand, Mundgeruch und Metallgeschmack	Mercurius solubilis D 12

Dosierung: Die akuten Mittel zunächst stündlich eine Gabe bis zur Besserung, wenn nötig noch 3 × täglich weitergeben. Mercurius solubilis 3 × täglich geben, für maximal drei Tage, dann sollte eine Besserung eingetreten sein.

Komplexmittel

Präparat	Dosierung pro Tag	Hinweis
Belladonna Similiaplex N Tr.	Akut 3–5 J.: 2–3 Tr., 6–11 J.: 3–4 Tr., ab 12 J.: 5 Tr. bis zu 6 × in Wasser, zur längeren Anw. 1–3 × eine Gabe	Ab 3 Jahren, akute Entzündung, rote, brennende Schleimhäute
Mercurius solubilis Similiaplex Tr.	Akut 1–5 J.: 2–3 Tr., bis 11 J.: 3–4 Tr., ab 12 J.: 5 Tr. bis zu 6 × in Wasser, zur längeren Anw. 1–3 × eine Gabe	Ab 1 Jahr, geschwürige Veränderung der Schleimhaut, Zustand nach dem akutem Stadium

52.5 Anthroposophische Medizin

Innere Therapie

Präparat	Dosierung pro Tag	Hinweis
Apis/Belladonna cum Mercurio, Globuli velati (Wala)	1–3 × 5–7 Glob.	Unterstützt den Heilungsprozess

Äußere Therapie

Präparat	Dosierung pro Tag	Hinweis
Mundbalsam flüssig (Wala)	Mundbalsam flüssig auf einen Wattetupfer geben und alle betroffenen Stellen damit betupfen	–
Ratanhia-Mundwasser (Weleda)	Einige Tr. mit Wasser verdünnen zum Spülen und Gurgeln der Mundschleimhaut	–

52.6 Biochemie/Schüßler-Salze

Differenzierung	Mineralstoff (Nummer)	Dosierung pro Tag
	3	10
	4	7
	8	10
	21	7

52.7 Zusatzhinweise

- Meiden von sauren und stark gesalzenen Speisen (z. B. Chips), kohlensäurehaltigen Getränken und harten Speisen (z. B. Zwieback, Knäckebrot).
- Mit Salbeitee oder verdünnter Calendula- Essenz den Mund spülen.

53 Mundsoor

Verwandte Indikationen: Kap. 52 Mundschleimhautentzündung, Kap. 66 Pilzerkrankungen der Haut.

53.1 Grenzen der Selbstmedikation

Die Ursache des Mundsoors sollte immer ärztlich abgeklärt werden, um einen Befall zukünftig zu verhindern. Dies gilt auch für Veränderungen der Mundschleimhaut, die mit Entzündungen oder starken Schmerzen einhergehen. Säuglinge sollten generell vom Arzt untersucht werden.

53.2 Allopathie

Präparat	Wirkstoff	Hinweis/Wirkstoffgruppe
Candio Hermal® Fertigsusp., -Mundgel, Adiclair® Susp., -Mundgel, Lederlind® Mundgel	Nystatin	Antimykotisch wirkendes Antibiotikum
Daktar® 2 % Mundgel, Infectosoor® Mundgel	Miconazol	Ab 6 Monaten, Antimykotikum

53.3 Phytotherapie

Phytotherapeutische Arzneimittel in der Selbstmedikation können nicht empfohlen werden.

53.4 Homöopathie

Einzelmittel

Leitsymptom	Modalität	Weitere Merkmale	Präparat
Weiße Flecken, brennender Schmerz, wiederkehrende Entzündungen	Schlimmer durch kalte Getränke	Empfindliche, leicht blutende Mundschleimhaut	Borax D 6

Leitsymptom	Modalität	Weitere Merkmale	Präparat
Geschwollenes Zahnfleisch, starker Speichelfluss, sehr schmerzhaft	Schlimmer durch Berührung, besser durch lauwarme Getränke	Unangenehmer Mundgeruch, belegte Zunge	Mercurius solubilis D 12

Dosierung: 3 × täglich eine Gabe bis zur Besserung.

Komplexmittel

Präparat	Dosierung pro Tag	Hinweis
Equisetum 23 Komplex Nestmann Tr.	Akut alle 30–60 min bis zu 12 ×, 1–5 J.: 2–3 Tr., 6–12 J.: 4–6 Tr., ab 12 J.: 5–10 Tr. jeweils in Wasser, zur längeren Anw. 1–3 × 1 Gabe	Ab 1 Jahr

53.5 Anthroposophische Medizin

Die lokale Behandlung ohne Antimykotika erfordert etwas Geduld. Es ist auf eine gute Verdauung zu achten.

Innere Therapie

Präparat	Dosierung pro Tag	Hinweis
Digestodoron® Tabletten (Weleda)	Bis 2 J.: 1–3 × ½ Tbl., 2–5 J.: 1–3 × 1 Tbl., 6–11 J.: 1–3 × 1–2 Tbl., 1–3 J.: × 2–4 Tbl., Tbl. ca. 15 min vor dem Essen mit etwas Wasser einnehmen, für Kdr. bis zu 5 J. Tbl. zerstoßen bzw. in Wasser oder Tee auflösen	Als Basismedikation und Begleittherapie, kurmäßig (3 Monate) anzuwenden, einen Tag in der Woche Einnahmepause

Äußere Therapie

Präparat	Dosierung pro Tag	Hinweis
Ratanhia-Mundwasser (Weleda)	Mundschleimhaut mit einem Stiltupfer nach der Mahlzeit einpinseln	Bei gestillten Kindern muss die mütterliche Brustwarze mitbehandelt werden: nach jedem Stillen mit Teebaumöl in einer Mischung 1:10 in Calendulaöl (Weleda) die Brustwarze abtupfen

53.6 Biochemie/Schüßler-Salze

Differenzierung	Mineralstoff (Nummer)	Dosierung pro Tag
	4	12
	5	12
	8	7

53.7 Zusatzhinweise

- Bei Säuglingen die Beruhigungssauger und Trinksauger auskochen.
- Kleinkinder und Säuglinge nur mit dem eigenem Löffel füttern und diesen nicht ablecken. Mundsoor ist übertragbar.
- Bei gestillten Kindern muss die mütterliche Brustwarze mitbehandelt werden.

54 Muskelkater

Verwandte Indikationen: Kap. 68 Prellungen, Kap. 95 Zerrung.

54.1 Grenzen der Selbstmedikation

Ein wiederholtes Auftreten ohne erkennbare Ursache, oder Beschwerden die sich verschlimmern müssen abgeklärt werden (Verdacht auf Muskelfaserriss oder Zerrung).

54.2 Allopathie

Da einem Muskelkater meist Mikrotraumen des Muskelfasergewebes zugrunde liegen, sollten die Zubereitungen antiphlogistische und analgetische Wirkqualitäten aufweisen. Allopathika mit Diclofenac und Ketoprofen dürfen bei Kindern und Jugendlichen nicht angewendet werden.

Präparat	Wirkstoff	Hinweis/Wirkstoffgruppe
Salhumin® Gel	Hydroxyethylsalicylat	Analgetikum, Antirheumatikum

54.3 Phytotherapie

Präparat	Wirkstoff	Dosierung pro Tag	Hinweis
Kneipp® Arnika Salbe S	Öliger Auszug aus Arnikablüten	Mehrmals leichte Streichmassage	Nicht bei Überempfindlichkeit gegen Korbblütler
Novopin® MIG neu, Retterspitz® Muskel- und Nervenöl	Minzöl	Einige Tr. in die betroffenen Hautpartien einreiben	Bei Säuglingen und Kleinkindern nicht im Bereich Gesicht
Retterspitz® Quick Muskel	Rosmarinöl, Levomenthol, Thymol, Edeltannenzapfenöl, Arnikatinktur	3–6 × 5–10 cm Salbenstrang auftragen	Bei rheumatischen Beschwerden der Muskulatur und Gelenke, auch bei grippalen Infekten

54.4 Homöopathie

Einzelmittel

Leitsymptom	Modalität	Weitere Merkmale	Präparat
Zerschlagenheitsgefühl, alles tut weh	Schlimmer durch Berührung und Bewegung, besser durch Liegen	Mittel der ersten Wahl bei Muskelkater	Arnica D 6
Ziehende, reißende Schmerzen, steif und unbeweglich, große Ruhelosigkeit mit Bewegungsdrang	Schlimmer durch Ruhe und anfängliche Bewegung, besser durch fortgesetzte Bewegung und Wärme	Folgemittel von Arnica, falls dieses nach ein bis zwei Tagen nicht auseichend hilft, erstes Mittel, wenn Symptome eindeutig passen	Rhus toxicodendron D 12

Dosierung: Im akuten Fall alle 30–60 min eine Gabe bis zur Besserung, wenn nötig noch 3–5 × täglich weitergeben.

Komplexmittel

Präparat	Dosierung pro Tag	Hinweis
Traumeel® Tbl.	Akut: 1–5 J.: ½ Tbl. alle 30 min bis zu 12 ×, 6–11 J.: 1 Tbl. alle 30 min bis zu 8 ×, ab 12 J.: 1 Tbl. alle 30 min bis zu 12 ×, zur längeren Anw.: 1–5 J.: 3 × ½ Tbl., 6–11 J.: 2 × 1 Tbl., ab 12 J.: 3 × 1 Tbl.	Ab 1 Jahr
Traumeel® Salbe Arnica comp. Gel N	1–3 × dünn auf die betroffene Stelle auftragen	–

54.5 Anthroposophische Medizin

Innere Therapie

Präparat	Dosierung pro Tag	Hinweis
Arnica e planta tota D 6, Glob. velati (Wala)	1–3 × 5–10 Glob.	Die Behandlung erfolgt so lange bis die Schmerzen nachlassen

Äußere Therapie

Präparat	Dosierung pro Tag	Hinweis
Arnica comp./Cuprum, ölige Einreibung (Weleda)	Morgens und abends die betroffenen Körperpartien mit 3–5 Tr. körperwarmem Öl einreiben und mit einem Wolltuch umhüllen	–

54.6 Biochemie/Schüßler-Salze

Differenzierung	Mineralstoff (Nummer)	Dosierung pro Tag
	3	12–20
	6	12

54.7 Zusatzhinweise

- Vor dem Sport grundsätzlich aufwärmen.
- Die Muskeln durchwärmen (Einreibungen, Bäder, Sauna).
- Sanfte Massagen (Massageöl) und Dehnung.
- Muskeln weiter bewegen, ohne Überanstrengung.

55 Nabelentzündung

Verwandte Indikationen: Kap. 27 Hautausschläge, Kap. 36 Juckreiz.

55.1 Grenzen der Selbstmedikation

Die Entzündung des Bauchnabels ist meist bakterieller Natur, mit einer hohen Rate an möglichen Komplikationen. Eine beginnende Nabelentzündung (Rötung, Schwellung) sollte immer vom Arzt untersucht werden um eine Ausbreitung der Infektion zu verhindern (Gefahr der Blutvergiftung).

55.2 Allopathie

Nach Diagnosestellung mit Verordnung eines Antibiotikums ist ein Darmimmunaufbau (Probiotikum plus Okoubaka D 3 plus Imupret® Tropfen) sinnvoll.

Allenfalls im Anfangsstadium mit leichtem, geringfügig entzündetem und noch nicht eitrigem Erscheinungsbild kann ein Therapieversuch mit Tyrosur-Zubereitungen unternommen werden.

Präparat	Wirkstoff	Hinweis/Wirkstoffgruppe
Tyrosur® Gel, Puder	Tyrothricin	Lokalantibiotikum

55.3 Phytotherapie

Präparat	Wirkstoff	Dosierung pro Tag	Hinweis
Korianderöl 1 % in Aloe Vera Gel als Individualrezeptur	Korianderöl, Aloe vera	Ab 2 J.: probatorisch anfangs 5 × einreiben, nur am Anfang einer Infektion	Ab 2 Jahren, antibakterielle Wirkung des Korianderöls, Abschwellung und Entzündungshemmung durch Aloe vera, wenn nach 1 Tag keine Besserung → Arzt!

55.4 Homöopathie

Einzelmittel

Leitsymptom	Modalität	Weitere Merkmale	Präparat
Entzündeter Nabel, Wunde neigt zur Eiterbildung			Calendula D 6

Äußerlich empfiehlt sich die zusätzliche Anwendung einer Calendula-Salbe oder Gel z. B. Calendumed®.
Dosierung: 3 × täglich eine Gabe bis zur Besserung.

Komplexmittel

Keine Angaben möglich.

55.5 Anthroposophische Medizin

Innere Therapie

Präparat	Dosierung pro Tag	Hinweis
Quarz D 30 Glob. velati (Wala)	Einmalige Gabe 3 Glob.	Unterstützt den Heilungsprozess

Äußere Therapie

Präparat	Dosierung pro Tag	Hinweis
Wecesin® Pulver (Weleda)	1–3 × dünn auf den Nabelrest und die umliegende Haut aufstreuen	Anregung der Wundheilung sowie der Haut- und Schleimhautregeneration
Calendula-Essenz (Weleda)	1:4 mit abgekochtem Wasser verdünnen, den Nabelrest säubern, zusätzlich Wecesin® anwenden	Auch bei entzündetem und stark nässendem Nabel

55.6 Biochemie/Schüßler-Salze

Differenzierung	Mineralstoff (Nummer)	Dosierung pro Tag
	3	12
	5	7
	8	7

55.7 Zusatzhinweise

- Bis zur Abheilung des Nabels Stoffwindeln verwenden, da sie die Feuchtigkeit besser aufsaugen.

56 Nägelkauen

Verwandte Indikationen: Kap. 5 Angst, Kap. 60 Nervosität.

56.1 Grenzen der Selbstmedikation

Massive Probleme, wie z. B. blutig gekaute Nägel, müssen von einem erfahrenen Therapeuten behandelt werden. Nicht nur die Psyche ist zu behandeln, es können auch organische Probleme auftreten: durch das Nägelkauen kann die Nagelwurzel so stark beschädigt werden, dass die Tastempfindlichkeit in den Fingerspitzen nachlässt. Außerdem sind kaputte und entzündete Fingernägel ein willkommener Nistplatz für Krankheitserreger. Warzen und Nagelpilze können die Folgen sein.

56.2 Allopathie

»Vergrämungsmittel« wie Daumexol® mögen wirksam sein, es sollte aber immer nach den psychischen Ursachen des Nägelkauens geforscht werden.

Präparat	Wirkstoff	Hinweis/Wirkstoffgruppe
Daumexol® Lsg.	Ethylacetat, *Capsicum frutescens*, Sucroseoctoacetat	Ab 2 Jahren, Bitterstoff

56.3 Phytotherapie

Phytotherapeutische Arzneimittel in der Selbstmedikation können nicht empfohlen werden.

56.4 Homöopathie

Einzelmittel

Leitsymptom	Modalität	Weitere Merkmale	Präparat
Nägelkauen Daumenlutschen, infektanfällig, kalte, schweißige Füße	Schlimmer durch Kälte, Nässe, besser durch Wärme, Zuwendung	Schüchternes, furchtsames Kind, hat Angst vor Spritzen, mutlos, Angst vor Misserfolg	Silicea D 12
Nägelkauen, Abbeißen der Nagelhaut, Atemwegsinfekte, Schulkopfschmerz, Wachstumsschmerz	Schlimmer bei Wetterwechsel, Kälte, Nasse, besser durch Wärme, frische Luft	Kind befindet sich in der Wachstumsphase, sehr lebhaft, sensibel, Lernschwierigkeiten	Calcium phosphoricum D 12
Nägelkauen, Abbeißen der Nagelhaut, Kind zieht sich zurück, wirkt verschlossen, introvertiert	Schlimmer durch Trost, Angesprochen werden, besser durch Ruhe	Folge von Kummer, neues Geschwisterchen, Kind redet nicht, ist schnell verletzt, nachtragend	Natrium chloratum D 12
Nägelkauen, Bleistiftkauen, trockene, stark juckende Haut	Schlimmer durch Wärme, Waschen, besser durch Kälte	Lebhaftes, impulsives Kind, weiß alles besser, nimmt auf niemanden Rücksicht, muss seinen Willen durchsetzen	Sulfur D 12

Dosierung: 2 × eine Gabe für einen Zeitraum von ein bis drei Wochen. Bei Bedarf die Anwendung wiederholen.

Komplexmittel

Präparat	Dosierung pro Tag	Hinweis
Pasconal® Nerventr.	Akut: 1–5 J.: 4 Tr., bis 11 J.: 6 Tr., ab 12 J.: 10 Tr. bis zu 12 × in Wasser, zur längeren Anw. 1–3 ×	Ab 1 Jahr, Ängste und damit verbundene Nervosität

Präparat	Dosierung pro Tag	Hinweis
Zincum Similiaplex Tr.	Akut alle 30–60 min, 1–5 J.: 3–5 Tr., 6–11 J.: 4–8 Tr., ab 12 J.: 5–10 Tr. in Wasser, zur längeren Anw. 1–3 ×	Ab 1 Jahr, ärgerliche Gereiztheit, nervöse Überempfindlichkeit, motorische Unruhe, evtl. Schlafprobleme

56.5 Anthroposophische Medizin

Präparat	Dosierung pro Tag	Hinweis
Aurum/Stibium/Hyoscyamus Glob. velati (Wala)	1–2 × 7–10 Glob.	–

56.6 Biochemie/Schüßler-Salze

Differenzierung	Mineralstoff (Nummer)	Dosierung pro Tag
	2	7
	7	12

56.7 Zusatzhinweise

- Für Ruhe und Ausgeglichenheit im kindlichen Tagesablauf sorgen.
- Schulstress vermeiden.
- Ausreichend Schlaf.

57 Nahrungsmittelunverträglichkeit

Verwandte Indikationen: Kap. 9 Bauchschmerzen, Kap. 11 Blähungen, Kap. 44 Lactoseintoleranz, Kap. 96 Zöliakie (Begleitbehandlung).

57.1 Grenzen der Selbstmedikation

Unverträglichkeit bestimmter Nahrungsmittel muss von einem Arzt abgeklärt werden.

57.2 Allopathie

Viele Nahrungsmittelunverträglichkeiten beruhen auf einer Einwirkung vom Histamin auf die Schleimhaut des Verdauungstrakts und der dort lokalisierten histaminempfindlichen Zielzellen. Ursache kann ein eigener hoher Histamingehalt der Lebensmittel sein, aber auch Lebensmittel, welche eine erhöhte Histaminproduktion und -ausschüttung provozieren. Bekanntestes Beispiel sind die Lebensmittel Käse oder Rotwein, verstärkend die Kombination aus beiden! Weitere verdächtige Kandidaten sind Sauerkraut, bestimmte Obst- und Gemüsesorten (Ananas, Erdbeeren, Bananen, Auberginen, Tomate oder Spinat), aber auch Salami, Meeresfrüchte, Fisch oder Schokolade. Eine wahre »Histaminladung« bringt die Kombination der Lebensmittel, wie sie z. B. auf einer italienischen Pizza zu finden sind (von Kindern gerne gegessen, z. B. bei Kindergeburtstagen)

Durch Zufuhr des Enzyms Diaminooxidase (DAO) vor einem histaminhaltigen Essen (z. B. 1–2 Daosin®-Kapseln vor jedem Essen), kann man die Entstehung der zu erwartenden Symptome sehr positiv beeinflussen.

Präparat	Wirkstoff	Hinweis/Wirkstoffgruppe
Allergoval® Kaps., Colimune® Sachets 100 mg, Cromo ct® Kps., DNCG Oral Pädia® Kps.	Cromoglicinsäure	Ab 2 Monate, Antihistaminikum

57.3 Phytotherapie

Phytotherapeutische Arzneimittel in der Selbstmedikation können nicht empfohlen werden.

57.4 Homöopathie

Einzelmittel

Leitsymptom	Modalität	Weitere Merkmale	Präparat
Durchfall, Blähungen	Besser durch Verzicht der Nahrung	Folge von z. B. Lactose-unverträglichkeit aber auch ungewohnte Nahrung (Urlaub), Antibiotikum	Okoubaka D 3
Erbrechen, brennende Magenschmerzen, evtl. übel riechende, brennende Durchfälle, kalt, erschöpft, schwach	Besser durch Wärme und Hinlegen	Folge von verdorbener Nahrung, Kind hat viel Durst, kann aber immer nur wenig trinken, erbricht sofort wieder	Arsenicum album D 12
Erbrechen von klumpiger Milch, evtl. grünlicher Durchfall, Kind ist schweißig, erschöpft	Schlimmer durch Wärme, Sommerhitze, besser an der frischen Luft	Folge von Milcheiweiß-unverträglichkeit, hitzebedingte Durchfälle, Kind hat schnell wieder Hunger	Aethusa D 6

Dosierung: Akut halbstündlich bis stündlich eine Gabe bis zur Besserung, am nächsten Tag 3–5 × täglich.

Komplexmittel

Keine gesicherten Angaben möglich.

57.5 Anthroposophische Medizin

Präparat	Dosierung pro Tag	Hinweis
Cichorium Rh D 3 flüssige Verdünnung (Weleda)	3 × 5–10 Tr.	Leitsymptom: unverdaute Bestandteile aus der Nahrung im Stuhl, nach 1–2 Wochen muss sich das gebessert haben, sonst das Mittel wechseln

Präparat	Dosierung pro Tag	Hinweis
Cichorium/ Pankreas comp. Glob. velati (Wala)	3 × 5 Glob.	Bei Durchfällen und schlecht verdauten Stühlen, gleichzeitig entzündlich-allergische Erscheinungen auf der Haut und Schleimhaut (Nase)
Hepatodoron® Tbl. (Weleda)	3 × 1 Tbl.	Bei Nahrungsunverträglichkeiten und Verstopfungsneigung im Schulalter, Hepatodoron® enthält Weizenstärke und Erdbeerblätter

57.6 Biochemie/Schüßler-Salze

Differenzierung	Mineralstoff (Nummer)	Dosierung pro Tag
	2	12
	4	7
	17	7
	21	7
	22	7

57.7 Zusatzhinweise

- Beobachten, nach welchen Nahrungsmitteln Symptome auftreten, die auf eine Unverträglichkeit hindeuten. Diese dann meiden und Rücksprache mit einem Arzt halten.
- Das unverträgliche Nahrungsmittel ausreichend lange vermeiden, um das kindliche Verdauungssystem zu entlasten.
- Neue Nahrungsmittel immer zuerst einzeln anbieten.
- Nach Möglichkeit in den ersten sechs Monaten voll stillen. Kuhmilch erst ab dem siebten Monat einführen (nicht homogenisierte Milch aus biodynamischer Produktion).
- Gemüse und Obst möglichst aus biodynamischen Anbau wählen.

58 Nasenbluten

Verwandte Indikationen: Kap. 91 Wundversorgung.

58.1 Grenzen der Selbstmedikation

Wiederholt auftretendes Nasenbluten, massives Nasenbluten nach Verletzungen oder starke, lang anhaltende Blutungen (ab 20 min) müssen ärztlich abgeklärt werden.

58.2 Allopathie

Je nachdem, ob es sich um lokale oder systemische Ursachen für das Nasenbluten handelt, muss die Therapie durchgeführt werden. Häufig tritt bei Kindern Nasenbluten am Locus kieselbachii am vorderen Nasenseptum spontan auf. Dort sind die Blutgefäße sehr weich und können bei Berührung oder Schneuzen sehr leicht verletzt werden. Da das erste Therapieziel die Blutstillung ist, kann man mit blutstillender Watte eine Anregung der Blutgerinnung erreichen (cave: Bildung großer, die Atemwege verlegender Gerinnsel). Dies wird dann durchgeführt, wenn Maßnahmen wie Zusammendrücken der Nasenflügel, oder Auflegen eines kalten Waschlappens im Nacken, nicht zur gewünschten Blutstillung führen. Blut sollte nicht verschluckt werden. Es ist unangenehm und eine Abschätzung der verlorenen Blutmenge ist dann nicht mehr möglich.

58.3 Phytotherapie

Phytotherapeutische Arzneimittel in der Selbstmedikation können nicht empfohlen werden.

58.4 Homöopathie

Einzelmittel

Leitsymptom	Weitere Merkmale	Präparat
Hellrotes, kräftiges Blut	Folge von Verletzung	Arnica D 6
Hellrotes Blut, Nasenbluten bei Fieber und Infekten, Kind ist häufig erkältet, wenig Abwehrkräfte	Evtl. Folge von Fieber und Infekten	Ferrum phosphoricum D 12
Hellrotes Blut, oft schwallartiges Bluten, häufig ohne Anlass	Evtl. Folge von Infekten, die schon länger bestehen	Phosphor D 12

Dosierung: Akut alle 5 min eine Gabe bis zur Besserung; bei häufigerem Auftreten 2 × eine Gabe für ein bis drei Wochen.

Komplexmittel

Präparat	Dosierung pro Tag	Hinweis
Traumeel® Tbl.	Akut: 1–5 J.: ½ Tbl. alle 30 min bis zu 12 ×, 6–11 J.: 1 Tbl. alle 30 min bis zu 8 ×, ab 12 J.: 1 Tbl. alle 30 min bis zu 12 ×, zur längeren Anw.: 1–5 J.: 3 × ½ Tbl., 6–11 J.: 2 × 1 Tbl., ab 12 J.: 3 × 1 Tbl.	Ab 1 Jahr

58.5 Anthroposophische Medizin

Innere Therapie

Präparat	Dosierung pro Tag	Hinweis
Tormentilla comp. Glob. velati (Wala)	3 × 5–10 Glob.	
Marmor D 6 / Stibium D 6 aa Mischung aus Verreibung	2–5 × eine Messerspitze Pul. einnehmen	Behandlung während der Blutung bis zum vollständigen Abklingen

Äußere Therapie

Präparat	Dosierung pro Tag	Hinweis
Rhinodoron® Nasenspray	Mehrmals einen Sprühstoß in jedes Nasenloch	Vorbeugend pflegend bei Neigung zu Nasenbluten in trockener Raumluft

58.6 Biochemie/Schüßler-Salze

Differenzierung	Mineralstoff (Nummer)	Dosierung pro Tag
	2	20

58.7 Zusatzhinweise

- Das Blut sollte nicht verschluckt werden, eine Abschätzung der verlorenen Blutmenge ist dann nicht mehr möglich.
- Während das Kind durch den Mund atmet, drückt der Erwachsene bis zu 10 min die Nasenlöcher zusammen.
- Zusätzlich drosselt ein kalter Waschlappen im Nacken die Blutzufuhr.
- Heftiges Schnäuzen und Nasebohren ist zu vermeiden.
- Zur Pflege Nasenbalsam oder Nasensalbe anwenden.

59 Nasennebenhöhlenentzündung

Verwandte Indikationen: Kap. 41 Kopfschmerz, Kap. 63 Ohrenschmerzen, Kap. 77 Schnupfen.

59.1 Grenzen der Selbstmedikation

Beschwerden bei Säuglingen und Kleinkindern sollten immer ärztlich abgeklärt werden. Dies gilt für alle Kinder, wenn Symptome wie hohes Fieber und eitriges Sekret (evtl. bakterielle Superinfektion) die Erkrankung begleiten.

59.2 Allopathie

Präparat	Wirkstoff	Hinweis/Wirkstoffgruppe
Olynth® 0,025 % Schnupfen Lsg. f. Sgl., -0,05 % Spray f. Kdr	Xylometazolinhydrochlorid	Altersbeschränkung je nach Stärke, Sympathomimetikum
Nasivin® Dosiertropfer für Babys, -Dosierspray für Kleinkdr.	Oxymetazolinhydrochlorid	Altersbeschränkung je nach Stärke, Sympathomimetikum
Nasic® für Kdr., -ohne Konservierung f. Kdr.	Xylometazolinhydrochlorid, Dexpanthenol	Ab 2 Jahren, Sympathomimetikum, Vitaminoid

59.3 Phytotherapie

Ziel bei Infektionen der oberen Luftwege ist es, entzündungshemmende, abschwellende, schmerzstillende, schleimlösende und immunstimulierende Wirkungen zu generieren. Die multifaktorielle Wirkung vieler Pflanzenextrakt-Präparate ist hier der monofaktoriellen Wirkweise von allopathischen Wirkstoffen häufig überlegen, v. a. wenn man den Aspekt der sehr guten Verträglichkeit mit heranzieht.

Orale Therapie

Präparat	Wirkstoff	Dosierung pro Tag	Hinweis
Sinupret® Saft, Tr.	Pulver von Eisenkraut, Enzianwurzel, Gartensauerampferkraut, Holunderblüten, Schlüsselblumenblüten mit Kelch	2–6 J.: 3 × 15 Tr., 6–11 J.: 3 × 1 Drg. oder 25 Tr.	Ab 2 Jahren, (Drg. ab 6 J.), vor dem Essen mit viel Flüssigkeit
Gelomyrtol®, forte Kps.	Myrtol (Destillat aus einer Mischung Eucalyptusöl, Süßorangenöl, Myrtenöl, Zitronenöl)	Bis 6 J.: (13–19 kg): akut 3–4 × 1, chron. 2–3 × 1, 6–10 J.: (20–29 kg): akut 4–5 × 1, chron. 3 × 1 oder 2 × 2, 10–12 J.: (30–43 kg): akut 5 × 1–2, chron. 4 × 1 oder 2 × 2 (Dosis forte weicht ab)	Magensaftresistent, unzerkaut 30 min vor dem Essen mit ausreichend kalter Flüssigkeit
Angocin® Antiinfekt N Fta.	Kapuzinerkressenkraut, Meerrettichwurzel	6–12 J.: 3–4 × 2–4 Fta., ab 12 J.: 3–5 × 4–5 Fta.	Ab 6 Jahren, wirksam gegen Keime (obere und untere Atemwege, Blase), grippale Infekte

Lokale Therapie

Präparat	Wirkstoff	Dosierung pro Tag	Hinweis
Gelositin® Nasenpflege Pumpspray	Raffiniertes Sesamöl, Cetiol® CC, Orangenöl, Citronenöl, Antioxidanziengemisch	Mehrmals 1–2 Sprühstöße	Ab 3 Jahren, Befeuchtung, Regeneration
Nasodren® Nasenspray, wässrige Lsg.	Gefriergetrockneter Pflanzenextrakt aus Cyclamen	1 Srühstoß, am besten abends	Ab 5 Jahren, nicht bei Polypen und Zysten in Nase und Nebenhöhlen

Präparat	Wirkstoff	Dosierung pro Tag	Hinweis
Rinupret® Pflege-Nasenspray	Hypertone Meersalzlösung, Aloe vera, Eucalyptusöl	Mehrmals 1–2 Sprühstöße	Ab 2 Jahren, osmotische Abschwellung, Befeuchtung, Befreiung

59.4 Homöopathie

Einzelmittel

Leitsymptom	Modalität	Weitere Merkmale	Präparat
Schwer löslicher Schleim (weiß, gelb, grün), akut oder schon lange bestehend	Schlimmer durch Kälte, Wind	Evtl. trockener Husten, Ohrendruck, Kind wirkt geschwächt	Hydrastis D 6
Zäher, fadenziehender Schleim (gelb-weiß), verstopfte Nase, Druck an der Nasenwurzel	Schlimmer durch Kälte, besser durch Wärme, Inhalieren	Schmerzpunkte an Wange und Stirn, Kopfschmerz, Folge von Fließschnupfen	Kalium bichromicum D 6
Dicker, zäher, gelber Schleim, stechende Schmerzen bei Berührung der Wange	Schlimmer durch Kälte, Zugluft, besser durch Wärme, Inhalation	Kind ist äußerst kälteempfindlich, evtl. gereizt, Schmerzen an Kopf und Wange	Hepar sulfuris D 12
Gelöster, gelbgrüner Schleim, Nasennebenhöhlenentzündung in der Endphase	Schlimmer am Abend, Bettwärme, besser an der frischen Luft	Evtl. Kopfschmerzen und Husten, Kind ist weinerlich, anhänglich	Pulsatilla D 6

Dosierung: Akut stündlich eine Gabe bis zur Besserung, am nächsten Tag 3–5 × täglich.

Komplexmittel

Präparat	Dosierung pro Tag	Hinweis
Cinnabsin®	Akut 6–11 J.: 1 Tbl. bis zu 4 ×, ab 12 J.: 1 Tbl. bis zu 12 ×, zur weiteren Anwendung 1–3 × eine Tbl.	Ab 6 Jahren
Sinupas® Tr.	Akut alle 30 bis 60 min bis zu 6 ×, bis 1 J.: 1 Tr., 2–5 J.: 2 Tr., 6–11 J.: 3 Tr., ab 12 J.: 5 Tr. in Wasser	–
Sinusitis Hevert® SL Tbl.	Bis 2 J.: 4 × 1 Tbl. (evtl. mit Wasser anlösen), ab 3 J.: 4 × 2 Tbl., akut alle 30 min	–

59.5 Anthroposophische Medizin

Innere Therapie

Präparat	Dosierung pro Tag	Hinweis
Myristica sebifera comp. Glob. velati (Wala)	3–5 × 5–7 Glob.	Wenn der Schleim zäh ist und sich schwer löst, auch mit Fieber
Argentum/Berberis comp. Dilution (Weleda)	5 × 5–10 Tr.	Im akut fieberhaften Stadium
Berberis/Quarz Glob. velati (Wala)	3 × 5–10 Glob.	Zur Nachbehandlung und Stabilisierung der Nasenschleimhaut 2–3 Wochen lang

Äußere Therapie

Präparat	Dosierung pro Tag	Hinweis
Rhinodoron Nasenspray (Weleda)	3 × einsprühen	Zur Befeuchtung der Nasenschleimhaut
Nasenbalsam für Kinder (Wala)	3 × auftragen	Zur Befeuchtung der Nasenschleimhaut und Verbesserung der Nasenatmung
Mercurialis 10 % Salbe (Weleda)	Bis zu 3 × auf Stirn und Nebenhöhlen auftragen	Zum Lösen des eitrigen Sekrets

Präparat	Dosierung pro Tag	Hinweis
Echinacea/Mercurius comp. Supp. für Kinder (Wala)	2 × 1 Supp.	Bei eitrigem Sekret und Fieber

59.6 Biochemie/Schüßler-Salze

Differenzierung	Mineralstoff (Nummer)	Dosierung pro Tag
	3	12
	4	10
	8	10

59.7 Zusatzhinweise

- Zur Lösung des Schleims Lindenblütentee oder Holunderblütentee geben (mit Zitrone und Honig).
- Das Kind warm anziehen. Besonders die Füße warm halten (Hausschuhe). Auch die Anwendung von Rotlicht ist wohltuend und hilfreich.
- Zur Befeuchtung der Nasenschleimhaut ein Nasenspray auf Salzwasserbasis oder einen pflegenden Nasenbalsam verwenden. Ab dem 5. Lebensjahr Nasendusche mit Emser® Salz machen lassen.
- Zur Belüftung der Atemwege ist das Singen eine gute Hilfe.
- Bewegung an der frischen Luft.
- Zugluft und Hallenbadbesuche sind zu meiden.

60 Nervosität

Verwandte Indikationen: Kap. 5 Angst, Kap. 40 Konzentrationsschwäche/Lernschwierigkeiten, Kap. 56 Nägelkauen, Kap. 69 Prüfungsangst/Lampenfieber, Kap. 76 Schlafstörungen.

60.1 Grenzen der Selbstmedikation

Probleme, die schon länger bestehen bzw. den Alltag massiv beeinträchtigen müssen ärztlich abgeklärt werden. Evtl. liegen andere Grunderkrankungen, wie z. B. AD(H)S vor, die von einem erfahrenen Therapeuten mit standardisierten Methoden diagnostiziert werden müssen.

60.2 Allopathie

Bei Kindern sollten stofflich definierte Anxiolytika und Sedativa in der Selbstmedikation zurückhaltend gegeben werden. Ein empathisches Elterngespräch mit dem Kind, eine Ursachenforschung (Gefühl der Schwäche vor Anforderungssituationen), eine Therapie durch z. B. Stützung des Selbstbewusstseins mit entsprechenden Interventionen oder eine eingehende Differentialdiagnose (AD(H)S) usw.) sind immer einer Arzneigabe voranzustellen. Nervosität an sich ist ein normales Gefühl, das zu neuen Situationen, zum »Erwachsenenwerden«, zum Bestehen in für ein Kind zuhauf neu auftretenden Situationen einfach dazugehört.

60.3 Phytotherapie

Stellt eine überstark auftretende Nervosität mit daraus resultierender Handlungsunfähigkeit ein für das Kind und die Eltern stark belastendes Symptom dar, kann ein kurzfristiger Einsatz von Phytopharmaka angezeigt sein. Dies vor allem bei nervös bedingten Einschlafstörungen.

Orale Therapie

Präparat	Wirkstoff	Dosierung pro Tag	Hinweis
Kytta®-Sedativum Drg., Moradorm® S Fta.	Trockenextrakt aus Baldrianwurzel, Hopfenzapfen, Passionsblumenkraut	Ab 3 J.: 1–2 × 1 Drg.	Ab 3 Jahren, bei Unruhezuständen und nervös bedingten Einschlafstörungen
Pascosedon® Fta.	Trockenextrakt aus Baldrianwurzel, Melissenblätter und Hopfenzapfen	1–5 J.: 1 Fta., 6–11 J.: 2 Fta.	Ab 1 Jahr, bei nervös bedingten Einschlafstörungen
SE Baldrian/ Melisse forte Fta., Euvegal® 320, -160 mg Fta.	Trockenextrakt aus Badrianwurzel, Trockenextrakt aus Melissenblättern	Ab 6 J.: 1 × 1 Fta.	Ab 6 Jahren, bei Unruhezuständen und nervös bedingten Einschlafstörungen
Sedariston® Konzentrat Kps.	Trockenextrakt aus Johanniskraut, europ. Baldrianwurzel	Ab 6 J.: 1 × 1 Kps.	Ab 6 Jahren, bei leichten depressiven Störungen mit nervöser Unruhe und nervös bedingten Einschlafstörungen
Sedariston® Tr. plus	Auszug aus Johanniskraut, Baldrian, Melissenblättern	6–12 J.: 3 × 7–10 Tr. in Flüssigkeit einnehmen	Ab 6 Jahren, bei vegetativer Dystonie (nervöse Störungen)
Sedinfant® Lsg.	Dickextrakt aus Melissenblättern	1–2 J.: 2 × 2 ml, 3–6 J.: 2–3 × 3 ml, 7–11 J.: 2–3 × 5 ml	Ab 1 Jahr, traditionell bei Erregungszuständen, Angst, Stress, Magen-Darm-Erkrankungen und Schlafstörungen
Sedonium® 300 mg Tbl.	Trockenextrakt aus Baldrianwurzel	6–12 J.: 1–2 Tbl.	Ab 6 Jahren, bei Unruhezuständen und nervös bedingten Einschlafstörungen

Teetipp
Menge für 100 g Teemischung.

Bestandteil	Menge	Zubereitung	Dosierung pro Tag
Hopfenzapfen	20 g	1 TL auf 150 ml sprudelnd heißes Wasser, 10 min zugedeckt ziehen lassen	Bis zu 3 × 1 Tasse
Passionsblumenkraut	20 g		
Melissenblätter	20 g		
Pomeranzenschalen	20 g		
Lavendelblüten	20 g		

60.4 Homöopathie

Einzelmittel

Leitsymptom	Modalität	Weitere Merkmale	Präparat
Vor einem besonderen Ereignis (Prüfung), Kind hat evtl. Durchfall, sitzt viel auf Toilette	Schlimmer am Morgen, besser an der frischen Luft	Schulangst, Kind hat Vorahnungen (negative), Verlangen nach Süßigkeiten	Argentum nitricum D 12
Vor freudigen Ereignissen (Geburtstag, Weihnachten)	Schlimmer am Abend und nachts	Kind ist total aufgedreht, kommt nicht zur Ruhe, kann nicht schlafen	Coffea D 6
Motorische Unruhe verbunden mit »Tics«: Zuckungen der Augenlider, der Mundwinkel o. ä.	Besser durch Herumtoben im Freien, Bewegung	Kind kann nicht still sitzen, nervöse Überlebendigkeit mit fahrigen Bewegungen	Agaricus D 12
Kind wirkt angespannt, nervös, erschöpft, zappelige Beine, knirscht mit den Zähnen	Schlimmer durch Kälte, Anstrengung, besser durch Bewegung	Folge von Überanstrengung, tagsüber müde, nachts unruhiger Schlaf	Zincum metallicum D 12

Dosierung: Im akuten Fall (morgens vor der Schule, abends vor dem Schlafen) alle 15 min eine Gabe bis zur Besserung. Ansonsten 3 × täglich eine Gabe bis zur Besserung. Vor Ereignissen drei Tage vorher beginnen, 3 × täglich eine Gabe.

Komplexmittel

Präparat	Dosierung pro Tag	Hinweis
Pasconal® Nerventr.	Akut: 1–5 J.: 4 Tr., bis 11 J.: 6 Tr., ab 12 J.: 10 Tr. bis zu 12 × in Wasser, zur längeren Anw. 1–3 ×	Ab 1 Jahr, Ängste und damit verbundene Nervosität
Zincum Similiaplex Tr.	Akut alle 30–60 min, 1–5 J.: 3–5 Tr., 6–11 J.: 4–8 Tr., ab 12 J.: 5–10 Tr. in Wasser, zur längeren Anw. 1–3 ×	Ab 1 Jahr, ärgerliche Gereiztheit, nervöse Überempfindlichkeit, motorische Unruhe, evtl. Schlafprobleme

60.5 Anthroposophische Medizin

Innere Therapie

Präparat	Dosierung pro Tag	Hinweis
Avena sativa comp. Streukügelchen (Weleda)	Bis 1 J.: 5 Glob., 1–5 J.: 10 Glob., ab 6 J.: 15 Glob.	Zur Beruhigung tagsüber morgens, gegen Einschlafstörungen vor dem Schlafengehen einnehmen
Passiflora Kinderzäpfchen (Wala)	Abends ein Supp. in den Mastdarm einführen	Auch bei Schlafstörungen

Äußere Therapie

Präparat	Dosierung pro Tag	Hinweis
Lavendel-Entspannungsöl (Weleda)	1 × das Kind sanft einreiben	–

60.6 Biochemie/Schüßler-Salze

Differenzierung	Mineralstoff (Nummer)	Dosierung pro Tag
	2	12
	7	12
	14	7
	15	7

60.7 Zusatzhinweise

- Reduzierung überflüssiger Sinneseindrücke (Computer, Fernsehen, Hintergrundmusik etc.).
- Bewusstes Spielen.
- Viel Bewegung an der frischen Luft.
- Die Kinder aktiv etwas schaffen lassen (Bauen, Schaufeln, Graben, usw.).

61 Neugeborenenakne

Verwandte Indikationen: Kap. 3 Akne, Kap. 27 Hautausschläge.

61.1 Grenzen der Selbstmedikation

Diese für die Eltern oft bedenklich aussehenden Papen, Pickel, Pusteln, welche im Alter des Säuglings von 3–4 Wochen im Gesicht auftreten können, betreffen ca. 20 % der Säuglinge. Neugeborenenakne deutet auf eine vorrübergehende hormonelle Umstellung hin und ist harmlos. Sie verschwindet nach spätestens 4–6 Monaten. Falls es sich um eine hartnäckige Geschichte handelt, die länger als sechs Monate andauert, sollte ein Arzt zu Rate gezogen werden. Zur Beruhigung der Eltern kann man generell abklären lassen, dass es sich bei den Pickelchen um Neugeborenenakne handelt und keine andere Hauterkrankung vorliegt.

61.2 Allopathie

Die Hauterscheinung der Neugeborenenakne verursacht dem Kind weder Schmerzen noch Juckreiz! Hautfreundliche Babypflegeprodukte anzuwenden genügt als Intervention (z. B. Weleda®-Calendula-Sortiment).

61.3 Phytotherapie

Spezifische phytotherapeutische Arzneimittel in der Selbstmedikation werden nicht empfohlen.

61.4 Homöopathie

Einzelmittel

Leitsymptom	Modalität	Weitere Merkmale	Präparat
Unreine, gerötete Haut auf den Wangen	Schlimmer durch Kälte, Nässe, besser durch Wärme	Properes, wohlgenährtes Kind, mit reichlich Appetit, pflegeleicht	Calcium carbonicum D 12

Leitsymptom	Modalität	Weitere Merkmale	Präparat
Bläschen, Pusteln im Gesicht	Schlimmer durch Kälte, Nässe, besser durch Wärme	Eher schlankes, Kind, lebhaft, braucht aber auch seine Ruhepausen	Calcium phosphoricum D 12

Dosierung: 2 × täglich eine Gabe bis zur Besserung, die innerhalb von zwei bis drei Wochen eintreten sollte.

Komplexmittel

Präparat	Dosierung pro Tag	Hinweis
Hepar sulfuris Similiaplax Tbl.	Bis 1 J.: akut 4 × ½ Tbl., sonst 1–2 × ½ Tbl. in Wasser lösen und auf die Zunge geben	–

61.5 Anthroposophische Medizin

Präparat	Dosierung pro Tag	Hinweis
Stiefmütterchentee	Babyhaut morgens und abends mit Tee waschen	–

61.6 Biochemie/Schüßler-Salze

Differenzierung	Mineralstoff (Nummer)	Dosierung pro Tag
	2	7
	4	7
	9	7
	21	12

61.7 Zusatzhinweise

- Hautfreundliche Babypflegeprodukte anwenden.

62 Neurodermitis

Verwandte Indikationen: Kap. 27 Hautausschläge, Kap. 36 Juckreiz.

62.1 Grenzen der Selbstmedikation

Die Diagnose Neurodermitis muss erst vom Arzt gestellt sein, bevor eine unterstützende Selbstmedikation möglich ist. Wenn innerhalb der Erkrankung Symptome auftreten, wie z. B. Lymphknotenschwellung, entzündliche, nässende Ekzeme im Bereich des Mundes (Saugekzem) so sollte auch dann immer ein Arzt aufgesucht werden.

62.2 Allopathie

Neurodermitis ist das Erscheinungsbild der Haut bei Disposition des Patienten im atopischen Formenkreis (allerg. Heuschnupfen, Asthma, Neurodermitis). Die Basispflege stellt hier eine wichtige Therapiegrundlage dar, insbesondere zur sog. Schaukel- oder Intervalltherapie im Wechsel mit cortisonhaltigen Therapeutika. Auch die Begleit- bzw. Basistherapie der nicht befallenen Hautstellen sollte nicht vergessen werden!

Präparat	Wirkstoff	Hinweis/Wirkstoffgruppe
Basodexan® Fettcreme, -Salbe, -Softcreme, Linola® Urea Creme, Nubral® Creme, -Salbe, Eucerin® 3 %, -10 % Urea Lotio	Harnstoff	Befeuchtungsmittel in Intervallphase
Fenistil®/Soventol® Hydrocort 0,25 %, -0,5 %	Hydrocortison	Ab 6 Jahren, Corticoid
Linola® Fett Creme	Ungesättigte Fettsäuren	Lipid

62.3 Phytotherapie

Für die Anwendung in der schubfreien Phase, der subakuten und subchronischen, sowie chronischen Phase der Neurodermitis stehen sinnvolle Phytopharmaka zur Verfügung, welche meist Nachtkerzenöl oder andere Omega-6-Fettsäuren-haltige Extrakte enthalten, um den Mangel an diesen Fettsäuren in der Bilayermembran der Zelle auszugleichen (bis zu 70 % der Neurodermitiker weisen einen Enzymdefekt auf, welcher die Umwandlung der Arachidonsäure in die Omega-6-Fettsäuren reduziert).

Orale Therapie

Präparat	Wirkstoff	Dosierung pro Tag	Hinweis
Cefabene® Tr., Fta	Extrakt aus Bittersüßstängel	4–5 × 15–20 Tr. oder 1 × 1 Tbl.	Juckreizstillend, antiallergisch, antibakteriell, antiekzematös
Colibiogen® Kinder N Lsg.	Escherichia-coli-Lysat, zellfrei	1–3 × 5 ml 30 min vor dem Essen	Bei älteren Kindern bzw. Erw.: gegen Enteritis, Colitis, M. Crohn, Reizdarm, Divertikel, Reha nach Antibiotika-, Chemo-, Strahlentherapie, Hautallergien, intestinal bedingte Hautaffektionen, polymorphe Lichtdermatose, Neurodermitis, Heuschnupfen, rheumatische Erkrankungen
Epogam®, -1000 mg Kaps., Neobonsen® Kps. (500 mg)	Nachtkerzensamenöl	1–12 J.: 2 × 2–4 Kps. (à 500 mg) zum Essen, bei 1000 mg die Hälfte	Weichkapseln können aufgeschnitten und aufgedrückt werden, direkt schlucken oder in Milch mischen oder ins Essen geben, cave: Auftreten bisher nicht entdeckter epileptischer Anfälle

Lokale Therapie

Präparat	Wirkstoff	Dosierung pro Tag	Hinweis
Balneoconzen® N Ölbad, Balneovit® Öl Ölbad Cordes®, Balneum® Hermal	Sojabohnenöl	5 ml auf ein Kinderbad	Badetemperatur 37 °C, max. 10 min, danach nur trockentupfen, nicht rubbeln, nachcremen, keine zusätzl. Seifen oder Syndets
Cefabene® Salbe	Trockenextrakt aus Bittersüßstängel	3–5 × auftragen	Juckreizstillend, antibakteriell, antimykotisch, adstringierend, antiphlogistisch
Bedan® Creme	Hypericum perforatum Extrakt	Mehrmals eincremen	Medizinische Hautpflege, auch Reinigungsprodukte und Gesichtscreme, nicht phototoxisch, da hypericinfreier Spezialextrakt
Eucerin® hautberuhigende Gesichtscreme	Omegafettsäuren, Licochalocne, Traubenkernöl	2 × eincremen	Auch für den Augenrandbereich geeignet, bei Babys anwendbar
Linola® Gamma Creme	Nachtkerzensamenöl	Mehrmals auftragen	Gammafettsäuren zur Stärkung der Hautbarriere, Basispflege auf betroffenen Stellen
Neuroderm® Mandelölbad	Mandelöl	2–3 × wöchentlich als Voll-, Teil-, Duschbad	Kann auch unverdünnt auf den angefeuchteten Körper aufgetragen werden

Teetipp

Bestandteil	Menge	Zubereitung	Dosierung pro Tag
Cystus-Tee (Cistus incanus)	100 g	2 TL auf 1 Tasse heißes Wasser, 10 min ziehen lassen	3 × 1 Tasse

62.4 Homöopathie

Einzelmittel

Leitsymptom	Modalität	Weitere Merkmale	Präparat
Allergischer, entzündlicher Hautausschlag, trocken oder nässend	Schlimmer durch Wärme	Allgemein bewährtes Mittel »homöopathisches Cortison«	Cardiospermum D 3
Trockene, rissige Haut bzw. klebrige, feuchte, gelbe Absonderungen, starker Juckreiz	Schlimmer durch Wärme, Waschen, Kratzen, Speichelabsonderung (Mundbereich)	Krustenbildung durch Kratzen, Ausschläge im Mundbereich, Gelenkbeugen, Kopf	Graphites D 12
Hautpickel mit wässrigem Sekret bzw. trockene Ekzeme, wund und juckend	Schlimmer durch Schwitzen und Wärme	Ausschlag am Haaransatz, in den Gelenkbeugen, Auslöser kann sein: Sonne, Hitze	Natrium chloratum D 12
Raue, trockene Haut, blutige Schrunden, verdickte Hautstellen mit Rissen	Schlimmer durch Kälte, besser durch Wärme	Ausschlag an Nase, Mund, Augen, Hände	Petroleum D 12
Schuppiger, trockener Ausschlag, starker Juckreiz, kratzt sich blutig	Schlimmer durch Wärme und Waschen, besser durch Kratzen (vorrübergehend)	Neigung zu immer wiederkehrenden Hautausschlägen (Problemhaut)	Sulfur D 12

Dosierung: 2 × täglich eine Gabe (Cardiospermum auch anfänglich 5 × täglich) bis zur Besserung, die nach spätestens zwei bis drei Wochen eintreten sollte. Bei Bedarf (und nur wenn die Arznei geholfen hat) erneut anwenden. Sulfur zeigt evtl. eine Heilreaktion, dann nur 1 × täglich geben.

Äußerlich empfiehlt sich die zusätzliche Anwendung einer Cardiospermum-Salbe (trockene Ekzeme) oder Creme (nässende Ekzeme) z. B. Halicar® oder Dermaplant®. Bei sehr trockenen, rissigen und schrundigen Ekzemen hat sich eine Graphites-haltige Salbe (Graphites® Salbe) bewährt.

Komplexmittel

Präparat	Dosierung pro Tag	Hinweis
Schwef-Heel® Tr.	3 × 5 Tr. in Wasser	Ab 1 Jahr, chronische Hauterkrankungen, Basismittel
Cistus Similiaplex R Tr.	Akut alle 30–60 min, bis 1 J.: bis zu 6 × 1–2 Tr., 1–5 J.: 2–3 Tr., von 6–11 J.: 3–4 Tr., ab 12 J.: 5 Tr. in Wasser, zur längeren Anw. 1–3 ×	Hauptsymptom: Juckreiz
Viola Tricolor Similiaplex R Tr.	Bis 1 J.: 1 Tr., 2–5 J.: 2 Tr., 6–11 J.: 3 Tr., ab 12 J.: 5 Tr. 1–3 × in Wasser	Hauptsymptom: nässende Ekzeme

62.5 Anthroposophische Medizin

Die genannten Präparate sind als Begleitbehandlung zu verstehen. Eine konstitutionelle Behandlung durch den Arzt ist erforderlich. Das feuchte und nässende Ekzem sollte zuerst mit feuchten Umschlägen z. B. mit verdünnter Quercus-Essenz oder Stiefmütterchentee abgetupft werden. Nach dem Abtrocknen kann eine Salbe oder Creme aufgetragen werden. Die Stabilisierung der Verdauung und Leberfunktion ist sehr wichtig und sollte als Basistherapie immer zur äußeren Anwendung dazu empfohlen werden.

Innere Therapie

Präparat	Dosierung pro Tag	Hinweis
Bryophyllum Argento cultum Rh D 3 flüssige Verdünnung (Weleda)	Vor dem Schlafen 5–10 Tr.	Bei nässendem Ekzem und nächtlicher Unruhe (Schlafstörungen)
Calcium Quercus Glob. velati (Wala)	3 × 5–10 Glob.	Bei Juckreiz und Tendenz zur Nesselsucht
Cichorium Rh D 3 flüssige Verdünnung (Weleda)	Sgl. 3 × 5 Tr., ab 2. J.: 3 × 10 Tr.	Schwache Verdauung (unverdaute Nahrungsteile im Stuhl)
Gentiana Magen Glob. velati (Wala)	Nach jeder Mahlzeit 2–5 Glob.	Bei Neigung zu Darmpilz
Oenothera argento culta D 3 Dilution(Weleda)	3 × 5–15 Tr., vor dem Essen mit Wasser verdünnt	Basismittel trockene Haut
Argentum/Quarz Glob. velati (Wala)	3 × 5 Glob.	Bei Entzündung der Haut
Dermatodoron® Dilution (Weleda)	Bis 5 J.: 3 × 5–10 Tr., 6–11 J.: 3 × 10–15 Tr., ab 12 J.: 3 × 10–20 Tr. vor dem Essen mit Wasser verdünnt	Bei feuchtem und nässendem Ekzem, Absetzen sobald Ekzem trocken wird

Äußere Therapie

Präparat	Dosierung pro Tag	Hinweis
Imlan® Creme pur (Birken GmbH)	Auf die betroffenen Stellen auftragen und darauf einen feuchten Schlauchverband geben, Schlauchverband mit lauwarmen Tee befeuchten	Bei nässenden, akut entzündlichen Ekzemen als fett-feuchter Verband und zur Hautpflege

Präparat	Dosierung pro Tag	Hinweis
Stiefmütterchentee	2–3 TL mit 500 ml kochendem Wasser überbrühen und 5–10 min ziehen lassen, Schlauchverband damit befeuchten	Bei nässendem und entzündetem Ekzem
Schachtelhalmtee	6 Std. kalt ansetzen, dann kochen und 30 min ziehen lassen, Schlauchverband mit lauwarmen Tee befeuchten	Bei nässendem und juckendem Ekzem
Dermatodoron® Salbe (Weleda)	1–2 × auf die betroffenen Stellen auftragen	Trockene und juckende Ekzeme
Rosatum Heilsalbe (Wala)	2–3 × auf die betroffenen Stellen auftragen	Bei starker Trockenheit der Haut
Imlan® Creme plus (Birken GmbH)	1–2 × auf die betroffenen Stellen auftragen	Ab 3 Jahren, trockene und juckende Ekzeme
Equisetum arvense 10 % Salbe (Weleda)	3–5 × auf die betroffene Haut auftragen	Lindert den Juckreiz bei trockener Haut

62.6 Biochemie/Schüßler-Salze

Differenzierung	Mineralstoff (Nummer)	Dosierung pro Tag
	2	7
	4	7
	6	7
	8	12
	9	12–15
	10	20
	12	10
	24	7

Differenzierung	Mineralstoff (Nummer)	Dosierung pro Tag
Bei Juckreiz zusätzlich	7	12
	Auch als »Heiße Sieben«, siehe Kap. 1.4.1	

62.7 Zusatzhinweise

- Reinigung der Haut nicht zu häufig und mit milden pH-neutralen Syndets.
- Keine heißen Bäder.
- Auf saubere Hände bei der Wundversorgung achten.
- Bei entzündeter Haut sollte der Eincremende (Elternteil) Einmalhandschuhe (z. B. Pehafol®) tragen.
- Fingernägel des Kindes kurz halten um Verletzungen beim Kratzen zu vermeiden.
- Unterwäsche bei 90 °C waschen und ggf. bügeln (reduziert Keime!). Möglichst naturbelassene Baumwolle aus Bioanbau wählen (Vorsicht bei Farbstoffen).
- Juckreiz kann durch Silberwäsche (Padycare®) gelindert werden.
- Allergentestung und Vermeidung.
- Regelmäßige Abläufe der Tagesgestaltung sind wichtig (Mahlzeiten, Rituale, Schlafphasen, Wachphasen).
- Entspannungstechniken erlernen, wie autogenes Training, progressive Muskelentspannung, Yoga.

63 Ohrenschmerzen

Verwandte Indikationen: Kap. 24 Gehörgangentzündung, Kap. 50 Mittelohrentzündung, Kap. 64 Paukenerguss, Tubenkatarrh.

63.1 Grenzen der Selbstmedikation

Ohrenschmerzen können der Beginn einer Mittelohrentzündung sein. Bei Säuglingen und Kleinkindern muss eine ärztliche Abklärung erfolgen, denn die Gefahr einer Meningitis ist durch die anatomischen Gegebenheiten einer bakteriell bedingten Otitis media sehr groß. Für alle Kinder gilt, dass ein Arzt aufgesucht werden muss, wenn Ausfluss aus dem Ohr besteht, bei starken Schmerzen am Knochen hinter dem Ohr (Verdacht auf Mastoiditis) und bei massiven Begleitsymptomen wie hohes, lang anhaltendes Fieber, Nackensteifigkeit, Erbrechen.

63.2 Allopathie

Bei Ohrenschmerzen sollte daran gedacht werden, den Ohrengang von übermäßigem Ohrenschmalz reinigen zu lassen, um Bakterien und Pilzen den Nährboden zu entziehen. Die Eltern sollten aufgeklärt werden, dass Ohrentropfen nur die Symptome bekämpfen, nicht aber die Ursache. Keine Ohrentropfen bei verletztem Trommelfell!

Präparat	Wirkstoff	Hinweis/Wirkstoffgruppe
Otodolor® soft Otr.	Glycerol	Befeuchter, Osmotikum
GeloBacin® Otr. ab 2 Jahren	Glycerol, 1,3-Butandiol	Osmotikum
Otalgan® Otr. ab 2 Jahren	Phenazon, Procainhydrochlorid	Antiphlogistikum, Lokalanästhetikum
Otitex® Lsg. Otr., Otowaxol® Otr.	Docusat-natrium	Tensid zum Reinigen

63.3 Phytotherapie

Phytotherapeutische Arzneimittel in der Selbstmedikation können nicht empfohlen werden.

63.4 Homöopathie

Einzelmittel

Leitsymptom	Modalität	Weitere Merkmale	Präparat
Langsam beginnende Beschwerden, leicht pochende Schmerzen	Keine auffallende Modalitäten	Unsymptomatische Anfangsbeschwerden, Kind ist wenig beeinträchtigt	Ferrum phosphoricum D 12
Leichte Schmerzen, Kind verkühlt sich schnell	Schlimmer durch Kälte, besser durch Wärme	Folge von Verkühlen, Durchnässen, nach Schwimmbadbesuch	Dulcamara D 6
Drückende Schmerzen, Schwerhörigkeit, Knacksen im Ohr	Schlimmer durch Kälte, besser durch Wärme	Weißgelbes Nasensekret, Tubenkatarrh, Paukenerguss	Kalium chloratum D 6
Drückende Schmerzen, verstopftes Ohr	Schlimmer in der Wärme, am Abend (Bettwärme), besser an der frischen Luft	Folge von Schnupfen mit dickem gelben Sekret, Kind ist weinerlich, anhänglich	Pulsatilla D 6

Dosierung: Anfänglich stündlich eine Gabe bis zur Besserung, dann 3–5 × täglich weitergeben. Falls die Symptome schlimmer werden und eine homöopathische Anwendung noch vertretbar ist, die richtige Arznei im Kapitel 50 Mittelohrentzündung auswählen.

Komplexmittel

Präparat	Dosierung pro Tag	Hinweis
Otovowen® Tr.	Akut alle 30–60 min bis zu 12 ×, 1–5 J.: 4–7 Tr., 6–11 J.: 5–10 Tr., ab 12 J.: 12–15 Tr., zur längeren Anw. 1–3 × 1 Gabe	Ab 1 Jahr

Präparat	Dosierung pro Tag	Hinweis
VoWen® T Tbl.	1–5 J.: akut bis zu 4 × 1 Tbl., ansonsten 1 Tbl., 6–11 J.: akut 4 × 1 Tbl., ansonsten 2 × 1 Tbl., ab 12 J.: akut 6 × 1 Tbl., ansonsten 3 × 1 Tbl.	Ab 1 Jahr
Lymphdiaral® sensitiv Salbe N	1–3 × im Lymphknotenbereich auftragen, 2–5 J.: 1–1,5 cm Salbenstrang, 6–11 J.: 2 cm, ab 12 J.: 2–3 cm	Ab 2 Jahren, unterstützende Behandlung des lokalen Lymphsystems bei Infekten des Hals-Nasen-Rachenraums

63.5 Anthroposophische Medizin

Innere Therapie

Präparat	Dosierung pro Tag	Hinweis
Apis/Levisticum II Glob. velati (Wala)	Stündl. 3–5 Glob., reduzieren auf 3 × 5 Glob.	Im akuten Stadium
Silicea comp. Glob. velati (Wala)	3 × 5 Glob.	Ergänzend schmerzlindernd und entzündungshemmend

Äußere Therapie

Präparat	Dosierung pro Tag	Hinweis
Nasenbalsam für Kinder (Wala)	Mehrmals im Bereich des Naseneingangs und der Nasenflügel auftragen	Eine freie Nasenatmung ist Voraussetzung für eine gute Belüftung des Mittelohrs
Aconit Ohrentr. (Wala)	3–5 × einen Tr. in das entzündete Ohr geben, alternativ auf einen Wattebausch träufeln, der im Ohr verbleibt und zusätzlich vor Zugluft schützt	Solange sich das Trommelfell noch nicht geöffnet hat

63.6 Biochemie/Schüßler-Salze

Differenzierung	Mineralstoff (Nummer)	Dosierung pro Tag
Leicht, stechend	3	20
Mit hohem Fieber	3	12–20
	5	12
	10	12
	12	5–7
Stark schmerzend	3	20–30
	12	10
Druck im Ohr	10	20

63.7 Zusatzhinweise

- Zwiebelsäckchen (Teil C, Kap. 5) bei akuten Schmerzen anlegen wirkt schmerzlindernd.
- Ist der Gehörgang durch einen Ohrschmalzpropf verschlossen, bitte vom HNO-Arzt behandeln lassen.
- Wärme durch eine Wärmflasche oder Rotlicht wirkt schmerzlindernd.
- Bestehenden Schnupfen mitbehandeln.
- Zugluft meiden und Mütze bei kalter Witterung anziehen.

64 Paukenerguss, Tubenkatarrh

Verwandte Indikationen: Kap. 24 Gehörgangentzündung, Kap. 50 Mittelohrentzündung, Kap. 63 Ohrenschmerzen.

64.1 Grenzen der Selbstmedikation

Ein Paukenerguss muss vom Arzt diagnostiziert werden, auch der Heilungsverlauf muss unter ärztlicher Beobachtung stehen. Wenn der Paukenerguss zu lange besteht, kann es unter anderem zu verzögerter Sprachentwicklung des Kindes kommen und im schlimmsten Fall zu Innenohrentzündung, Hirnhautentzündung oder Entzündung im Warzenfortsatz (Mastoiditis) kommen.

64.2 Allopathie

Eine Selbstmedikation kann ergänzend erfolgen, um eine raschere Genesung oder ggf. eine Rezidivprophylaxe zu gewährleisten. Ohrentropfen dürfen aber grundsätzlich nicht bei verletztem Trommelfell angewendet werden (also nicht ohne vorherige otoskopische Abklärung durch den Arzt)! Bei Druckgefühl kann allenfalls Paracetamol oder Ibuprofen in körpergewichtsadaptierter Dosierung angewendet werden.

Präparat	Wirkstoff	Hinweis/Wirkstoffgruppe
Otodolor® soft Otr.	Glycerol	Befeuchter, Osmotikum
GeloBacin® Otr.	Glycerol, 1,3-Butandiol	Ab 2 Jahren, Osmotikum
Otalgan® Otr.	Phenazon, Procainhydrochlorid	Ab 2 Jahren, Antiphlogistikum, Lokalanästhetikum

64.3 Phytotherapie

Präparat	Wirkstoff	Dosierung pro Tag	Hinweis
Angocin® Antiinfekt N Fta.	Kapuzinerkressenkraut, Meerrettichwurzel	6–12 J.: 3–4 × 2–4 Fta., ab 12 J.: 3–5 × 4–5 Fta.	Ab 6 Jahren, wirksam gegen Keime (obere und untere Atemwege, Blase), grippale Infekte

64.4 Homöopathie

Einzelmittel

Leitsymptom	Modalität	Weitere Merkmale	Präparat
Druckgefühl, alles wie zugeschwollen	Schlimmer durch Wärme, besser durch Kälte	Bewährtes Mittel zur Abschwellung, häufig zusammen mit einem Schleimlöser	Apis D 6
Weißgelbes Nasensekret, Ohrendruck	Schlimmer durch Kälte, besser durch Wärme	Schwerhörigkeit, Knacksen im Ohr	Kalium chloratum D 6
Zäher, fadenziehender Schleim (gelb-weiß), verstopfte Nase	Schlimmer durch Kälte, besser durch Wärme, Inhalieren	Folge von Fließschnupfen, Nasennebenhöhlenentzündung	Kalium bichromicum D 6
Schwer löslicher Schleim (weiß, gelb, grün), anhaltende Beschwerden	Schlimmer durch Kälte, Wind	Ohrendruck, Kind wirkt geschwächt	Hydrastis D 6

Dosierung: Apis wird mit einem passenden Mittel kombiniert. Beide Mittel werden jeweils 3 × täglich geben. Anfänglich hat sich eine Kombination aus Apis und entweder Kalium chloratum oder Kalium bichromicum bewährt. Wenn nach drei Wochen keine Besserung festzustellen sein sollte, gibt man für weitere drei Wochen Hydrastis D 6.

Komplexmittel

Präparat	Dosierung pro Tag	Hinweis
Kalium jodatum 302 Komplex Nestmann Tr.	Akut alle 30–60 min bis zu 12 ×, 1–5 J.: 4 Tr., 6–11 J.: 6 Tr., ab 12 J.: 8 Tr. in Wasser, zur längeren Anw. 1–3 × 1 Gabe	Ab 1 Jahr, zur Sekretlösung
Lymphdiaral® Basistr. SL	1–5 J.: 2–3 Tr., 6–11 J.: 3–4 Tr., ab 12 J.: 5 Tr. in Wasser 1–3 × 1–2 Wochen lang	Ab 1 Jahr, unterstützende Behandlung bei Infekten der oberen Atemwege, auch mit Beteiligung des lokalen Lymphsystems

Präparat	Dosierung pro Tag	Hinweis
Lymphdiaral® sensitiv Salbe N	1–3 × im Lymphknotenbereich auftragen, 2–5 J.: 1–1,5 cm Salbenstrang, 6–11 J.: 2 cm, ab 12 J.: 2–3 cm	Ab 2 Jahren, unterstützende Behandlung des lokalen Lymphsystems bei Infekten des Hals-Nasen-Rachenraums

64.5 Anthroposophische Medizin

Innere Therapie

Präparat	Dosierung pro Tag	Hinweis
Levisticum, Radix Rh D 3 flüssige Verdünnung (Weleda)	Anfangs alle 15–30 min 5–7 Tr., nach Wirkungseintritt allmählich seltener	Zur Belüftung des Innenohres

Äußere Therapie

Präparat	Dosierung pro Tag	Hinweis
Rhinodoron® Nasenspray (Weleda)	2–3 × einen Sprühstoß in jedes Nasenloch	Hält die Nase frei
Nasenbalsam für Kinder (Wala)	Mehrmals, besonders abends, auf einem Watteträger in und um die Nasenlöcher auftragen	Bei Säuglingen und Kleinkindern nur am Naseneingang und auf die Nasenflügel auftragen, vor der Anwendung die Nase putzen

64.6 Biochemie/Schüßler-Salze

Differenzierung	Mineralstoff (Nummer)	Dosierung pro Tag
	4	7
	10	7

64.7 Zusatzhinweise

- Ausreichend Wärme ist wichtig (gewärmtes Kirschkernkissen oder Rotlichtbestrahlung).
- Auch warme Beine und Füße sind wichtig.
- Für eine gute Nasenatmung sorgen.

65 Pfeiffer'sches Drüsenfieber

Verwandte Indikationen: Kap. 22 Fieber, Kap. 21 Erschöpfung, Rekonvaleszenz

65.1 Grenzen der Selbstmedikation

Pfeiffer'sches Drüsenfieber muss immer ärztlich abgeklärt werden bevor eine unterstützende Selbstmedikation möglich ist. Auch der Verlauf der Heilung muss unter ärztlicher Beobachtung stehen.

65.2 Allopathie

Der lymphotrope Eppstein-Barr-Virus als Erreger des Pfeiffer'schen Drüsenfiebers (syn. Infektiöse Mononukleose) erzeugt beim Kleinkind einen unauffälligen Krankheitsverlauf. Stärker gefährdet sind Erwachsene, welche sich infizieren, hier können schwere Komplikationen auftreten (bis hin zur letalen Atemwegsobstruktion).

Ein infiziertes Kind wird schulmedizinisch nur symptomatisch mit Rehydratation, Schmerzstillung und Schonung behandelt.

65.3 Phytotherapie

Spezifische phytotherapeutische Arzneimittel in der Selbstmedikation können nicht empfohlen werden. Allenfalls symptomatische Begleitbehandlung.

65.4 Homöopathie

Einzelmittel

Leitsymptom	Modalität	Weitere Merkmale	Präparat
Plötzlicher Beginn, rasch ansteigendes Fieber, dampfende Schweiße, wenig Durst, knallrote Zunge	Besser durch Wärme (trotz schwitzen) und Ruhe	Bewährt in den ersten Tagen, Schmerzen häufig eher auf der rechten Seite, knallroter Hals, verlangt Schal	Belladonna D 6
Entzündung des Halses, dunkel- (blau-) roter Hals, meist linksseitige Schmerzen, glatte Zunge	Schlimmer durch Wärme, Hitze, Berührung, besser durch Kälte	Kloßgefühl im Hals, alles fühlt sich eingeengt an, starke Drüsenschwellung, kann nichts am Hals ertragen	Lachesis D 12
Starke Halsschmerzen und Schluckbeschwerden, Mandeln gelbgrau belegt, belegte Zunge	Schlimmer durch Wärme und Kälte, besser durch lauwarme Anwendungen	Übler Mundgeruch, Schwellung der Halslymphknoten, Krankheitsgefühl, nächtliche Fieberschweiße	Mercurius solubilis D 12
Schmerz, zieht beim Schlucken zu den Ohren, Gliederschmerzen, Krankheitsgefühl	Besser durch kalte Getränke	Verhärtete Halslymphknoten, auch zur Nachbehandlung geeignet	Phytolacca D 6

Dosierung: Belladonna und Lachesis im akuten Fall 5× täglich eine Gabe, dann 2–3× weitergeben. Die andern Mittel 2–3× täglich eine Gabe bis zu Besserung.

Komplexmittel

Präparat	Dosierung pro Tag	Hinweis
Viburcol® Zäpfchen	Bis 1 J.: 1 Supp., 1–5 J.: 1–2 Supp., 6–11 J.: 1–3 Supp., ab 12 J.: 1–4 Supp.	Zur Fiebersenkung

Präparat	Dosierung pro Tag	Hinweis
Lymphdiaral® Basistr. SL	1–5 J.: 2–3 Tr., 6–11 J.: 3–4 Tr., ab 12 J.: 5 Tr. in Wasser 1–3 × 1–2 Wochen lang	Ab 1 Jahr, unterstützende Behandlung bei Infekten der oberen Atemwege, auch mit Beteiligung des lokalen Lymphsystems
Lymphdiaral® sensitiv Salbe N	2–5 J.: 1–1,5 cm Salbenstrang, 6–11 J.: 2 cm, ab 12 J.: 2–3 cm, 1–3 × im Lymphknotenbereich auftragen	Ab 2 Jahren, unterstützende Behandlung des lokalen Lymphsystems bei Infekten des Hals-Nasen-Rachen-raums
Engystol® Tbl.	Akut: 1–5 J.: ½ Tbl. alle 30 min bis zu 12 ×, 6–11 J.: 1 Tbl. alle 30 min bis zu 8 ×, ab 12 J.: 1 Tbl. alle 30 min bis zu 12 ×, zur längeren Anw.: 1–5 J.: 3 × ½ Tbl., 6–11 J.: 2 × 1 Tbl., ab 12 J.: 3 × 1 Tbl.	Ab 1 Jahr, zur Nachbehandlung, zur Stimulation des Immunsystems

65.5 Anthroposophische Medizin

Innere Therapie

Präparat	Dosierung pro Tag	Hinweis
Mercurius vivus naturalis D 6 Tbl. (Weleda)	2–3 × 1 Tbl. (für mind. 4 Wochen)	–
Archangelica comp. Glob. velati (Wala)	3–6 × 5 Glob.	In der akuten Phase

Äußere Therapie

Präparat	Dosierung pro Tag	Hinweis
Stannum metallicum 0,4 % Salbe (Weleda)	1 cm Salbe auf einem Tuch verstreichen und auf den rechten Oberbauch legen und warm halten	Anwendung über 4 Wochen

65.6 Biochemie/Schüßler-Salze

Differenzierung	Mineralstoff (Nummer)	Dosierung pro Tag
	3	12
	4	10
	5	12
	8	7
	9	7
	21	7–10

65.7 Zusatzhinweise

- Wichtig ist Ruhe und Erholung (eventuell auch im Bett).
- Geduld in der Zeit der Rekonvaleszenz (3–4 Wochen).
- In dieser Zeit kein Sport und keine Hausaufgaben.

66 Pilzerkrankungen der Haut

Verwandte Indikationen: Kap. 27 Hautausschläge, Kap. 36 Juckreiz, Kap. 53 Mundsoor, Kap. 89 Windeldermatitis.

66.1 Grenzen der Selbstmedikation

Erstmaliges Auftreten sollte ärztlich abgeklärt werden. Insbesondere um andere Hauterkrankungen, wie Neurodermitis oder Schuppenflechte ausschließen zu können. Dies gilt auch für wiederholtes Auftreten, da eine Immunschwäche oder eine andere Grunderkrankung vorliegen könnte.

66.2 Allopathie

Bei Hauterscheinungen ist zu bedenken, dass unterschiedliche Erreger ähnliche Erscheinungen verursachen können. Eine Ermittlung des Erregers ist deshalb für eine zielgerichtete Therapie wünschenswert.

Präparat	Wirkstoff	Hinweis/Wirkstoffgruppe
Adiclair® Creme, -Salbe, Candio Hermal® Creme, -Salbe, -Softpaste, Lederlind® Heilpaste	Nystatin	Antimykotikum
Antifungol® Hexal Creme, -Lsg., -Spray, Canesten® Creme, -Spray	Clotrimazol	Antimykotikum
Antifungol® Hexal Heilpaste	Clotrimazol, Zinkoxid	Antimykotikum, Antiphlogistikum
Batrafen® Creme, -Puder, Lsg.	Ciclopirox-Olamin	Ab 2 Jahren, Antimykotikum
Canesten® extra Creme, -Spray, Antifungol® Hexal extra Creme, -Lsg.	Bifonazol	Ab 1 Jahr, Antimykotikum
Daktar® Creme	Miconazolnitrat	Antimykotikum
Infectosoor® Zinksalbe, Micotar® ZP Paste	Miconazolnitrat, Zinkoxid	Antimykotikum, Antiphlogistikum

Präparat	Wirkstoff	Hinweis/Wirkstoffgruppe
Multilind® Heilsalbe mit Nystatin, Mykoderm® Heilsalbe	Nystatin und Zinkoxid	Antimykotikum, Antiphlogistikum
Nizoral® Creme, Terzolin® Creme	Ketoconazol	Antimykotikum

66.3 Phytotherapie

Präparat	Wirkstoff	Dosierung pro Tag	Hinweis
Hewekzem® novo Heilsalbe N	Öliger Auszug aus echter Kamille	Mehrmals befallene Hautstelle mit wenig Salbe bedecken	Der Allopathie unterlegen, zur Nachbehandlung

66.4 Homöopathie

Einzelmittel

Leitsymptom	Modalität	Weitere Merkmale	Präparat
Weißes, klebriges Sekret, Neigung zu Soor und Aphthen	Schlimmer durch Kälte	Bewährtes Mittel bei Soor und Candidainfektionen	Borax D 6
Trockene, rissige Haut bzw. klebrige, feuchte, gelbe Absonderungen, starker Juckreiz	Schlimmer durch Wärme, Waschen, Kratzen	Krustenbildung durch Kratzen, trockene, rissige Schrunden die evtl. nässen oder eitern	Graphites D 12
Schlecht heilende, rissige Haut mit Eiterungsneigung	Schlimmer durch Kälte, besser durch Wärme	Unterstützend bei Mykosen der Haut	Silicea D 12

Dosierung: 3 × täglich eine Gabe bis zur Besserung, die nach zwei bis drei Wochen eintreten sollte. Silicea kann etwas länger gegeben werden, dann nach drei Wochen eine Pause von einer Woche einlegen, bevor es erneut gegeben wird.

Komplexmittel

Keine gesicherten Angaben möglich.

66.5 Anthroposophische Medizin

Begleittherapie, bzw. Rückfallprophylaxe nach antimykotischer Therapie.

Innere Therapie

Präparat	Dosierung pro Tag	Hinweis
Gentiana Magen Glob. velati (Wala)	3 × 5–10 Glob.	Zur Anregung der Verdauung und des Stoffwechsels

Äußere Therapie

Präparat	Dosierung pro Tag	Hinweis
Imlan® Creme pur (Birken GmbH)	1–2 × die betroffene Haut einreiben	Als Rückfallprophylaxe
Rosmarin Salbe 10 % (Weleda)	Morgens die Füße einreiben	Durchwärmende und abwehrsteigernde Wirkung bei Neigung zu Fußpilz

66.6 Biochemie/Schüßler-Salze

Differenzierung	Mineralstoff (Nummer)	Dosierung pro Tag
Fußpilz, Hautpilz	1	7
	5	12
	8	7
	9	12
	10	7
	11	7
Vaginalmykose	5	12
	6	7–10
	8	7
	9	7
	10	12

66.7 Zusatzhinweise

- Alle Familienmitglieder sollten sich auf Hautpilz untersuchen lassen.
- Pilze werden durch das Tragen synthetischer Fasern verstärkt, deshalb Kleidung und Bettwäsche aus Baumwolle verwenden.
- Unterwäsche, Handtücher, Waschlappen und Socken täglich wechseln.
- Wäsche bei mindestens 60 °C waschen.
- Bei Fußpilz Füße morgens und abends kalt und warm waschen und mit einem separaten Tuch trocknen, ggf. trocken föhnen (Pilze mögen keine Trockenheit).
- Möglichst luftdurchlässige Schuhe tragen (keine Turnschuhe).
- In Gemeinschaftseinrichtungen zur Vorbeugung Badeschuhe verwenden.

67 Polypen (vergrößerte Rachenmandel)

Verwandte Indikationen: Keine Angabe.

67.1 Grenzen der Selbstmedikation

Durch die zunehmende Mundatmung wird die Luft nicht in der Nase gefiltert und es kommt häufiger zu Entzündungen der unteren Atemwege, wie z. B. einer Rachenentzündung oder einer Bronchitis. Ein Polyp kann aufgrund seiner Größe die Verbindung zwischen Nase und Nasennebenhöhle verstopfen (Gefahr vermehrter Nasennebenhöhlenentzündung). Auch das Mittelohr wird über eine Öffnung im Rachen belüftet. Dafür ist eine unbehinderte Nasenatmung notwendig. (Gefahr von Hörproblemen und vermehrten Mittelohrentzündungen). Treten diese Probleme auf oder ist das Kind in seiner Atmung stark eingeschränkt, muss unbedingt ein Arzt aufgesucht werden um eine passende Therapiemöglichkeit zu klären.

67.2 Allopathie

Spezifische allopathische Arzneimittel in der Selbstmedikation können nicht empfohlen werden.

67.3 Phytotherapie

Spezifische phytotherapeutische Arzneimittel in der Selbstmedikation können nicht empfohlen werden.

67.4 Homöopathie

Einzelmittel

Leitsymptom	Modalität	Weitere Merkmale	Präparat
Kind atmet durch den Mund, schnarcht, geschwollene Lymphknoten, vergrößerte Mandeln	Schlimmer durch Wärme, besser durch kühle Luft	Häufig verschleimt, Erkältungsneigung, Kind ist Spätentwickler, isst viel, eher dünn, wirkt zurückgeblieben	Barium jodatum D 12
Lymphknotenschwellung, säuerlicher Kopfschweiß	Schlimmer durch Kälte, Anstrengung, besser durch Wärme	Häufig verschleimt, Erkältungsneigung, Kind ist Spätentwickler, isst viel, kräftig gebaut	Calcium carbonicum D 12
Verhärtete Lymphknoten, evtl. Folge von Impfung	Schlimmer durch Kälte, besser durch Wärme	Dünnflüssiger Schleim, Erkältungsneigung, Häufig Frühgeburten, zarte Kinder, kälteempfindlich	Silicea D 12
Polypenbildung, auch in der Nase, evtl. Folge von Impfung	Schlimmer durch nasskaltes Wetter	Gelb-grüner Schleim, Erkältungsneigung, fettige, unreine Haut, evtl. Warzen, kalte Hände und Füße	Thuja D 12

Dosierung: 2 × täglich eine Gabe über einen Zeitraum von drei Wochen. Falls noch keine Besserung festzustellen ist, eine Woche Pause einlegen und dann erneut für drei Wochen anwenden. Wenn keinerlei Veränderung festzustellen ist, spricht das Kind nicht auf die Arznei an und der homöopathische Therapeut sollte um Rat gefragt werden.

Komplexmittel

Präparat	Dosierung pro Tag	Hinweis
Thuja Similiaplex H Tr.	1–5 J.: 2–3 Tr., 6–11 J.: 3–4 Tr., ab 12 J.: 5 Tr. in Wasser 1–3 ×, 3–6 Wochen lang	Ab 1 Jahr, Basistherapie

Präparat	Dosierung pro Tag	Hinweis
Lymphdiaral® Basistr. SL	1–5 J.: 2–3 Tr., 6–11 J.: 3–4 Tr., ab 12 J.: 5 Tr. in Wasser 1–3 × 1–2 Wochen lang	Ab 1 Jahr, zur unterstützenden Behandlung bei Beteiligung des lokalen Lymphsystems
Lymphdiaral® sensitiv Salbe N	1–3 × im Lymphknotenbereich auftragen, 2–5 J.: 1–1,5 cm Salbenstrang, 6–11 J.: 2 cm, ab 12 J.: 2–3 cm	Ab 2 Jahren, unterstützende Behandlung des lokalen Lymphsystems bei Infekten des Hals-Nasen-Rachenraums

67.5 Anthroposophische Medizin

Innere Therapie

Präparat	Dosierung pro Tag	Hinweis
Berberis/Quarz Globuli velati (Wala)	2 × 5 Glob. über längere Zeit	Verbesserung der Nasenatmung, auch vorbeugend gegen neue Wucherungen nach operativer Entfernung

Äußere Therapie

Präparat	Dosierung pro Tag	Hinweis
Archangelica 10 % Salbe (Weleda)	2 × auf die seitliche Halspartie und im Mittelgesicht auftragen	Fördert den Lymphabfluss, Durchblutung von Nasen- und Rachenbereich wird angeregt

67.6 Biochemie/Schüßler-Salze

Differenzierung	Mineralstoff (Nummer)	Dosierung pro Tag
	2	12
	4	12

67.7 Zusatzhinweise

- Möglichst früh auf Schnuller und -aufsätze auf Trinkflaschen verzichten.
- Konsum von Süßigkeiten und Milchprodukten einschränken.
- Viel Gemüse und frisches Obst essen.
- Viel gemeinsames Singen ist hilfreich.
- Bäder mit Meersalz (bis zu dreimal wöchentlich).
- Aufenthalt am Meer.

68 Prellungen

Verwandte Indikationen: Kap. 15 Bluterguss, Kap. 85 Verstauchung, Kap. 95 Zerrung.

68.1 Grenzen der Selbstmedikation

Großflächige Prellungen im Brust-, Bauch-, Genital- und Kopfbereich (vor allem Augen) müssen ärztlich abgeklärt werden, genauso wie Prellungen im Bereich der Gelenke, verbunden mit massiven Bewegungseinschränkungen. Vorsicht geboten ist vor allem auch bei tief im Gewebe liegenden Hämatomen, die starke innere Blutungen hervorrufen können.

68.2 Allopathie

Orale Enzympräparate, wie sie im Erwachsenenalter bei Prellungen angewendet werden können, sind für die Anwendung beim Kind nach derzeitigem regulatorischem Anforderungsstand nicht ausreichend untersucht.

Präparat	Wirkstoff	Hinweis/Wirkstoffgruppe
Reparil® Madaus Drg.	Aescin	Ab 7 Jahren, Antiphlogistikum
Alsol® Salbe	Aluminiumacetattartrat	Antiphlogistikum
Heparin Al® Gel, -Salbe 30000, -50 000, Vetren® Gel, -Salbe	Heparin-Natrium (Schwein)	Antithrombotikum
Dolobene® Cool Gel	Isopropylalkohol, Mateblätter-Extrakt, Levomenthol, Campher	Ab 2 Jahren, abschwellend, antiseptisch
Enelbin® Paste	Aluminiumsilikate, Salicylsäure, Zinkoxid	Abschwellend, antiseptisch, antiphlogistisch
Hirudoid® Gel, -Creme, Sanaven® Creme	Chondroitinpolysulfat	Antiödematös, abdichtend

Präparat	Wirkstoff	Hinweis/Wirkstoffgruppe
Reparil® Gel N	Aescin, Diethylammoniumsalicylat	Antiödematösum, Antiphlogistikum
Gelum® Gel	Kalium-Eisen-Phophat-Citrat-Komplex	Antiphlogistikum
Salhumin® Gel	Hydroxyethylsalicylat	Antiphlogistikum bzw. Analgetikum
Dolo Hevert Roll on	Isopropanol	Ab 6 Jahren, Abschwellung

68.3 Phytotherapie

Orale Therapie

Präparat	Wirkstoff	Dosierung pro Tag	Hinweis
Proteozym® Drg.	Bromelain aus Ananas	3 × 1–2 Drg. vor dem Essen	Ab 6 Jahren

Lokale Therapie

Präparat	Wirkstoff	Dosierung pro Tag	Hinweis
Kneipp® Arnika Salbe S	Öliger Auszug aus Arnikablüten	Mehrmals mit leichter Streichmassage auftragen	Nicht bei Korbblütlerallergie, nicht im Augenbereich
Traumaplant® Creme	Beinwell-kraut-Presssaft	Ab 4 J.: mehrmals auf der Haut über dem erkrankten Gewebe auftragen	Ab 4 Jahren, sehr gut für einen Salbenverband geeignet
Retterspitz® äußerlich Flüssigkeit	Arnikatinktur, Thymianöl, Rosmarinöl	Ab 6 J.: bis 3 ×	Ab 6 Jahren, als Wickel, Umschlag oder Feuchtaufschlag, kalt anwenden, bei empfindlicher Haut verdünnen

68.4 Homöopathie

Einzelmittel

Leitsymptom	Modalität	Weitere Merkmale	Präparat
Äußere Hämatome, erstes Akutmittel	Schlimmer durch Berührung, Bewegung	Folge von Sturz, Verletzung	Arnica D 6
Tiefe Hämatome, innerer Wundschmerz, hart und drückend	Besser durch Massage und Wärme	Folgemittel von Arnica, wenn äußerlich nichts zu sehen, aber weiterhin Beschwerden bestehen	Bellis perennis D 6
»Blaues Auge«, starke, lang anhaltende Verfärbungen	Besser durch Kälte	Zur Wundheilung älterer Hämatome mit blau-grün-schwarzer Verfärbung	Ledum D 6
Schmerzen und Schwellung am Auge, Nasenbein, Prellung der Gesichtsknochen	Besser durch Ruhe	Lang anhaltende Schmerzen im Gesichtsbereich	Symphytum D 6
Prellung des Schienbeins, Verletzung der Knochenhaut	Schlimmer in der Kälte, beim Treppensteigen, besser bei Wärme	Anhaltende Schmerzen, vermeidet jede Bewegung	Ruta D 6
Prellung von Rippen, Brustkorb, heftigste Schmerzen	Schlimmer durch jede Bewegung, Berührung, besser durch Druck (Bandage) und Ruhe	Kind will seine Ruhe haben, vermeidet jede Bewegung, kann kaum atmen vor Schmerzen	Bryonia D 6
Prellung von Steißbein, Wirbelsäule	Schlimmer durch Berührung, Kälte	Prellung von Nervenreichem Gewebe, auch mit anderen Arzneien zu kombinieren	Hypericum D 6

Dosierung: Arnica im akuten Fall stündlich eine Gabe bis zur Besserung. Bei Verdacht auf tiefliegenden Hämatomen Arnica und Bellis sofort im Wechsel nehmen, ansonsten folgt Bellis meist auf Arnica. Die anderen Arzneien 3–5 × täglich eine Gabe bis zur Besserung.

Komplexmittel

Präparat	Dosierung pro Tag	Hinweis
Traumeel® Tbl.	Akut: 1–5 J.: ½ Tbl. alle 30 min bis zu 12 ×, 6–11 J.: 1 Tbl. alle 30 min bis zu 8 ×, ab 12 J.: 1 Tbl. alle 30 min bis zu 12 ×, zur längeren Anw.: 1–5 J.: 3 × ½ Tbl., 6–11 J.: 2 × 1 Tbl., ab 12 J.: 3 × 1 Tbl.	Ab 1 Jahr
Traumeel® Salbe Arnica comp. Gel N	1–3 × dünn auf die betroffene Stelle auftragen	–

68.5 Anthroposophische Medizin

Innere Therapie

Präparat	Dosierung pro Tag	Hinweis
Arnica e planta tota D 6, Glob. velati (Wala)	1–3 × 5–10 Glob., bis die Schmerzen nachlassen	–

Äußere Therapie

Präparat	Dosierung pro Tag	Hinweis
Arnika Wundtuch (Wala)	Das mit Arnika-Tinktur getränkte Tuch wird auf die betroffene Hautpartie gelegt und wie eine Kompresse befestigt, gegen Austrocknen zwischendurch mit etwas Wasser feucht halten	Feuchttuch, Mittel der Wahl für die schnelle Hilfe unterwegs, einfach und schnell anzuwenden
Arnika-Essenz (Weleda)	1 EL Arnika-Essenz auf 250 ml Wasser geben, Kompresse oder ein geeignetes Tuch mit verdünnter Essenz tränken und auf die verletzte Stelle legen	Für Umschläge auf unverletzter Haut, Umschlag anfangs alle 15–30 min, später in größeren Abständen erneuern
Arnika-Gelee (Weleda)	Gel 3–5 × bis zum Abklingen der Beschwerden auf die betroffenen Stellen auftragen	Nicht auf offene Wunden auftragen

Präparat	Dosierung pro Tag	Hinweis
Arnika-Salbe 10 % (Weleda)	3–5 × auf die betroffene Stelle der Haut auftragen	Zur Nachbehandlung stumpfer Verletzungen, besonders auch bei länger andauerndem Heilungsprozess

68.6 Biochemie/Schüßler-Salze

Differenzierung	Mineralstoff (Nummer)	Dosierung pro Tag
	1	12
	2	7
	3	12
	5	7
	8	7
	9	7–10
	11	5–7

68.7 Zusatzhinweise

- PECH-Regel beachten:
  - (P)ause einlegen, Aktivität sofort unterbrechen.
  - (E)is oder andere Kälteanwendung sofort beginnen um die Hämatombildung möglichst gering zu halten. Zwischen Haut und Kälteanwendung ein dünnes Tuch legen.
  - (C) Kompression des betroffenen Körperteils mittels Bandagen oder Verbänden.
  - (H)ochlegen des betroffenen Körperteils, um Schwellungen und Einblutungen ins Gewebe gering zu halten.
- Dem Körper genügend Zeit zur Abheilung geben, bevor die geschädigten Muskeln, Bänder und Gelenke wieder stärker belastet werden.

69 Prüfungsangst/Lampenfieber

Verwandte Indikationen: Kap. 5 Angst, Kap. 60 Nervosität.

69.1 Grenzen der Selbstmedikation

Probleme, die schon länger bestehen bzw. den Alltag massiv beeinträchtigen müssen ärztlich abgeklärt werden. Die Behandlung mit Hilfe der Selbstmedikation eignet sich bei akuten Situationen und deren Folgen sowie bei Problemen, die das Kind nur ab und zu in besonderen Situationen verspürt. Tiefsitzende Probleme müssen unbedingt von einem erfahrenen Therapeuten abgeklärt werden.

69.2 Allopathie

Bei Kindern sollten stofflich definierte Anxiolytika und Sedativa in der Selbstmedikation zurückhaltend gegeben werden. Ein empathisches Elterngespräch mit dem Kind ist immer einer Arzneigabe voranzustellen.

69.3 Phytotherapie

Stellt eine überstark auftretende Nervosität mit daraus resultierender Handlungsunfähigkeit ein für das Kind und die Eltern stark belastendes Symptom dar, kann ein kurzfristiger Einsatz von Phytopharmaka angezeigt sein. Dies vor allem bei nervös bedingten Einschlafstörungen.

Orale Therapie

Präparat	Wirkstoff	Dosierung pro Tag	Hinweis
Sedinfant® Lsg.	Dickextrakt aus Melissenblättern	1–2 J.: 2 × 2 ml, 3–6 J.: 2–3 × 3 ml, 7–11 J.: 2–3 × 5 ml	Ab 1 Jahr, traditionell bei Erregungszuständen, Angst, Stress, Magen-Darm-Erkrankungen und Schlafstörungen

Teetipp

Tee als »Zeremonie« und Zeit für Gespräche während der Zubereitung. Menge für 100 g Teemischung.

Bestandteil	Menge	Zubereitung	Dosierung pro Tag
Lavendelblüten	20 g	Mit sprudelnd heißem Wasser übergießen, zugedeckt 5 min ziehen lassen	3 Tassen
Melissenblätter	20 g		
Orangenblüten	20 g		
Hibiscusblüten	20 g		
Kamillenblüten	20 g		

69.4 Homöopathie

Einzelmittel

Leitsymptom	Modalität	Weitere Merkmale	Präparat
Durchfall, vermehrter Harndrang, Magenschmerzen, Nervenbündel, Verlangen nach Süßigkeiten, die nicht bekommen	Schlimmer durch Süßigkeiten, am Morgen, besser an der frischen Luft	Folge von besonderen Ereignissen, Prüfungen, Schulangst, viele negative Vorahnungen	Argentum nitricum D 12
Energielos und schlapp, wie betäubt und gelähmt, nervöser Darm und Blase, dumpfe Hinterkopfschmerzen	Schlimmer durch bevorstehende Prüfungen oder nach dem Ereignis, besser durch Ruhe	Kind hat Angst vor dem Black-out in der Prüfung, wirkt handlungsunfähig	Gelsemium D 6
Schweißausbrüche, Herzklopfen, heftiger Puls, Gefühl der nahenden Ohnmacht, hektische Flecken	Besser durch Ruhe	Folge von akutem emotionalem Ereignis (Referat, Vorführung, Auftritt)	Strophanthus D 6

Dosierung: Drei Tage vor Prüfungen beginnen (oder früher, falls vorher schon Prüfungsangst besteht), 3 × täglich eine Gabe. Am Tag der Prüfung stündlich eine Gabe, eventuell auch Argentum nitricum und Gelsemium abwechselnd geben. Strophanthus 30 min vor der Prüfung alle 5 min eine Gabe.

Komplexmittel

Präparat	Dosierung pro Tag	Hinweis
Pasconal® Nerventr.	Akut: 1–5 J.: 4 Tr., bis 11 J.: 6 Tr., ab 12 J.: 10 Tr. bis zu 12 × in Wasser, zur längeren Anw. 1–3 ×	Ab 1 Jahr, Ängste und damit verbundene Nervosität

69.5 Anthroposophische Medizin

Innere Therapie

Präparat	Dosierung pro Tag	Hinweis
Avena sativa comp. Streukügelchen (Weleda)	1–5 J.: 10 Glob., ab 6 J.: 15 Glob.	Akut wirksam
Neurodoron® Tbl. (Weleda)	3–4 × 1 Tbl.	Ab 12 Jahren, Einnahme über längeren Zeitraum (1 Monat) bei Prüfungsangst
Nerven- und Aufbaunahrung, Medizinischer Honig (Wala)	2 × 1 TL	Vor einer Prüfung

Äußere Therapie

Präparat	Dosierung pro Tag	Hinweis
Lavendelöl 10 % (Weleda)	1–2 × den Oberkörper dünn einreiben	–
Aurum/Lavandulae comp. Creme (Weleda)	Abends und ggf. morgens auf die Herzregion auftragen	–

69.6 Biochemie/Schüßler-Salze

Differenzierung	Mineralstoff (Nummer)	Dosierung pro Tag
	2	7
	5	7
	7	12–15

69.7 Zusatzhinweise

- Den Abend vor der Prüfung ruhig gestalten.
- Melissentee trinken.
- Ein Fußbad nehmen.

70 Pseudokrupp

Verwandte Indikationen: Kap. 29 Heiserkeit, Kap. 31 Husten, trocken, Kap. 32 Husten, verschleimt, Kap. 38 Keuchhusten (Begleitbehandlung)

70.1 Grenzen der Selbstmedikation

Kinder nach einem Pseudokrupp-Anfall sollten von einem Arzt untersucht werden (wenn dies nicht schon beim ersten Anfall durch den Notarzt oder in der Kinderklinik geschehen ist). Die Eltern sollten genau über alle Maßnahmen informiert sein, was im Falle eines Anfalles zu tun ist. Häufig genügen physikalische Maßnahmen (kalte oder feuchtwarme Luft) in Kombination mit komplementärmedizinischen Arzneien. Bei schweren Symptomen sollten Notfallarzneien im Haus sein, eine ärztliche Überwachung kann, je nach Schwere der Symptome, von Nöten sein.

70.2 Allopathie

Spezifische allopathische Arzneimittel in der Selbstmedikation können nicht empfohlen werden. Allenfalls symptomatische Begleitbehandlung.

70.3 Phytotherapie

Spezifische phytotherapeutische Arzneimittel in der Selbstmedikation können nicht empfohlen werden. Allenfalls symptomatische Begleitbehandlung.

70.4 Homöopathie

Einzelmittel

Leitsymptom	Modalität	Weitere Merkmale	Präparat
Angst, Panik, Schreck	Erstes Akutmittel, für das Kind aber auch für die Eltern		Aconitum C30

Leitsymptom	Modalität	Weitere Merkmale	Präparat
Anfall vor Mitternacht (22–23 Uhr)			Spongia D 6
Anfälle um oder nach Mitternacht			Drosera D 6
Anfälle am Abend (18 Uhr) oder in den frühen Morgenstunden (3–6 Uhr)			Hepar sulfuris D 12

Dosierung: Zunächst eine Gabe Aconitum C 30, dann weiter mit dem passenden Mittel alle 5 min eine Gabe bis sich das Kind beruhigt hat.

Vorbeugend ist es möglich, ab Herbst die passende Arznei mit 1 Gabe täglich zu geben (je nach Anfallsuhrzeit).

Komplexmittel

Präparat	Dosierung pro Tag	Hinweis
Bronchopas® Tr.	Akut alle 30 bis 60 min bis zu 6 ×, 1–5 J.: 2–3 Tr., 6–12 J.: 3–4 Tr., ab 12 J.: 5 Tr. in Wasser, zur längeren Anw. 1–3 × 1 Gabe	Ab 1 Jahr, Husten, der tief in den Bronchien sitzt mit asthmatischen, kruppartigen Symptomen
Drosera Similiaplex Tr.	Akut 1–5 J.: 2–3 Tr 6–11 J.: 3–4 Tr., ab 12 J.: 5 Tr., bis zu 6 × in Wasser, zur längeren Anw. 1–3 × 1 Gabe	Ab 1 Jahr, zur unterstützenden Anwendung bei Pseudokrupp

Die Präparate können kombiniert werden

70.5 Anthroposophische Medizin

Die genannten Präparate sind als Begleitbehandlung zu verstehen. Eine konstitutionelle Behandlung durch den Arzt ist immer erforderlich.

Innere Therapie

Präparat	Dosierung pro Tag	Hinweis
Larynx/Apis comp. Glob. velati (Wala)	Alle 30 min. 3–5 Glob. bis zum Einsetzen der Besserung	In Kombination mit Aconitum geben
Aconitum e tubere D 6–D 30 Glob. velati (Wala)	Anfangs alle 5–10 min 5 Glob., dann seltener	Im akuten Anfall, je stärker die Angst des Kindes, desto höher die Potenz wählen

Äußere Therapie

Präparat	Dosierung pro Tag	Hinweis
Cuprum metallicum praeparatum 0,4 % Salbe (Weleda)	Die Nieren abends (am besten in Form einer liegenden Acht) einreiben	Generelle Nachbehandlung

70.6 Biochemie/Schüßler-Salze

Differenzierung	Mineralstoff (Nummer)	Dosierung pro Tag
	2	12–15
	7	12

70.7 Zusatzhinweise

- Ruhe bewahren.
- Anfeuchten der Luft (feuchte Tücher), mit dem Kind ins Bad gehen und die heiße Dusche aufdrehen für den Wasserdampf.
- Viel trinken, am besten Hustentee.
- Vorbeugend bei Neigung zu Pseudokrupp: Schlafzimmer ausreichend lüften (feuchte und frische Luft).
- Wohnung frei von Zigarettenrauch halten.

71 Refluxkrankheit beim Säugling (Begleitbehandlung)

Verwandte Indikationen: Kap. 19 Erbrechen.

71.1 Grenzen der Selbstmedikation

Bei Unsicherheit bezüglich der Symptomatik sollte immer eine Abklärung durch den Arzt erfolgen. Dies gilt immer, wenn der Säugling an Gewicht verliert oder nicht altersgerecht zunimmt.

71.2 Allopathie

Spezifische allopathische Arzneimittel in der Selbstmedikation können nicht empfohlen werden.

71.3 Phytotherapie

Spezifische phytotherapeutische Arzneimittel in der Selbstmedikation können nicht empfohlen werden.

71.4 Homöopathie

Einzelmittel

Leitsymptom	Modalität	Weitere Merkmale	Präparat
Schwallartiges Erbrechen, sofort nach dem Milchtrinken, schnell wieder Hunger und erneutes Erbrechen	Schlimmer durch Wärme, besser an der frischen Luft	Unverträglichkeit von Milch, Pylorusspasmus, Kind ist erschöpft und schwach	Aethusa cynapium D 6

Leitsymptom	Modalität	Weitere Merkmale	Präparat
Bauchweh mit Erbrechen und grünlichem Durchfall	Schlimmer nachts, durch Aufregung	Pylorusspasmus, Kind verschluckt sich leicht, wirkt erschöpft	Cuprum metallicum D 12
Saures Erbrechen, Kind riecht säuerlich, säuerliche Durchfälle, Blähungskoliken	Schlimmer nach dem Schlafen, besser an der frischen Luft	Unverträglichkeit von Milch, ängstliches Kind, schreit bei geringstem Anlass	Magnesium carbonicum D 12
Nervöses Würgen und Erbrechen, Bauchweh, Kind mit zeitweise hysterischem Verhalten	Schlimmer durch Berührung, Emotionen, besser während des Essens	Unverträglichkeit von Milch und altersgerechter Nahrung, Verlangen nach schwer verdaulicher Nahrung	Ignatia D 12

Dosierung: 2 × täglich eine Gabe über einen Zeitraum von drei Wochen. Falls noch keine Besserung festzustellen ist, eine Woche Pause einlegen und dann erneut für drei Wochen anwenden. Wenn keinerlei Veränderung festzustellen ist, spricht das Kind nicht auf die Arznei an und der homöopathische Therapeut sollte um Rat gefragt werden.

Komplexmittel

Präparat	Dosierung pro Tag	Hinweis
Chamomilla Similiaplex N Tr.	Akut alle 30–60 min, bis zu 12 × 1–3 Tr., in Wasser, zur längeren Anw. 1–3 ×	Zur unterstützenden Behandlung

71.5 Anthroposophische Medizin

Die genannten Präparate sind als Begleitbehandlung zu verstehen. Eine konstitutionelle Behandlung durch den Arzt ist erforderlich.

Innere Therapie

Präparat	Dosierung pro Tag	Hinweis
Chamomilla Cupro culta Rh D 3 flüssige Verdünnung (Weleda)	3 × 5 Tr. vor der Mahlzeit	Bei leichteren Fällen

Äußere Therapie

Präparat	Dosierung pro Tag	Hinweis
Cuprum metallicum praeparatum 0,4 % Salbe (Weleda)	2 × Bauch mit einer erbsengroßen Menge einreiben	–

71.6 Biochemie/Schüßler-Salze

Differenzierung	Mineralstoff (Nummer)	Dosierung pro Tag
	1	7
	8	7
	9	7
	22	7

71.7 Zusatzhinweise

- Um das Rückfließen der Nahrung zu verhindern sollte das Kind schräg (15–25 °C), mit erhöhtem Oberkörper, auf dem Rücken liegen.
- Kleine Portionen zu essen geben, dafür öfters. Mit Reisschleimflocken eindicken. Im Stillalter ist das Eindicken nur mit abgepumpter Milch möglich.
- Nach der Mahlzeit das Kind aufrecht auf dem Arm tragen (15–30 min), damit es aufstoßen kann.

72 Reisekrankheit

Verwandte Indikationen: Kap. 19 Erbrechen, Kap. 82 Übelkeit.

72.1 Grenzen der Selbstmedikation

Bei allen Beschwerden, welche auch nach Beendigung der Fahrt noch weiterbestehen, sollte der Arzt konsultiert werden, um andere Ursachen für Schwindel, Übelkeit und Erbrechen abzuklären.

72.2 Allopathie

Präparat	Wirkstoff	Hinweis/Wirkstoffgruppe
Vomex® A Sirup, -Supp.	Dimenhydrinat	Ab 6 kg KG (je nach Stärke und Darreichungsform), Antiemetikum, Antivertiginosum
Reisefit® Hennig Tbl., Superpep® Reise Kaugummi 20 mg, -Tbl., Vomex A Drg.	Dimenhydrinat	Ab 6 Jahren, Antiemetkium, Antivertiginosum

72.3 Phytotherapie

Präparat	Wirkstoff	Dosierung pro Tag	Hinweis
Zintona® Kps.	Ingwerwurzelstock	Ab 6 J.: 2 Kps 30 min. vor Reisebeginn, dann 2 Kps. alle 4 Std.	Ab 6 Jahren, nicht bei Gallensteinen

72.4 Homöopathie

Einzelmittel

Leitsymptom	Modalität	Weitere Merkmale	Präparat
Übelkeit, Erbrechen, Schwindel, Zittern der Glieder	Schlimmer beim Aufrichten, durch Essensgerüche, besser durch Ruhe, Liegen	Hauptmittel bei der Reiseübelkeit, kann schon 1 Tag vor Antritt der Reise gegeben werden	Cocculus D 6
Übelkeit, Schwindel, Schwäche, kalter Schweiß, Leergefühl im Magen	Besser durch Essen	Auffallende Besserung durch Essen	Petroleum D 12
Massive Übelkeit (sterbensübel!), kalter Schweiß, Frösteln, Blässe	Schlimmer durch Druck am Bauch, Tabakrauch, besser durch kalte Luft am Bauch	Das Kind ist grün im Gesicht und fühlt sich sterbenselend	Tabacum D 6

Dosierung: Akut alle 15–30 min eine Gabe bis zur Besserung. Das Mittel kann auch in Flüssigkeit gelöst werden (5 Globuli genügen) und das Kind soll in kurzen Abständen einen Schluck der Lösung nehmen und langsam herunterschlucken. Bewährt, wenn kein Beifahrer im Auto ist.

Komplexmittel

Präparat	Dosierung pro Tag	Hinweis
Vertigoheel® Tbl.	Akut alle 30–60 min, 4–6 J.: bis zu 6 × ½ Tbl., 7–11 J.: bis zu 8 × ½ Tbl., ab 12 J.: bis zu 12 × 1 Tbl.	Ab 4 Jahren
Vertigopas® Tr.	akut alle 30 bis 60 min bis zu 12 ×, 1–5 J.: 3–5 Tr., 6–11 J.: 4–8 Tr., ab 12 J.: 5–10 Tr., in Wasser	Ab 1 Jahr

72.5 Anthroposophische Medizin

Präparat	Dosierung pro Tag	Hinweis
Nausyn® Tbl. (Weleda)	1–5 J.: 2–3 Tage vorher 2 × 1 Tbl., während der Reise alle 4 Std. 1 Tbl. ab 6 J.: 2–3 Tage vorher 3 × 1 Tbl., während der Reise alle 2–3 Std. 1 Tbl.	Tbl. mit Wasser einnehmen oder im Mund zerfallen lassen
Aurum Valeriana Glob. Velati (Wala)	Bis 6 J.: 1–3 × 3–5 Glob., ab 6 J.: 1–3 × 5–10 Glob.	Zur Prophylaxe von Reisekrankheit oder Jetlag ab Reiseantritt alle 1–2 Std. je 5 Glob. unter der Zunge zergehen lassen
Gentiana Magen Glob. velati (Wala)	Beim Auftreten der Übelkeit akut 5–10 Glob., während der Reise alle 1–2 Std. weiter verabreichen	Wenn mit großer Wahrscheinlichkeit eine Reiseübelkeit auftritt, schon vor Reisebeginn geben

72.6 Biochemie/Schüßler-Salze

Differenzierung	Mineralstoff (Nummer)	Dosierung pro Tag
	5	7–12
	7	10
	9	12

72.7 Zusatzhinweise

- Bei Reiseübelkeit im Auto anhalten und das Kind aussteigen lassen. Fester Boden unter den Füßen stabilisiert das Gleichgewichtsorgan. Mit dem Weiterfahren ca. 15 min warten, bis die Übelkeit vorbei ist.
- Immer eine »Spucktüte« dabei haben, das gibt dem Kind und Eltern Sicherheit.
- Für frische Luft sorgen (besonders bei Schifffahrten).

73 Ringelröteln

Verwandte Indikationen: Kap. 22 Fieber, Kap. 27 Hautausschläge, Kap. 36 Juckreiz.

73.1 Grenzen der Selbstmedikation

Ringelröteln müssen immer ärztlich abgeklärt werden, bevor eine unterstützende Selbstmedikation möglich ist. Auch der Verlauf der Heilung muss unter ärztlicher Beobachtung stehen. Eine Impfung gegen Röteln schützt nicht vor Ringelröteln. Schwangere, die Kontakt zu Kindern mit Ringelröteln hatten, sollten ihren Arzt aufsuchen.

73.2 Allopathie

Spezifische allopathische Arzneimittel in der Selbstmedikation können nicht empfohlen werden. Allenfalls symptomatische Begleitbehandlung.

73.3 Phytotherapie

Spezifische phytotherapeutische Arzneimittel in der Selbstmedikation können nicht empfohlen werden. Allenfalls symptomatische Begleitbehandlung.

73.4 Homöopathie

Einzelmittel

Leitsymptom	Modalität	Weitere Merkmale	Präparat
Symptomarmer, langsamer Beginn, Fließschnupfen, blassrotes, fleckiges Gesicht, Fieber bis 39 °C	Besser durch kalte Anwendungen	Allgemeinbefinden wenig beeinträchtigt, geschwollene Lymphknoten	Ferrum phosphoricum D 12

Leitsymptom	Modalität	Weitere Merkmale	Präparat
Rascher, heftiger Beginn, Fieber rasch ansteigend, hochrotes, schweißiges Gesicht, tomatenroter Hautausschlag	Schlimmer durch Berührung, besser durch Wärme (trotz schwitzen) und Ruhe	Kind wirkt apathisch, will seine Ruhe (kein Lärm, kein Licht), klopfende Kopfschmerzen	Belladonna D 6
Hautausschlag, der sich nicht weiterentwickelt, juckend, gerötet, Hautausschlag, der nicht abheilen will	Schlimmer durch Wärme (Bettwärme), besser durch Kälte	Entweder zu Beginn der Erkrankung oder zur Nachbehandlung	Sulfur D 12

Dosierung: Belladonna akut alle 15–30 min eine Gabe bis zur Besserung, dann 3–5 × täglich weiter geben.

Ferrum phosphorium am ersten Tag stündlich eine Gabe, dann 3–5 × täglich eine Gabe bis zur Besserung.

Sulfur bei verzögertem Beginn 2 × täglich, bis der Ausschlag herauskommt (sollte nach ein bis zwei Tagen geschehen). Zur Nachbehandlung eine Woche lang 1 × täglich eine Gabe.

Komplexmittel

Präparat	Dosierung pro Tag	Hinweis
Belladonna Homaccord Tr.	Akut alle 15–30 min, 1–6 J.: 4 Tr., bis 12 J.: 6 Tr., dann 10 Tr., bis zu 12 × in Wasser, zur längeren Anw. 1–3 ×	Ab 1 Jahr, akute erste Entzündungsphase
Viburcol® Zäpfchen	Bis 1 J.: 1 Supp., 1–5 J.: 1–2 Supp., 6–11 J.: 1–3 Supp., ab 12 J.: 1–4 Supp.	Zur Fiebersenkung
Engystol® Tbl.	Akut: 1–5 J.: ½ Tbl. alle 30 min bis zu 12 ×, 6–11 J.: 1 Tbl. alle 30 min bis zu 8 ×, ab 12 J.: 1 Tbl. alle 30 min bis zu 12 ×, zur längeren Anw.: 1–5 J.: 3 × ½ Tbl., 6–11 J.: 2 × 1 Tbl., ab 12 J.: 3 × 1 Tbl.	Ab 1 Jahr, zur Stimulation des Immunsystems

73.5 Anthroposophische Medizin

Die genannten Präparate sind als Begleitbehandlung zu verstehen. Eine konstitutionelle Behandlung durch den Arzt ist immer erforderlich.

Innere Therapie

Präparat	Dosierung pro Tag	Hinweis
Apis D 12 Glob.	3 × 5 Glob.	Bei starkem Juckreiz

Äußere Therapie

Präparat	Dosierung pro Tag	Hinweis
Rosmarin-Aktivierungsbad (Weleda)	Fußbäder morgens 1 Woche oder länger	–

73.6 Biochemie/Schüßler-Salze

Differenzierung	Mineralstoff (Nummer)	Dosierung pro Tag
	3	7
	4	7
	5	7
	10	7
	21	7

73.7 Zusatzhinweise

- Bei Fieber und Gelenkschmerzen ist Bettruhe notwendig.
- Bei Juckreiz kühle Umschläge.

74 Röteln (Begleitbehandlung)

Verwandte Indikationen: Kap. 22 Fieber, Kap. 27 Hautausschläge.

74.1 Grenzen der Selbstmedikation

Röteln müssen immer ärztlich abgeklärt werden, bevor eine unterstützende Selbstmedikation möglich ist. Auch der Verlauf der Heilung muss unter ärztlicher Beobachtung stehen. Schwangere, die Kontakt zu Kindern mit Röteln hatten und nicht geimpft sind, sollten ihren Arzt aufsuchen. Röteln sind meldepflichtig.

74.2 Allopathie

Spezifische allopathische Arzneimittel in der Selbstmedikation können nicht empfohlen werden. Allenfalls symptomatische Begleitbehandlung.

74.3 Phytotherapie

Spezifische phytotherapeutische Arzneimittel in der Selbstmedikation können nicht empfohlen werden. Allenfalls symptomatische Begleitbehandlung.

74.4 Homöopathie

Einzelmittel

Leitsymptom	Modalität	Weitere Merkmale	Präparat
Symptomarmer, langsamer Beginn, Fließschnupfen, blassrotes, fleckiges Gesicht, Fieber bis 39 °C	Besser durch kalte Anwendungen	Allgemeinbefinden wenig beeinträchtigt, geschwollene Lymphknoten	Ferrum phosphoricum D 12

Leitsymptom	Modalität	Weitere Merkmale	Präparat
Rascher, heftiger Beginn, Fieber rasch ansteigend, hochrotes, schweißiges Gesicht, tomatenroter Hautausschlag	Schlimmer durch Berührung, besser durch Wärme (trotz schwitzen) und Ruhe	Kind wirkt apathisch, will seine Ruhe (kein Lärm, kein Licht), klopfende Kopfschmerzen	Belladonna D 6
Hautausschlag, der sich nicht weiterentwickelt, juckend, gerötet, Hautausschlag, der nicht abheilen will	Schlimmer durch Wärme (Bettwärme), besser durch Kälte	Entweder zu Beginn der Erkrankung oder zur Nachbehandlung	Sulfur D 12

Dosierung: Belladonna akut alle 15–30 min eine Gabe bis zur Besserung, dann 3–5 × täglich weiter geben.

Ferrum phosphorium am ersten Tag stündlich eine Gabe, dann 3–5 × täglich eine Gabe bis zur Besserung.

Sulfur bei verzögertem Beginn 2 × täglich, bis der Ausschlag herauskommt (sollte nach ein bis zwei Tagen geschehen). Zur Nachbehandlung eine Woche lang 1 × täglich eine Gabe.

Komplexmittel

Präparat	Dosierung pro Tag	Hinweis
Belladonna Homaccord® Tr.	Akut alle 15–30 min, 1–5 J.: 4 Tr., 6–11 J.: 6 Tr., ab 12 J.: 10 Tr., bis zu 12 × in Wasser, zur längeren Anw. 1–3 ×	Ab 1 Jahr, akute erste Entzündungsphase
Viburcol® Zäpfchen	Bis 1 J.: 1 Supp., 1–5 J.: 1–2 Supp., 6–11 J.: 1–3 Supp., ab 12 J.: 1–4 Supp.	Zur Fiebersenkung
Engystol® Tbl.	Akut: 1–5 J.: ½ Tbl. alle 30 min bis zu 12 ×, 6–11 J.: 1 Tbl. alle 30 min bis zu 8 ×, ab 12 J.: 1 Tbl. alle 30 min bis zu 12 ×, zur längeren Anw.: 1–5 J.: 3 × ½ Tbl., 6–11 J.: 2 × 1 Tbl., ab 12 J.: 3 × 1 Tbl.	Ab 1 Jahr, zur Stimulation des Immunsystems

74.5 Anthroposophische Medizin

Die genannten Präparate sind als Begleitbehandlung zu verstehen. Eine konstitutionelle Behandlung durch den Arzt ist erforderlich.

Innere Therapie

Präparat	Dosierung pro Tag	Hinweis
Echinacea/Argentum Glob. velati (Wala)	3 × 5 Glob.	Für 3–4 Wochen, zur Anregung der Abwehrkräfte
Equisetum/Formica Glob. velati (Wala)	3 × 5 Glob.	Bei Schmerzhaftigkeit der Lymphknotenschwellung

Äußere Therapie

Präparat	Dosierung pro Tag	Hinweis
Archangelica 10 % Salbe (Weleda)	Als Einreibung	Bei Schmerzhaftigkeit der Lymphknotenschwellung

74.6 Biochemie/Schüßler-Salze

Differenzierung	Mineralstoff (Nummer)	Dosierung pro Tag
	3	7
	4	7
	5	7
	10	7
	21	7

74.7 Zusatzhinweise

- Das Kind sollte Bettruhe einhalten, solange Fieber besteht. Bis zu einem Tag nach Entfieberung.
- Bei Schmerzen der geschwollenen Lymphknoten helfen warme Auflagen mit einem Kirschkernkissen, bzw. vom Arzt verordnete Umschläge und Einreibungen.

75 Scharlach (Begleitbehandlung)

Verwandte Indikationen: Kap. 22 Fieber, Kap. 26 Halsschmerzen.

75.1 Grenzen der Selbstmedikation

Scharlach muss immer ärztlich abgeklärt werden bevor eine unterstützende Selbstmedikation möglich ist. Auch der Verlauf der Heilung muss unter ärztlicher Beobachtung stehen.

75.2 Allopathie

Spezifische allopathische Arzneimittel in der Selbstmedikation können nicht empfohlen werden. Allenfalls symptomatische Begleitbehandlung.

75.3 Phytotherapie

Spezifische phytotherapeutische Arzneimittel in der Selbstmedikation können nicht empfohlen werden. Allenfalls symptomatische Begleitbehandlung.

75.4 Homöopathie

Einzelmittel

Leitsymptom	Modalität	Weitere Merkmale	Präparat
Hohes, schwitzendes Fieber, starke Halsschmerzen, knallroter Rachen und Zunge, tomatenroter Hautausschlag	Schlimmer durch Kälte und Berührung, Geräusche, Licht, besser durch Wärme	Kind hat wenig Durst, warme Getränke lindern aber, will seine Ruhe haben, pochende Schmerzen	Belladonna D 6 Hauptmittel

Leitsymptom	Modalität	Weitere Merkmale	Präparat
Trockenes Fieber, feuerrote Zunge aber blassrot geschwollener Rachen und Zäpfchen, brennende, stechende Halsschmerzen	Schlimmer durch Wärme, Berührung, besser durch Kälte	Kind hat wenig Durst, kalte Getränke lindern aber, hat das Gefühl alles ist zugeschwollen	Apis D 6
Fieber mit Schüttelfrost, dunkelroter Hals, bläulich roter Ausschlag, trockener Mund, starke Schluckbeschwerden	Schlimmer durch Wärme und warme Getränke, besser durch Kälte und Eis	Kind möchte nicht angefasst werden, erträgt keine Berührung und Einengung am Hals	Lachesis D 12
Verhärtete Halslymphknoten, Schluckschmerzen, zieht bis zu den Ohren	Schlimmer durch warme Getränke, besser durch kalte Getränke	Kind klagt über Schwäche und Gliederschmerzen, Hals ist trocken, rau und heiß	Phytolacca D 6 auch bewährt zur Nachbehandlung von Scharlach

Dosierung: Anfängliche alle ein bis zwei Stunden eine Gabe bis zur Besserung, am nächsten Tag 3–5 × täglich eine Gabe. Bitte Symptomenwechsel beobachten und demensprechend die Arznei wählen.

Die passende Arznei (meist Belladonna) sollte auch zum Antibiotikum dazugegeben werden um Rezidive zu verhindern. Phytolacca zur Nachbehandlung 3 × täglich eine Woche lang geben.

Komplexmittel

Präparat	Dosierung pro Tag	Hinweis
Belladonna Homaccord Tr.	Akut alle 15–30 min, 1–5 J.: 4 Tr., von 6–11 J.: 6 Tr., ab 12 J.: 10 Tr. bis zu 12 × in Wasser, zur längeren Anw. 1–3 ×	Ab 1 Jahr, akute erste Entzündungsphase
Viburcol® Zäpfchen	Bis 1 J.: 1 Supp., 1–5 J.: 1–2 Supp., 6–11 J.: 1–3 Supp., ab 12 J.: 1–4 Supp.	Zur Fiebersenkung

Präparat	Dosierung pro Tag	Hinweis
Engystol® Tbl.	Akut: 1–5 J.: ½ Tbl. alle 30 min bis zu 12 ×, 6–11 J.: 1 Tbl. alle 30 min bis zu 8 ×, ab 12 J.: 1 Tbl. alle 30 min bis zu 12 ×, zur längeren Anw.: 1–5 J.: 3 × ½ Tbl., 6–11 J.: 2 × 1 Tbl., ab 12 J.: 3 × 1 Tbl.	Ab 1 Jahr, zur Stimulation des Immunsystems

75.5 Anthroposophische Medizin

Die genannten Präparate sind als Begleitbehandlung zu verstehen. Eine konstitutionelle Behandlung durch den Arzt ist erforderlich.

Innere Therapie

Präparat	Dosierung pro Tag	Hinweis
Zinnober comp. Trit. (Weleda)	Akut bis stündl. 1 Messerspitze, dann stündl. bis das Fieber weg ist	Anschließend Echinacea/Argentum
Echinacea/Argentum Globuli velati (Wala)	3 × 5 Glob. für 4 Wochen	Zur Anregung der Abwehrkräfte

Äußere Therapie

Präparat	Dosierung pro Tag	Hinweis
Bolus Eucalypti comp. Pulver (Weleda)	1 TL in Wasser auflösen und den Mund und Rachen spülen	–
Eucalyptus, Oleum aethereum 10 % (Wala)	5–10 Tr. Öl auf ein Tuch geben, darüber einen Schal und 1–2 Stunden auf dem Hals lassen	Halsumschläge

75.6 Biochemie/Schüßler-Salze

Differenzierung	Mineralstoff (Nummer)	Dosierung pro Tag
	3	7
	4	7
	5	7
	10	7
	21	7

75.7 Zusatzhinweise

- Bei antibiotikafreier Therapie ausreichend lange Bettruhe und anschließend Zimmerruhe einhalten. Erst nach vier Wochen sollte das Kind Schule oder Kindergarten wieder besuchen.
- Sportliche Anstrengung erst wieder nach sechs Wochen.
- Hohe Ansteckungsgefahr für die Familie! Auf gute Handhygiene achten, Kind nicht zu sich ins Bett legen.
- Bei Verdacht auf Streptokokken auch anderer Familienmitglieder sollten alle einen Rachenabstrich machen lassen und. ggf. mit Antibiotika behandelt werden.
- Antibiotische Therapie kann noch am vierten Krankheitstag begonnen werden.
- Die Familie kann vorbeugend mit Symbioflor® 1 gurgeln und anschließend schlucken (2–3 × tgl. 10–20 Tropfen).
- Gesunde Ernährung.

76 Schlafstörungen

Verwandte Indikationen: Kap. 5 Angst, Kap. 43 Kummer, Kap. 60 Nervosität.

76.1 Grenzen der Selbstmedikation

Probleme, die schon länger bestehen bzw. den Alltag massiv beeinträchtigen müssen ärztlich abgeklärt werden. Die Behandlung mit Hilfe der Selbstmedikation eignet sich bei akuten Situationen und deren Folgen sowie bei Problemen, die das Kind nur ab und zu in besonderen Situationen verspürt. Tiefsitzende Probleme müssen unbedingt von einem erfahrenen Therapeuten abgeklärt werden.

76.2 Allopathie

Präparat	Wirkstoff	Hinweis/Wirkstoffgruppe
Sedaplus® Saft	Doxylaminsuccinat	Ab 6 Monate (7 kg KG), Antihistaminikum

76.3 Phytotherapie

Orale Therapie

Präparat	Wirkstoff	Dosierung pro Tag	Hinweis
Kytta®-Sedativum Drg., Moradorm® S Fta.	Trockenextrakt aus Baldrianwurzel, Hopfenzapfen, Passionsblumenkraut	Ab 3 J.: 1–2 × 1 Drg.	Ab 3 Jahren, bei Unruhezuständen und nervös bedingten Einschlafstörungen
Pascosedon® Fta.	Trockenextrakt aus Baldrianwurzel, Melissenblätter und Hopfenzapfen	1–5 J.: 1 Fta., 6–11 J.: 2 Fta.	Ab 1 Jahr, bei nervös bedingten Einschlafstörungen

Präparat	Wirkstoff	Dosierung pro Tag	Hinweis
Sedonium® 300 mg Tbl.	Trockenextrakt aus Baldrianwurzel	6–12 J.: 1–2 Tbl.	Ab 6 Jahren, bei Unruhezuständen und nervös bedingten Einschlafstörungen
SE Baldrian/ Melisse forte Fta., Euvegal® 320, -160 mg Fta.	Trockenextrakt aus Badrianwurzel, Trockenextrakt aus Melissenblättern	Ab 6 J.: 1 × 1 Fta.	Ab 6 Jahren, bei Unruhezuständen und nervös bedingten Einschlafstörungen
Sedariston® Konzentrat Kps.	Trockenextrakt aus Johanniskraut, europ. Baldrianwurzel	Ab 6 J.: 1 × 1 Kps	Ab 6 Jahren, bei leichten depressiven Störungen mit nervöser Unruhe und nervös bedingten Einschlafstörungen
Sedariston® Tr. plus	Alkohol. Auszug aus Johanniskraut, europ. Baldrian, Melissenblätter	6–12 J.: 3 × 7–10 Tr. in Flüssigkeit	Ab 6 Jahren, bei vegetativer Dystonie (nervöse Störungen)
Sedinfant® Lsg.	Dickextrakt aus Melissenblättern	1–2 J.: 2 × 2 ml, 3–6 J.: 2–3 × 3 ml, 7–11 J.: 2–3 × 5 ml	Ab 1 Jahr, traditionell bei Erregungszuständen, Angst, Stress, Magen-Darm-Erkrankungen und Schlafstörungen

Teetipp

Menge für 100 g Teemischung.

Bestandteil	Menge	Zubereitung	Dosierung pro Tag
Hopfenzapfen	20 g	1 TL auf 150 ml sprudelnd heißes Wasser, 10 min zugedeckt ziehen lassen	Bis zu 3 × 1 Tasse bei nervöser Unruhe, zusätzlich zum Schlaf am frühen Abend 1 Tasse und ½ Std. vor dem Zubettgehen 1 Tasse
Passionsblumenkraut	20 g		
Melissenblätter	20 g		
Pomeranzenschalen	20 g		
Lavendelblüten	20 g		

76.4 Homöopathie

Einzelmittel

Leitsymptom	Weitere Merkmale	Präparat
Nächtliches Aufwachen mit Angst und Panik, Kind schreckt aus dem Schlaf, hat Albträume, schreit	Folge von Schreck, Schock, welches das Kind nicht verarbeitet hat	Aconitum D 12
Kind wacht um Mitternacht herum auf, kann nicht wieder alleine einschlafen, braucht Zuneigung, Wärme, unerklärliche Ängste	Kind verlangt nach den Eltern, schläft im Elternbett schnell wieder ein	Arsenicum album D 12
Kind wacht zwischen 3 und 4 auf, schläft erst spät wieder ein, morgens todmüde	Folge von quälenden Gedanken über Schule, Streit, Kindergarten	Nux vomica D 6
Kind hat Ängste, ist nervös, muss ständig zur Toilette, kann nicht einschlafen, wegen Vorahnungen	Folge eines bevorstehenden Ereignisses	Argentum nitricum D 12
Kind kann abends nicht einschlafen, ist überdreht, kann nicht abschalten	Folge von bevorstehenden freudigen Ereignissen, wie Geburtstag, Weihnachten	Coffea D 6
Kind schreit, will nicht einschlafen, ist übelgelaunt, will immerzu auf den Arm	Folge von Zahnung, Durchfall, Schmerzen	Chamomilla D 6
Kind kann nicht einschlafen, grübelt und seufzt viel, weint heimlich, isst wenig, tagsüber müde	Folge von frischem Kummer, Liebeskummer, Trennung, Heimweh, Tod	Ignatia D 12

Anmerkung: Die Modalitäten fehlen hier, da sie keine Hilfe bei der Arzneiwahl darstellen. Typische Modalitäten wie z. B. Liegen, Druck, Kälte, frische Luft oder Ruhe passen nicht unbedingt zu der Indikation Schlafstörung. Eine Ausnahme ist hier Arsenicum album wo die Besserungsmodalitäten Wärme und Zuneigung bei den arzneiweisenden Symptomen stehen oder auch Chamomilla (besser durch Umhertragen).
Dosierung: Im akuten Fall alle 5 min eine Gabe bis das Kind wieder einschläft. Wenn die Beschwerden öfters auftreten sollten, 2 × eine Gabe über ein bis drei Wochen.

Komplexmittel

Präparat	Dosierung pro Tag	Hinweis
Pasconal® Nerventr.	Akut: 1–5 J.: 4 Tr., bis 11 J.: 6 Tr., ab 12 J.: 10 Tr. bis zu 12 × in Wasser, zur längeren Anw. 1–3 ×	Ab 1 Jahr, Schlafprobleme mit Ängsten und Nervosität
Zincum Similiaplex Tr.	Akut alle 30–60 min, 1–5 J.: 3–5 Tr., 6–11 J.:4–8 Tr., ab 12 J.: 5–10 Tr. in Wasser, zur längeren Anw. 1–3 ×	Ab 1 Jahr, Schlafprobleme mit motorischer Unruhe

76.5 Anthroposophische Medizin

Innere Therapie

Präparat	Dosierung pro Tag	Hinweis
Avena sativa comp. Streukügelchen (Weleda)	Bis 1 J.: 5 Glob., 1–5 J.: 10 Glob., ab 6 J.: 15 Glob.	Gegen Einschlafstörungen vor dem Schlafen gehen einnehmen
Passiflora comp Glob. velati (Wala)	5–10 Glob. abends	In Verbindung mit Nervosität
Aconitum e tubere D 20 Glob. velati (Wala)	5 Glob. abends	Schlafstörung nach Schock (z. B. Unfall)

Äußere Therapie

Präparat	Dosierung pro Tag	Hinweis
Passiflora Kinderzäpfchen (Wala)	Abends ein Supp. in den Mastdarm einführen	–
Malvenöl (Wala)	Abendliche Öleinreibung des Rückens und der Gliedmaßen	Besonders für kleine Kinder geeignet
Lavendelöl 10 % (Weleda)	Abendliche Öleinreibung des Rückens und der Gliedmaßen	–
Calendula Bad mit Heilpflanzenauszügen (Weleda)	Ins abendliche Badewasser geben	–

76.6 Biochemie/Schüßler-Salze

Differenzierung	Mineralstoff (Nummer)	Dosierung pro Tag
	2	12
	7	12

76.7 Zusatzhinweise

- Wichtig ist ein fester Tagesrhythmus (Mahlzeiten, evtl. Mittagsschlaf bzw. Mittagsruhe, Spielen, Pflege bei Babys, Nachtruhe).
- Ab 18:00 h alle Aktivitäten reduzieren. Ruhige Atmosphäre herstellen. Letzte Mahlzeit.
- Abendliches Bad mit anschließender sanfter Öleinreibung (Teil C, Kap. 1).
- Täglich wiederkehrendes Abendritual einführen (Mahlzeit, Singen, Spielen, Vorlesen, Gebet).
- Verzicht auf Hör- oder Musikkassetten und Nuckelflaschen als Einschlafhilfe.
- Darauf achten, dass der Körper des Kindes sich warm anfühlt.
- Vor dem Schulalter darauf achten, dass das Kinderzimmer nah beim Elternschlafzimmer liegt (auf jeden Fall auf der gleichen Etage).
- Nervosität und Unruhe der Eltern färbt direkt auf die Kinder ab.

77 Schnupfen

Verwandte Indikationen: Kap. 20 Erkältung, Kap. 30 Heuschnupfen, Kap. 59 Nasennebenhöhlenentzündung.

77.1 Grenzen der Selbstmedikation

Schnupfen der länger als eine Woche besteht, oder das Kind stark beeinträchtigt, sollte ärztlich abgeklärt werden. Dies gilt auch bei Begleitsymptomen wie Fieber, starke Kopfschmerzen, geschwollenen Lymphknoten.

77.2 Allopathie

Die Anwendung von abschwellenden Nasentropfen mit Sympathomimetika darf nicht länger als 7–10 Tage erfolgen, max. 2–3 × täglich, um eine Austrocknung der Nasenschleimhaut zu vermeiden und das Rebound-Phänomen des reflektorischen Wiederanschwellens der Schleimhäute zu vermeiden. Ebenso sollten konservierungsmittelfreie Zubereitungen präferiert werden, um die Beeinträchtigung der Flimmerhaarfunktion zu vermeiden und der Allergieentstehung vorzubeugen. Kontraindikationen bestimmter Patientengruppen (z. B. kindliche Hypertoniker) müssen beachtet werden. Die Dosierung der Zubereitungen muss streng altersgerecht erfolgen! Auch die Aufbrauchsfristen nach Anbruch sind zu beachten (Notieren des Anbruchsdatums auf der Flasche und der Umverpackung).

Präparat	Wirkstoff	Hinweis/Wirkstoffgruppe
Emser® Salbe sensitiv	Natürliches Emser Salz, enthält auch Campher	Ab 6 Jahren, befeuchtendes Adjuvans
Nasivin® ohne Konservierung Dosiertropfer für Babys, Dosierspray für Klkdr.	Oxymetazolinhydrochlorid	Altersbeschränkung je nach Stärke, Sympathomimetikum

Präparat	Wirkstoff	Hinweis/Wirkstoffgruppe
Nasic® für Kdr., -ohne Konservierung f. Kdr.	Xylometazolinhydrochlorid, Dexpanthenol	Ab 2 Jahren, Sympathomimetikum, Vitaminoid
Olynth 0,025 % Schnupfen Lsg. f. Sgl., -0,05 % Spray ohne Konservierung f. Kdr	Xylometazolinhydrochlorid	Altersbeschränkung je nach Stärke, Sympathomimetikum
Rinupret® Pflege-Nasenspray	Hypertone Meersalzlsg., Aloe vera, Eukalyptusöl	Ab 2 Jahren, physiologische Abschwellung und Befeuchtung

77.3 Phytotherapie

Präparat	Wirkstoff	Dosierung pro Tag	Hinweis
Sinupret® Saft, Tr.	Pulver von: Eisenkraut, Enzianwurzel, Gartensauerampferkraut, Holunderblüten, Schlüsselblumenblüten mit Kelch	2–6 J.: 3 × 15 Tr., 6–11 J.: 3 × 1 Drg. o. 25 Tr.	Ab 2 Jahren, Drg. ab 6 J., vor dem Essen mit viel Flüssigkeit
Gelomyrtol®, -forte Kps.	Myrtol (Destillat aus einer Mischung Eucalyptusöl, Süßorangenöl, Myrtenöl, Zitronenöl)	Bis 6 J.: (13–19 kg): akut 3–4 × 1, chron. 2–3 × 1, 6–10 J.: (20–29 kg): akut 4–5 × 1, chron.3 × 1 oder 2 × 2, 10–12 J.: (30–43 kg): akut 5 × 1–2, chron. 4 × 1 oder 2 × 2 (Dosis forte weicht ab)	Magensaftresistent, unzerkaut 30 min vor dem Essen mit ausreichend kalter Flüssigkeit
Angocin® Antiinfekt N Fta.	Kapuzinerkressenkraut, Meerrettichwurzel	6–12 J.: 3–4 × 2–4 Fta., ab 12 J.: 3–5 × 4–5 Fta.	Ab 6 Jahren, wirksam gegen Keime (obere und untere Atemwege, Blase), grippale Infekte

Lokale Therapie

Präparat	Wirkstoff	Dosierung pro Tag	Hinweis
Gelositin® Nasenpflege Pumpspray	Raffiniertes Sesamöl, Cetiol® CC, Orangenöl, Citronenöl, Antioxidanziengemisch	Befeuchtung, Regeneration	Ab 3 Jahren
Nasodren® Nasenspray, wässrige Lsg.	Gefriergetrockneter Pflanzenextrakt aus Cyclamen	–	Ab 5 Jahren, nicht bei Polypen und Zysten in Nase und Nebenhöhlen
Rinupret® Pflege-Nasenspray	Hypertone Meersalzlösung, Aloe vera, Eucalyptusöl	Osmotische Abschwellung, Befeuchtung, Befreiung	Ab 2 Jahren

Teetipp

Ab sechs Jahre zum Inhalieren unter Aufsicht. Menge für 100 g Teemischung.

Bestandteil	Menge	Zubereitung	Dosierung pro Tag
Anisfrüchte	10 g	2 TL auf 2 Liter siedendes Wasser, zugedeckt 5 Min ziehen lassen, bei angenehmer Temperatur inhalieren (mit Handtuch einhüllen)	2 × pro Tag inhalieren lassen, danach gut zugedeckt ruhen
Kamillenblüten	45 g		
Thymiankraut	45 g		

77.4 Homöopathie

Einzelmittel

Leitsymptom	Modalität	Weitere Merkmale	Präparat
Säuglingsschnupfen, verstopfte Nase, Kind kann nicht saugen	Schlimmer nachts, in der Kälte, besser durch Wärme	Erstes Mittel der Wahl bei Säuglingen mit zähem, weißgelbem Sekret	Sambucus D 3

Leitsymptom	Modalität	Weitere Merkmale	Präparat
Fließschnupfen mit Niesreiz, wundmachendes Nasensekret	Schlimmer im warmen Zimmer, besser an der frischen Luft	Evtl. Tränenfluss, der aber nicht reizend ist	Allium cepa D 6
Brennendes, wässriges Sekret, Kind friert, verlangt nach Tee, Wärmflasche	Schlimmer in der Kälte, besser in der Wärme	Sekret ist wundmachend, auch die Augen können betroffen sein	Arsenicum album D 12
Anfangs wässrig, dann zähes, gelb-weißes Sekret, Verstopfung im Bereich der Nasenwurzel, Husten	Schlimmer nachts, durch Kälte, besser durch Aufsetzen	Absteigender Infekt: beginnt mit Schnupfen, endet mit schleimigen Husten	Sticta D 6
Dicke, gelbliche Absonderungen, Nase mal rechts verstopft, dann links, morgens fließt es, abends verstopft	Schlimmer nachts, in der Wärme, besser an der frischen Luft	Kind ist weinerlich und anhänglich, braucht Zuspruch	Pulsatilla D 6

Dosierung: Anfangs stündlich eine Gabe bis zur Besserung, am nächsten Tag 3–5 × täglich eine Gabe. Symptomenwechsel beachten.

Komplexmittel

Präparat	Dosierung pro Tag	Hinweis
Sinupas® Tr.	Akut alle 30 bis 60 min bis zu 6 ×, bis 1 J.: 1–2 Tr., 2–5 J.: 2–3 Tr., 6–11 J.: 3–4 Tr., ab 12 J.: 5 Tr., in Wasser, zur längeren Anw. 1–3 × 1 Gabe	–
Euphorbium comp Nasentr. SN Spray	Bis 5 J.: 3–4 × 1 Sprühstoß, ab 6 J.: 3–5 × 1–2 Sprühstöße	–

77.5 Anthroposophische Medizin

Innere Therapie

Präparat	Dosierung pro Tag	Hinweis
Agropyron Glob. velati (Wala)	Sgl.: etwa alle 2 Std. 3 Glob., bis 6 J.: 5–10 Glob., Weiterbehandlung: 3 ×, ab 6 J.: akut alle 2 Std. 10–15 Glob.	Schnupfen in Verbindung mit Halsschmerzen, sehr wirksam bei eitrigem Sekret
Silicea comp. Glob. velati (Wala)	3 × 8 Glob.	Wenn der Schnupfen sich auf die Nebenhöhlen ausbreitet

Äußere Therapie

Präparat	Dosierung pro Tag	Hinweis
Nasenbalsam für Kdr. (Wala)	Mehrmals, insbesondere abends, auf einem Watteträger in und um die Nasenlöcher auftragen	Bei Säuglingen und Kleinkindern nur am Naseneingang und auf die Nasenflügel auftragen, vor der Anwendung immer Nase putzen
Nasenbalsam (Wala)	Mehrmals, insbesondere abends, auf einem Watteträger in und um die Nasenlöcher auftragen	Ab 2 Jahren, enthält ätherische Öle
Mercurialis perennis 10 % Salbe (Weleda)	3 × auf die gesamte Mittelgesichtsregion auftragen	Bringt den Schnupfen in Fluss
Rhinodoron® Nasenspray (Weleda)	Bis 6 J.: 2–6 × 1 Sprühstoß, ab 6 J.: 2–6 × 1–2 Sprühstöße in jedes Nasenloch	Zur Pflege und Befeuchtung der Nasenschleimhaut, bei Krustenbildung
Kupfersalbe rot (Wala) oder Cuprum metallicum praeparatum 0,4 % Salbe (Weleda)	Füße 2 × mit der Salbe einreiben	Zur Durchwärmung der Füße, durch warme Füße wird die Nasenschleimhaut besser durchblutet

77.6 Biochemie/Schüßler-Salze

Differenzierung	Mineralstoff (Nummer)	Dosierung pro Tag
Fließschnupfen	4	7
	8	12
Stockschnupfen	4	12
	12	10
Wässrig	8	12
Grünlich-gelblich	10	12
Dick gelbeitrig	9	12
	11	7
	12	7

77.7 Zusatzhinweise

- Warme Füße sind wichtig. Abendliches ansteigendes Fußbad durchführen (Teil C, Kap. 7). Anschließend die Beine einreiben, z. B. mit einem Malvenöl.
- Babys und Kinder warm halten. (Mützchen, warme Unterwäsche).
- Eintropfen von physiologischer Kochsalzlösung in die Nasenlöcher. Ältere Kinder können inhalieren oder eine Nasendusche benutzen.
- Gestillten Babys kann es helfen, Muttermilch in die Nase zu tröpfeln.

78 Schock, Schreck

Verwandte Indikationen: Kap. 5 Angst.

78.1 Grenzen der Selbstmedikation

Ein Schock im klassischen medizinischen Sinn ist eine absolute Notfallsituation und bedarf immer ärztlicher Hilfe. Der Begriff Schock bezeichnet in der Medizin ein lebensbedrohliches Zustandsbild, bei dem die Blutzirkulation in den Kapillaren vermindert ist. Als Folge treten eine Sauerstoffunterversorgung der Gewebe und in letzter Konsequenz Stoffwechselstörungen auf. Es gibt verschiedene Arten, z. B. den septischen Schock oder den anaphylaktischen Schock, die unterschiedliche Ursachen aufweisen und unterschiedlich behandelt werden.

Der Schock, der hier gemeint ist, beinhaltet eher die psychische Komponente, also das Verarbeiten der Notfallsituation, der Schreck, der tief »in den Knochen sitzt«. Aber auch hier gilt, wenn keine Verbesserung zu spüren ist, die Probleme tief verwurzelt sind und der Alltag durch die Probleme massiv beeinflusst wird, muss ein erfahrener Therapeut aufgesucht werden.

78.2 Allopathie

Spezifische allopathische Arzneimittel in der Selbstmedikation können nicht empfohlen werden.

78.3 Phytotherapie

Phytotherapeutische Präparate stellen beim Kind allenfalls eine Begleitoption zu psychologischen Verfahren dar. Ängste aufgrund von einschneidenden Erlebnissen sollten nie alleine durch die Gabe eines Pharmakons gelöst werden, sondern es müssen Bewältigungsstrategien erlernt werden, die das Selbstmanagement und die Selbstkontrolle fördern.

Präparat	Wirkstoff	Dosierung pro Tag	Hinweis
Sedinfant® Lsg.	Dickextrakt aus Melissenblättern	1–2 J.: 2 × 2 ml, 3–6 J.: 2–3 × 3 ml, 7–11 J.: 2–3 × 5 ml	Ab 1 Jahr, traditionell bei Erregungszuständen, Angst, Stress, Magen-Darm-Erkrankungen und Schlafstörungen

78.4 Homöopathie

Einzelmittel

Leitsymptom	Modalität	Weitere Merkmale	Präparat
Kind weint, möchte keine Hilfe, ist unruhig, blutende Wunde	Schlimmer durch Berührung, Bewegung, besser durch Ruhe	Folge von Unfall, Sturz, Stoß, körperlicher Schock	Arnica C 30 / D 6 Akutmittel
Kind weint, hat Angst, reagiert panisch, schreit	Schlimmer nachts (Albträume)	Folge von Unfall, Schreck, Schock, psychischer Schock	Aconitum C 30 / D 12 Akutmittel
Kind schläft unruhig, zeigt Verhaltensauffälligkeiten (Stottern, Tics)	Schlimmer nach dem Schlafen	Folge von Schreck, Schock, Angst, Narkose, Kind kann nicht auf Toilette (Stuhlverhalt)	Opium D 12
Kind wirkt wie gelähmt, energielos, zittrig, schwach	Schlimmer am Abend, in der Wärme, besser durch Ruhe	Folge von Aufregung, Schreck, nach Ereignissen, Prüfungen	Gelsemium D 6
Wenig Appetit, Kind zieht sich zurück Kloßgefühl im Hals, nervöse Magenbeschwerden, Seufzen und Hysterie	Schlimmer durch Trost und Zuwendung	Folge von akuten emotionalen Ereignissen (Liebeskummer, Trauer, Verlust, Haustier ist verstorben)	Ignatia D 12

Dosierung: Die Akutmittel Arnica und Aconitum sollten so schnell wie möglich mit einer Gabe in der Potenz C 30 gegeben werden. Wenn die Arzneien länger gegeben werden, oder später eingesetzt werden bitte 2–3 × täglich in der niedrigeren Potenz (D 6 / D 12) bis zur Besserung geben.

Die anderen Mittel 2–3 × täglich eine Gabe bis zur Besserung, die nach zwei bis drei Wochen eintreten sollte.

Komplexmittel

Keine gesicherten Angaben möglich.

78.5 Anthroposophische Medizin

Innere Therapie

Präparat	Dosierung pro Tag	Hinweis
Argentum/Rohrzucker Globuli velati (Wala)	1–3 × 3–10 Glob.	Bei Erschöpfungszuständen und Schockfolgen
Arnica e planta tota D 30 Globuli velati (Wala)	1 × 3–10 Glob.	Nach einem Schockerlebnis
Aconitum e tubere D 20 Globuli velati (Wala)	5 Glob. abends	Schlafstörung nach Schock (z. B. Unfall)

Äußere Therapie

Präparat	Dosierung pro Tag	Hinweis
Oxalis, Folium 20 % Salbe (Weleda)	1 × die betroffenen Organbereiche einreiben	Folgen von seelischem Schock, die sich im Bauch und Urogenitalbereich manifestiert haben

78.6 Biochemie/Schüßler-Salze

Differenzierung	Mineralstoff (Nummer)	Dosierung pro Tag
	5	12–20
	12	12

78.7 Zusatzhinweise

- Folgen wie Schlafstörungen, Aufbauschwäche und Erregungszustände symptomatisch behandeln.
- Dem Kind Geborgenheit vermitteln und bedingungsloses »Aufgenommen sein«.

79 Sonnenallergie

Verwandte Indikationen: Kap. 4 Allergische Hautreaktionen, Kap. 27 Hautausschläge, Kap. 36 Juckreiz, Kap. 80 Sonnenbrand.

79.1 Grenzen der Selbstmedikation

Allergische Reaktionen bei Säuglingen und Kleinkindern sollten immer ärztlich abgeklärt werden. Für alle Kinder gilt, dass bei sehr starken Beschwerden oder einer generalisierten allergischen Reaktion, die nicht nur die typischen Bereiche des Auftretens der Sonnenallergie wie z. B. Dekolleté, Oberarme, Brust, Rücken betreffen, ein Arzt aufgesucht werden sollte. Großflächige Verbrennungen oder Hautveränderungen mit Verdacht auf eine Sonnenallergie sollten ärztlich abgeklärt und behandelt werden, ebenso wie durch den starken Juckreiz aufgekratzte, sekundärinfizierte Hautareale.

79.2 Allopathie

Präparat	Wirkstoff	Hinweis/Wirkstoffgruppe
Fenistil®/Soventol® Hydrocort 0,25 %, -0,5 %	Hydrocortison	Ab 6 Jahren, Corticoid

79.3 Phytotherapie

Präparat	Wirkstoff	Dosierung pro Tag	Hinweis
Synerga® Lsg.	Zellfreie Lsg. von lysierten *E. coli*	Kdr. ½–1 TL morgens nüchtern	In schweren Fällen bis zu 2 TL 30 min vor dem Essen, auch bei polymorpher Lichtdermatose

79.4 Homöopathie

Einzelmittel

Leitsymptom	Modalität	Weitere Merkmale	Präparat
Blassrote, geschwollene, großflächige Quaddeln	Schlimmer durch Wärme und Berührung, besser durch Kälte	Kind hat evtl. brennende, stechende Schmerzen	Apis D 6
Kleine Hautpickel mit wässrigem Sekret, wund und juckend	Schlimmer durch Schwitzen, Überhitzung	Folge von Kombination aus Sonne und Schwitzen	Natrium chloratum D 6
Kleine, nesselsucht-artige Quaddeln, brennender, Schmerz	Besser durch Reiben	Starker Juckreiz, auch Folge von Kontakt mit Quallen	Urtica D 6

Äußerlich empfiehlt sich die zusätzliche Anwendung einer Cardiospermumsalbe (trockene Ekzeme) oder Creme (nässende Ekzeme) z. B. Halicar® oder Dermaplant®.
Dosierung: Anfangs stündlich eine Gabe bis zur Besserung, am nächsten Tag 3–5 × täglich eine Gabe.

Komplexmittel

Präparat	Dosierung pro Tag	Hinweis
Cistus Similiaplex R Tr.	Akut alle 30–60 min, bis 1 J.: bis zu 6 × 1–2 Tr., 1–5 J.: 2–3 Tr., 6–11 J.: 3–4 Tr., ab 12 J.: 5 Tr. in Wasser, zur längeren Anw. 1–3 ×	Hauptsymptom: Juckreiz

79.5 Anthroposophische Medizin

Innere Therapie

Präparat	Dosierung pro Tag	Hinweis
Urtica comp. Glob. velati (Wala)	Bis 6 J.: 3 × 5 Glob., ab 6 J.: 1–3 × 5–10 Glob.	Akutmittel bei Quaddelbildung

Präparat	Dosierung pro Tag	Hinweis
Calcium Quercus, Glob. velati (Wala)	1–3 × 5–10 Glob.	Bei allergischer Disposition prophylaktisch 1–2 Wochen vor Sonnenexposition

Äußere Therapie

Präparat	Dosierung pro Tag	Hinweis
Wund- und Brandgel (Wala)	Im Akutfall auftragen und eintrocknen lassen	–
Imlan® Creme pur (Birken GmbH)	2 × auf die betroffene Haut aufragen	–

79.6 Biochemie/Schüßler-Salze

Differenzierung	Mineralstoff (Nummer)	Dosierung pro Tag
	3	12
	6	5
	8	12
	10	20–30

79.7 Zusatzhinweise

- Direkte Sonnenbestrahlung meiden. Langsame Gewöhnung der Haut an die Sonne.
- Dünne, luftdurchlässige Kleidung mit UV-Schutz tragen.
- Vorbeugen durch Einnahme von Calcium.
- Auf Allergie getestete Sonnenschutzmittel zurückgreifen (fett- und emulgatorfrei).
- Abends die Haut von Sonnenschutzresten mit milden Reinigungsmitteln reinigen.
- Prüfen ob die Sonnenallergie im Zusammenhang mit Lebensmitteln, Medikamenten oder Kosmetika steht.

80 Sonnenbrand

Verwandte Indikationen: Kap. 79 Sonnenallergie, Kap. 84 Verbrennungen.

80.1 Grenzen der Selbstmedikation

Säuglinge und Kleinkinder mit Sonnenbrand gehören aufgrund ihrer anatomischen Gegebenheit (Areal des Sonnenbrands im Verhältnis zur restlichen Hautoberfläche) immer in die Hand des Arztes. Für alle gilt, dass großflächige Verbrennungen mit starker Blasenbildung, Hautveränderungen mit Verdacht auf eine Sonnenallergie oder das Auftreten von Begleitsymptomen wie Fieber bzw. Schüttelfrost ärztlich abgeklärt werden sollten. Dies muss ebenfalls erfolgen bei Verdacht auf Hitzschlag (Exsikkose und hohe Blutviskosität) oder Sonnenstich (Entzündung der Hirnhäute).

80.2 Allopathie

Präparat	Wirkstoff	Hinweis/Wirkstoffgruppe
Fenistil® Gel	Dimetindenmaleat	Lokales Antihistaminikum
Soventol® Gel	Bamipinlactat	
Systral® Creme	Chlorphenoxaminhydrochlorid	
Fenistil®/Soventol® Hydrocort 0,25 %, -0,5 %	Hydrocortison	Ab 6 Jahren, Corticoid
Fenistil® Kühl Roll on	Konservierte, wässrige, gelartige Lsg.	Verdunstungskälte, physikalisch

80.3 Phytotherapie

Spezifische phytotherapeutische Arzneimittel in der Selbstmedikation können nicht empfohlen werden.

80.4 Homöopathie

Einzelmittel

Leitsymptom	Modalität	Weitere Merkmale	Präparat
Glühende, knallrote Haut, extrem berührungsempfindlich	Schlimmer durch Kälte und Berührung	Kind hat pochende, klopfende Schmerzen, auch bei Sonnenstich	Belladonna D 6 Hauptmittel
Blassrote, geschwollene, großflächige Quaddeln	Schlimmer durch Wärme und Berührung, besser durch Kälte	Kind hat evtl. brennende, stechende Schmerzen	Apis D 6
Starke brennende Schmerzen mit Blasenbildung der Haut	Schlimmer durch Berührung, kaltes Wasser, besser durch Ruhe, Wärme	Mittel der Wahl bei Verbrennung, Verbrühung zur Vermeidung von Schäden der Haut	Cantharis D 6

Äußerlich empfiehlt sich die zusätzliche Anwendung eines Calendula-Gels z. B. Calendumed®.
Dosierung: Anfangs stündlich eine Gabe bis zur Besserung, am nächsten Tag 3–5 × täglich eine Gabe.

Komplexmittel

Präparat	Dosierung pro Tag	Hinweis
Belladonna Homaccord Tr.	Akut alle 15–30 min, 1–5 J.: 4 Tr., 6–11 J.: 6 Tr., ab 12 J.: 10 Tr. bis zu 12 × in Wasser, zur längeren Anw.: 1–3 ×	Ab 1 Jahr

80.5 Anthroposophische Medizin

Präparat	Dosierung pro Tag	Hinweis
Combudoron®, Gel (Weleda)	Gel dünn auftragen und antrocknen lassen	Fördert die Abheilung, Nicht einreiben
Combudoron®, Flüssigkeit (Weleda)	Bis 5 J.: 1:20 verdünnen: 1 TL (5 ml) auf 100 ml Wasser), ab 6 J.: 1:10 verdünnt: 1 EL (ca. 15 ml) auf 150 ml Wasser zu Umschlägen	Bei großflächigen Sonnenbränden, bei verbranntem Rücken kann ein T-Shirt mit der verdünnten Lsg. getränkt werden
Combudoron® Salbe (Weleda)	2 × dünn auftragen	Zur Nachbehandlung und Vorbeugung von Narbenbildung
Wund- und Brandgel (Wala)	Gel dünn auf die betroffenen Stellen auftragen und antrocknen lassen	Fördert die Abheilung, nicht einreiben

80.6 Biochemie/Schüßler-Salze

Differenzierung	Mineralstoff (Nummer)	Dosierung pro Tag
	3	12–20
	8	12–20
	Breiauflage	

80.7 Zusatzhinweise

- Übermäßige und direkte Sonnenstrahlung meiden.
- Besonders die Mittagsstunden nicht in der Sonne verbringen.
- Schutz der Haut durch Kleidung oder entsprechende Sonnenschutzpräparate.
- Ein Sonnenhut schützt Gesicht und Nacken und vor Sonnenstich.
- Bei Sonnenbrand für ausreichende Flüssigkeitszufuhr sorgen.

81 Sprachprobleme

Verwandte Indikationen: Kap. 5 Angst, Kap. 60 Nervosität.

81.1 Grenzen der Selbstmedikation

Probleme, die schon länger bestehen bzw. den Alltag massiv beeinträchtigen, müssen ärztlich abgeklärt werden. Die Behandlung mit Hilfe der Selbstmedikation eignet sich bei akuten Situationen und deren Folgen sowie bei Problemen, die das Kind nur ab und zu in besonderen Situationen verspürt. Tiefsitzende Probleme müssen unbedingt von einem erfahrenen Therapeuten abgeklärt werden.

81.2 Allopathie

Spezifische allopathische Arzneimittel in der Selbstmedikation können nicht empfohlen werden.

81.3 Phytotherapie

Spezifische phytotherapeutische Arzneimittel in der Selbstmedikation können nicht empfohlen werden.

81.4 Homöopathie

Einzelmittel

Leitsymptom	Modalitäten	Weitere Merkmalee	Präparat
Kind spricht undeutlich, stottert, verzögerte Sprachentwicklung, hat Tics, Zuckungen, ist »hippelig«, unruhig	Besser durch Bewegung im Freien	Folge von Überforderung, vor Klassenarbeiten, Bewegungsdrang, kann sich nicht konzentrieren	Agaricus D 12

Leitsymptom	Modalitäten	Weitere Merkmalee	Präparat
Kind wirkt wie gelähmt, energielos, zittrig, schwach, stottert, spricht undeutlich	Schlimmer am Abend, in der Wärme, besser durch Ruhe	Folge von Aufregung, Schreck, nach Ereignissen, Prüfungen, hat evtl. Durchfall	Gelsemium D 6
Kind schläft unruhig, zeigt Verhaltensauffälligkeiten (Stottern, Tics), Ursache häufig schon länger zurückliegend	Schlimmer nach dem Schlafen	Folge von Schreck, Schock, Angst, Narkose, Kind kann nicht auf Toilette (Stuhlverhalt)	Opium D 12

Dosierung: 2 × täglich eine Gabe über einen Zeitraum von drei Wochen. Falls noch keine Besserung festzustellen ist, eine Woche Pause einlegen und dann erneut für drei Wochen anwenden. Wenn keinerlei Veränderung festzustellen ist, spricht das Kind nicht auf die Arznei an und der homöopathische Therapeut sollte um Rat gefragt werden.

Komplexmittel

Keine gesicherten Angaben möglich.

81.5 Anthroposophische Medizin

Präparat	Dosierung pro Tag	Hinweis
Pyrit® Tabletten (Weleda)	1 Tbl. morgens , mind. 4 Wochen lang	Bei Artikulationsstörungen, zur Konstitutionsbehandlung über 4 Wochen, dann 6 × pro Woche, jeweils 1 Tag Pause, über 2 weitere Monate, ggf. auch bis zu einem Jahr

81.6 Biochemie/Schüßler-Salze

Differenzierung	Mineralstoff (Nummer)	Dosierung pro Tag
	5	12–20
	22	7

81.7 Zusatzhinweise

- Wichtig ist, dass die Bezugspersonen gut artikuliert sprechen, dem Kind aufmerksam zuhören und seine Sprache nicht kritisieren und korrigieren.
- Therapeutisch kommen je nach Situation und Möglichkeit Heileuryhmie, Chirophonetik, Musik und Sprachtherapie in Frage.

82 Übelkeit

Verwandte Indikationen: Kap. 19 Erbrechen, Kap. 9 Bauchschmerzen, Kap. 18 Durchfall, Kap. 72 Reisekrankheit.

82.1 Grenzen der Selbstmedikation

Übelkeit mit auffallenden Begleitsymptomen, wie z. B. Fieber, massive Krämpfe, Kopfschmerzen und eine chronische, immer wiederkehrende Übelkeit muss ärztlich abgeklärt werden. Übelkeit in Verbindung mit Bauchschmerzen (Kap. 9) kann eine vielfältige Ursache haben, zum Teil auch schwere, lebensbedrohliche Erkrankungen. Die Symptome und eventuelle Ursachen sind daher immer gut zu hinterfragen und bei dem kleinsten Zweifel ist der Patient zum Arzt zu verweisen.

82.2 Allopathie

Präparat	Wirkstoff	Hinweis/Wirkstoffgruppe
Vomex® A Sirup, -Supp.	Dimenhydrinat	Ab 6 kg KG (je nach Stärke und Darreichungsform), Antiemetkium, Antivertiginosum
Reisefit® Hennig Tbl., Superpep® Reise Kaugummi 20 mg, -Tbl., Vomex A Drg.	Dimenhydrinat	Ab 6 Jahren, Antiemetkium, Antivertiginosum

82.3 Phytotherapie

Präparat	Wirkstoff	Dosierung pro Tag	Hinweis
Zintona® Kps.	Ingwerwurzelstock	Ab 6 J.: 2 Kps ½ Std. vor der Reise, dann 2 Kps. alle 4 Std.	Ab 6 Jahren, nicht bei Gallensteinen

Präparat	Wirkstoff	Dosierung pro Tag	Hinweis
Iberogast® Tr.	Auszüge aus bitterer Schleifenblume Angelikawurzel, Kamillenblüten, Kümmel, Mariendistelfrüchten, Melissenblättern, Pfefferminzblättern, Schöllkraut, Süßholzwurzel	3–6 J.: 3 × 10 Tr., 6–12 J.: 3 × 15 Tr., > 12 J.: 3 × 20 Tr.	Ab 3 Jahren, bei Reizmagen, Reizdarm, funktionellen und motilitätsbedingten Magen-Darm-Erkrankungen, Magen- und Darmspasmen, Gastritis

82.4 Homöopathie

Einzelmittel

Leitsymptom	Modalität	Weitere Merkmale	Präparat
Übelkeit mit Würgen mit dem Wunsch zu Erbrechen (dies erleichtert), Bauchkrämpfe, reizbar	Schlimmer am Morgen, besser am Abend, durch Ruhe, nach kurzem Schlaf	Folge von zu schwerem, reichlichem Essen, Alkohol, Medikamente	Nux vomica D 6
Übelkeit, trockener Mund, wenig Durst, weinerlich, launisch	Schlimmer am Abend, besser an der frischen Luft, durch Zuwendung	Folge von Durcheinanderessen, fettem, süßem Essen	Pulsatilla D 6
Wenig Appetit, Kind zieht sich zurück Kloßgefühl im Hals, nervöse Magenbeschwerden	Schlimmer durch Trost und Zuwendung	Folge von akuten emotionalen Ereignissen (Liebeskummer, Trauer, Verlust)	Ignatia D 12

Dosierung: Akut alle 30–60 min eine Gabe bis zur Besserung.

Komplexmittel

Präparat	Dosierung pro Tag	Hinweis
Nux vomica Hommaccord Tr.	Akut alle 15–30 min, 1–5 J.: 4 Tr., 6–11 J.: 6 Tr., ab 12 J.: 10 Tr. bis zu 12 × in Wasser, zur längeren Anw. 1–3 ×	Ab 1 Jahr, Übelkeit und Brechreiz
Nux vomica Similiaplex Tr.	Akut alle 30–60 min, bis 1 J.: bis zu 6 × 1–2 Tr., 1– 5 J.: 2–3 Tr., 6–11 J.: 3–4 Tr., dann 5 Tr. in Wasser, zur längeren Anw. 1–3 ×	Verdauungsschwäche, Krämpfe, Übelkeit

82.5 Anthroposophische Medizin

Präparat	Dosierung pro Tag	Hinweis
Gentiana Magen Globuli velati (Wala)	3–5 × 5–8 Glob.	Nach schwer verdaulichen Speisen und Übelkeit ohne ersichtliche Ursache
Aurum valeriana Globuli velati (Wala)	3–5 × 5–8 Glob.	Übelkeit mit Schwindel
Nux vomica comp. Mischung (Weleda)	3–5 × 5–10 Tr.	Auch bei Erbrechen, Magenschmerzen und -krämpfen

82.6 Biochemie/Schüßler-Salze

Differenzierung	Mineralstoff (Nummer)	Dosierung pro Tag
Allgemein	3	7
	5	10
	6	5
	8	7
	10	12

Differenzierung	Mineralstoff (Nummer)	Dosierung pro Tag
Reiseübelkeit	5	12
	8	7
	9	12
	22	5–7
Durch Hunger	9	12
Nach dem Essen	4	7
	6	7
Vor Aufregung	7	7

82.7 Zusatzhinweise

- Eine Wärmflasche auf den Bauch gelegt verschafft häufig Linderung.
- Nahrungspause einlegen. Dann mit leicht verdaulicher Nahrung wieder beginnen (Zwieback, zerstampfte Banane, geriebener Apfel, passierte Möhren, Haferflockensuppe).

83 Übergewicht

Verwandte Indikationen: Keine Angabe.

83.1 Grenzen der Selbstmedikation

Eine plötzliche Gewichtszunahme innerhalb kurzer Zeit ohne bekannte Ursache muss ärztlich abgeklärt werden. Eine Gewichtsreduktion bei krankhaftem, sehr hohem Übergewicht sollte ärztlich begleitet werden.

83.2 Allopathie

Die Anwendung von Präparaten zur Appetithemmung bei Kindern und Jugendlichen ist abzulehnen. Das Kind muss Mechanismen des Ernährungsmanagements praktisch und psychologisch lernen, um sie in seinem Leben selbstständig durchführen zu können. Dies beginnt beim Einkaufen, Zubereiten und Essen der Mahlzeiten, sollte aber in einer psychologischen Schulung münden. Oft steckt beim Kind nicht bewältigter Kummer, Sorge, psychische Verletzungen oder Traumen hinter einem gestörten Essverhalten, sei es nun Übergewicht, oder auch Untergewicht, Anorexia nervosa oder Bulimie als Binge Eating Disorder. Allenfalls im Kursbereich mit strukturierten Programmen kann zu Beginn der Einstieg in den Prozess des Abnehmens mit Formuladiäten initiiert werden.

83.3 Phytotherapie

Phytotherapeutische Arzneimittel in der Selbstmedikation können nicht empfohlen werden.

83.4 Homöopathie

Einzelmittel

Leitsymptom	Modalität	Weitere Merkmale	Präparat
Ruhiges, schüchternes Kind, schwitzt leicht, starker Appetit, infektanfällig, friert leicht	Schlimmer bei jeder Anstrengung, in der Kälte, besser bei warmen, Wetter	Verlangt nach Eierspeisen, Süßigkeiten, mag keine Milch, häufig verstopft, entwickelt sich spät (Reden, Laufen)	Calcium carbonicum D 12
Träges, verfrorenes Kind, nascht dauernd (nicht unbedingt Süßes), reagiert frech und uneinsichtig, ist faul	Schlimmer durch Wärme, besser an der frischen Luft	Mag kein Fleisch, Süßigkeiten, ist immerzu am Essen, hat Probleme mit Verstopfung	Graphites D 12
Kinder mit großem Kopf, dünne Beine, dicker Bauch, Neigung zu Blähungen, tyrannisiert, schikaniert gerne	Schlimmer durch Wärme, besser durch kühle, frische Luft	Heißhunger nachts und am Nachmittag, großes Verlangen nach Süßigkeiten, schnell satt, schnell wieder hungrig	Lycopodium D 12

Dosierung: 2 × täglich eine Gabe über einen Zeitraum von drei Wochen. Falls noch keine Besserung festzustellen ist, eine Woche Pause einlegen und dann erneut für drei Wochen anwenden. Wenn keinerlei Veränderung festzustellen ist, spricht das Kind nicht auf die Arznei an und der homöopathische Therapeut sollte um Rat gefragt werden.

Komplexmittel

Präparat	Dosierung pro Tag	Hinweis
Antimonium crudum F 244 Komplex Nestmann Tr.	6–11 J.: 3–7 Tr., ab 12 J.: 5–10 Tr. 1–3 ×, in Wasser über einen Zeitraum von 3–6 Wochen	Ab 6 Jahren, nicht bei Erkrankungen der Schilddrüse

83.5 Anthroposophische Medizin

Begleittherapie bei Diät. Anregung der allgemeinen Verdauungstätigkeit. Durch Bitterstoffe wird das Verlangen nach Süßem gebremst.

Präparat	Dosierung pro Tag	Hinweis
Gentiana lutea e radice 5 % Globuli velati (Wala)	3 × 5–10 Glob.	Einnahme 15 min vor dem Essen

83.6 Biochemie/Schüßler-Salze

Differenzierung	Mineralstoff (Nummer)	Dosierung pro Tag
	4	12
	8	10
	9	12
	10	12
	12	7
	23	7

83.7 Zusatzhinweise

- Dauerhafte Hilfe verspricht nur die Umstellung der Ernährung und mehr Bewegung.
- Besonders Jugendliche sollten die Zeit vor dem Computer und Fernseher einschränken.
- Ernährung insgesamt kalorienärmer gestalten und den Anteil an Gemüse, Salat, Vollkornprodukte und Obst deutlich erhöhen. Ungesüßte Getränke verwenden. Fettarme Ernährung bevorzugen. Selbst für das Kind kochen und auf Fertiggerichte verzichten (versteckte Kalorien).
- Regelmäßige Bewegungseinheiten in die Tagesplanung einführen.
- Kompetent angeleitete Gruppentherapie für Kinder mit begleitender Elternschule.

84 Verbrennungen

Verwandte Indikationen: Kap. 80 Sonnenbrand.

84.1 Grenzen der Selbstmedikation

Verbrennungen, die größer sind als die Handfläche des Kindes müssen ärztlich abgeklärt werden. Dies gilt immer bei Verbrennungen im Gesichtsbereich oder bei einem Säugling. Wenn sich die verbrannte Hautfläche, egal wie groß, entzündet und evtl. zusätzlich Fieber auftritt muss sofort ein Arzt aufgesucht werden.

84.2 Allopathie

Präparat	Wirkstoff	Hinweis/Wirkstoffgruppe
InfectoHoney® Honig, Alginat Wundauflage	Medizinischer Manukahonig	Med. Honig, wirkt osmotisch, bildet Wasserstoffperoxid
Betaisodona® Salbe, Wundgaze, Braunovidon® Salbe, Wundgaze	Polyvidon-Iod	Ab 6 Monaten, Antiinfektivum, Antiseptikum
Brand- und Wundgel Medice®	Glycerol, Harnstoff, Salze, Alginat	Hydrokolloid
Bepanthen® Wund- und Heilsalbe, Schaumspray	Dexpanthenol	Vitamin
Fenistil® Wundheilgel	Saures kolloidales Hydrokolloid, Arginin	Hydrokolloid

84.3 Phytotherapie

Präparat	Wirkstoff	Dosierung pro Tag	Hinweis
Vulnostimulin® Salbe	Extrakt aus Weizenkeimen, Korianderöl, Lavendelöl	1–2 × messerrückendick auftragen	Wundbereich vor dem Auftragen reinigen und desinfizieren

84.4 Homöopathie

Einzelmittel

Leitsymptom	Modalität	Weitere Merkmale	Präparat
Starke brennende Schmerzen mit Blasenbildung der Haut	Schlimmer durch Berührung, kaltes Wasser, besser durch Ruhe, Wärme	Mittel der Wahl bei Verbrennung, Verbrühung, zur Vermeidung von Schäden der Haut	Cantharis D 6
Glühende, knallrote Haut, extrem berührungsempfindlich	Schlimmer durch Kälte und Berührung	Kind hat pochende, klopfende Schmerzen	Belladonna D 6
Blassrote, geschwollene, großflächige Quaddeln	Schlimmer durch Wärme und Berührung, besser durch Kälte	Kind hat evtl. brennende, stechende Schmerzen	Apis D 6
Brandwunde mit Substanzverlust, Eiterungsneigung	Schlimmer durch Kälte, Bewegung	Zur Nachbehandlung einer Brandwunde, Vermeidung von unschöner Narbenbildung	Calendula D 6

Äußerlich empfiehlt sich die zusätzliche Anwendung eines Calendula-Gels z. B. Calendumed® Gel.
Dosierung: Im akuten Fall alle 10–15 min eine Gabe bis der Schmerz besser wird, dann wenn nötig 3–5 × täglich weitergeben. Calendula zur Nachbehandlung 3 × täglich eine Gabe, solange wie nötig.

Komplexmittel

Präparat	Dosierung pro Tag	Hinweis
Belladonna Homaccord Tr.	Akut alle 15–30 min, 1–5 J.: 4 Tr., 6–11 J.: 6 Tr., ab 12 J.: 10 Tr., bis zu 12 × in Wasser, zur längeren Anw. 1–3 ×	Ab 1 Jahr

84.5 Anthroposophische Medizin

Präparat	Dosierung pro Tag	Hinweis
Combudoron® Gel (Weleda)	Gel dünn auf die betroffenen Stellen auftragen, antrocknen lassen, nicht einreiben, solange bis der Brennschmerz nachlässt	Verband nur auf das bereits angetrocknete Gel anbringen, Gelfilm lässt sich mit lauwarmem Wasser abspülen
Combudoron®, Flüssigkeit (Weleda)	Bis 5 J.: 1:20 verdünnen: 1 TL (5 ml) auf 100 ml Wasser), ab 6 J.: 1:10 verdünnt: 1 EL (ca. 15 ml) auf 150 ml Wasser zu Umschlägen	Verband feucht halten durch beträufeln mit verdünnter Lsg., Luftzutritt ermöglichen, vor dem Verbandwechsel noch einmal befeuchten
Combudoron® Salbe (Weleda)	1–3 × auf die sich neu bildende Haut auftragen	Zur Nachbehandlung und Vorbeugung von Narbenbildung
Wund- und Brandgel (Wala)	Das Gel dünn auf die betroffenen Stellen auftragen und antrocknen lassen, nicht einreiben	Fördert die Abheilung

84.6 Biochemie/Schüßler-Salze

Differenzierung	Mineralstoff (Nummer)	Dosierung pro Tag
Bei kleinflächigen und geschlossenen Verbrennungen	3	Äußerlich als Teilbad oder Breiauflage
	8	

Als Teilbad werden jeweils fünf Tabletten des genannten Mineralsalzes in der benötigten Menge Wasser aufgelöst.

Als Breiauflage werden die Tabletten mit abgekochtem Wasser breiig angelöst. Die Anzahl der Tabletten hängt von der Größe der Fläche ab. Den Brei auf die betroffenen Hautstellen auflegen und mit Frischhaltefolie abdecken. Mindestens 15 min einwirken lassen.

84.7 Zusatzhinweise

- Die Verbrennung sofort 10–15 min mit kaltem Wasser kühlen.
- Keine Salben oder Cremes unmittelbar nach der Verbrennung auf die verbrannte Haut auftragen. Immer zuerst kühlen.
- Kleidung vorsichtig lösen. Falls mit der Brandwunde verklebt, Kleidung nicht selbst entfernen!

85 Verstauchung

Verwandte Indikationen: Kap. 68 Prellungen, Kap. 95 Zerrung.

85.1 Grenzen der Selbstmedikation

Sehr starke Beschwerden mit Bewegungseinschränkung und massiven Schmerzen müssen ärztlich abgeklärt werden, es könnte z. B. ein Bänderriss oder eine Fraktur vorliegen. Die Schmerzen und Schwellung müssen innerhalb eines Tages nachlassen, ansonsten muss eine ärztliche Untersuchung folgen.

85.2 Allopathie

Orale Enzympräparate, wie sie im Erwachsenenalter bei Verstauchungen angewendet werden können, sind für die Anwendung beim Kind nach derzeitigem regulatorischem Anforderungsstand nicht ausreichend untersucht.

Präparat	Wirkstoff	Hinweis/Wirkstoffgruppe
Reparil® Madaus Drg.	Aescin	Ab 7 Jahren, Antiphlogistikum
Alsol® Salbe	Aluminiumacetattartrat	Antiphlogistikum
Heparin Al® Gel, -Salbe 30000, -50000	Heparin-Natrium (Schwein)	Antithrombotikum
Dolobene® Cool Gel	Isopropylalkohol, Mateblätter-Extrakt, Levomenthol, Campher	Ab 2 Jahren, abschwellend, antiseptisch
Enelbin® Paste	Aluminiumsilikate, Salicylsäure, Zinkoxid	Abschwellend, antiseptisch, antiphlogistisch
Hirudoid® Gel. -Creme, Sanaven® Creme	Chondroitinpolysulfat	Antiödematös, abdichtend
Reparil® Gel N	Aescin, Diethylammoniumsalicylat	Antiödematösum, Antiphlogistikum

Präparat	Wirkstoff	Hinweis/Wirkstoffgruppe
Gelum® Gel	Kalium-Eisen-Phophat-Citrat-Komplex	Antiphlogistikum
Salhumin® Gel	Hydroxyethylsalicylat	Antiphlogistikum bzw. Analgetikum
Dolo Hevert Roll on	Isopropanol	Ab 6 Jahren, Abschwellung

85.3 Phytotherapie

Orale Therapie

Präparat	Wirkstoff	Dosierung pro Tag	Hinweis
Proteozym® Drg.	Bromelain aus Ananas	3 × 1–2 Drg. vor dem Essen	Ab 6 Jahren

Lokale Therapie

Präparat	Wirkstoff	Dosierung pro Tag	Hinweis
Kneipp® Arnika Salbe S	Öliger Auszug aus Arnikablüten	Mehrmals mit leichter Streichmassage auftragen	Nicht bei Korbblütlerallergie, nicht im Augenbereich
Traumaplant® Creme	Beinwell-kraut-Presssaft	Ab 4 J.: mehrmals auf der Haut über dem erkrankten Gewebe auftragen	Ab 4 Jahren, sehr gut für einen Salbenverband geeignet
Retterspitz® äußerlich flüssig	Arnikatinktur, Thymianöl, Rosmarinöl	Ab 6 J.: bis 3 ×	Ab 6 Jahren, als Wickel, Umschlag oder Feuchtaufschlag, kalt anwenden, bei empfindlicher Haut vorverdünnen

85.4 Homöopathie

Einzelmittel

Leitsymptom	Modalität	Weitere Merkmale	Präparat
Wundheitsgefühl, jede Bewegung schmerzt, Gefühl der Prellung oder Verrenkung	Schlimmer durch Berührung, Kälte, Druck, besser durch Ruhe	Folge von Überanstrengung oder akuter Verletzung	Arnica D 6 erstes Hauptmittel
Akut auftretende, reißende Schmerzen, Gelenksteifigkeit, Ruhelosigkeit, evtl. Schwellung	Schlimmer bei anfänglicher Bewegung und Kälte, besser durch fortgesetzte Bewegung und Wärme	Folge von Überanstrengung oder akuter Verletzung	Rhus toxicodendron D 12 zweites Hauptmittel
Schmerzen wie wund und zerschlagen, Schwäche der Gelenke	Schlimmer in der Kälte, beim Treppensteigen, besser bei vorsichtiger Bewegung und Wärme	Folgemittel, wenn keine vollständige Besserung durch Arnica und Rhus tox. erfolgt	Ruta D 6
Stechende Schmerzen, kaum zu ertragen, evtl. Schwellung	Schlimmer durch jede Bewegung, Wärme, besser durch Druck, Ruhe, Kälte	Kind ist gereizt, verlangt eine feste Bandage, möchte seine Ruhe haben	Bryonia D 6

Dosierung: Im akuten Fall zunächst Arnica halbstündlich eine Gabe bis zur ersten Besserung, dann das passende weitere Mittel wählen (meist Rhus toxicodendron) 3–5 × täglich eine Gabe. Falls nach einer Woche keine zufriedenstellende Besserung eingetreten ist, Ruta als Folgemittel 3 × täglich für eine Woche geben.

Komplexmittel

Präparat	Dosierung pro Tag	Hinweis
Traumeel® Tbl.	Akut: 1–5 J.: ½ Tbl. alle 30 min bis zu 12 ×, 6–11 J.: 1 Tbl. alle 30 min bis zu 8 ×, ab 12 J.: 1 Tbl. alle 30 min bis zu 12 ×, zur längeren Anw.: 1–5 J.: 3 × ½ Tbl., 6–11 J.: 2 × 1 Tbl., ab 12 J.: 3 × 1 Tbl.	Ab 1 Jahr
Traumeel® Salbe	1–3 × dünn auf die betroffene Stelle auftragen	–
Arnica comp. Gel N		–

85.5 Anthroposophische Medizin

Innere Therapie

Präparat	Dosierung pro Tag	Hinweis
Arnica e planta tota D 6, Globuli velati (Wala)	1–3 × 5–10 Glob. velati bis die Schmerzen nachlassen	Schwellung und Schmerzen
Symphytum comp. Globuli velati (Wala)	3 × 5–10 Glob.	Beteiligung der Sehnen

Äußere Therapie

Präparat	Dosierung pro Tag	Hinweis
Arnika Wundtuch (Wala)	Das mit Arnika-Tinktur getränkte Tuch wird auf die betroffene Hautpartie aufgelegt und wie eine Kompresse befestigt, gegen Austrocknen, zwischendurch mit etwas Wasser feucht halten	Feuchttuch, Mittel der Wahl für die schnelle Hilfe unterwegs, einfach und schnell anzuwenden
Arnika-Essenz (Weleda)	1 EL Arnika-Essenz auf 250 ml Wasser geben, Kompresse oder ein geeignetes Tuch mit verdünnter Essenz tränken und auf die verletzte Stelle legen	Für Umschläge auf unverletzter Haut, anfangs alle 15–30 min, später in größeren Abständen erneuern

Präparat	Dosierung pro Tag	Hinweis
Arnika-Gelee (Weleda)	Gel 3–5 × bis zum Abklingen der Beschwerden auf die betroffenen Stellen der Haut auftragen,	Nicht auf offene Wunden
Arnika-Salbe 10 % (Weleda)	3–5 × auf die betroffene Stelle der Haut auftragen	Zur Nachbehandlung stumpfer Verletzungen, auch bei längerem Heilungsprozess

85.6 Biochemie/Schüßler-Salze

Differenzierung	Mineralstoff (Nummer)	Dosierung pro Tag
	1	12
	2	7
	3	12
	5	7
	8	7
	9	7–10
	11	5–7

85.7 Zusatzhinweise

- PECH-Regel beachten:
  - (P)ause einlegen, Aktivität sofort unterbrechen.
  - (E)is oder andere Kälteanwendung sofort beginnen um die Hämatombildung möglichst gering zu halten. Zwischen Haut und Kälteanwendung ein dünnes Tuch legen.
  - (C) Kompression des betroffenen Körperteils mittels Bandagen oder Verbänden.
  - (H)ochlegen des betroffenen Körperteils, um Schwellungen und Einblutungen ins Gewebe gering zu halten.
- Dem Körper genügend Zeit zur Abheilung geben, bevor die geschädigten Muskeln, Bänder und Gelenke wieder stärker belastet werden.

86 Verstopfung

Verwandte Indikationen: Kap. 9 Bauchschmerzen.

86.1 Grenzen der Selbstmedikation

Akute Beschwerden mit Begleitsymptomen, wie z. B. Übelkeit, Krämpfe, starke Schmerzen müssen dringend ärztlich abgeklärt werden. Dies gilt ebenso für chronische Beschwerden ohne erkennbare Ursache. Ein Notfall besteht, wenn das Kind neben akuter Verstopfung zusätzlich Fieber bekommt, sein Bauch hart gespannt ist und Übelkeit und Bauchschmerzen im rechten Unterbauch auftreten (Verdacht auf Blinddarmentzündung). Wenn das Kind länger als drei Tage keinen Stuhlgang hat, in schlechtem Allgemeinzustand ist, über Bauchschmerzen klagt bzw. Kot erbricht liegt ein Verdacht auf Darmverschluss vor, der sofort notärztlich behandelt werden muss.

86.2 Allopathie

Bei Verstopfung beim Kind sollte immer an Ernährungsfehler gedacht werden (z. B. Schokolade), aber auch an mangelnde Bewegung, Nebenwirkungen von Arzneien (z. B. Hustenstiller) oder psychisch bedingten Stuhlverhalt. Besonders bei der Anwendung von chemisch definierten Laxantien sind die Nebenwirkungen zu bedenken (z. B. bei dickflüssigem Paraffin Gefahr der Aspiration von Fetttröpfchen in die Lunge), und diese sollten entsprechen zurückhaltend eingesetzt werden.

Präparat	Wirkstoff	Hinweis/Wirkstoffgruppe
Agiolax® Pico, Dulcolax® NP Tr., Laxoberal Abführ-Perlen, Tbl., Tr.	Natriumpicosulfat	Ab 4 Jahren, Antiresorptivum, Hydragogum
Bekunis® Drg, Dulcolax® Drg.	Bisacodyl	Ab 2 Jahren, Supp. ab 10 Jahren (z. T. ab 6), Antiresorptivum, Hydragogum

Präparat	Wirkstoff	Hinweis/Wirkstoffgruppe
Bifiteral® Sirup, -Btl., Pul., Eugalac®, Lactuflor® Lsg.	Lactulose	Ab 2 Jahren, Osmolaxans, pH-Wert-Regulans
Dulcolax® M Balance	Macrogol 4000	Ab 2 Jahren, Osmolaxans
Glycilax® für Kdr. Zäpfchen f. Sgl., Kdr.	Glycerol 85 %	Osmolaxans, Gleitmittel
Lecicarbon® S CO_2- Laxans, -K CO_2-Laxans Supp.	Natriumhydrogencarbonat, Natriumhydrogenphosphat	CO_2-Entwickler, Peristaltikanreger
Microklist® Rektallösung	Natriumcitrat, Natrium-Dodecyl(sulfoacetat), Sorbitol-Lsg. 70 %	Osmolaxans, Gleitmittel
Obstinol® M Emulsion	Dickflüssiges Paraffin	Ab 6 Jahren, Chemisch definiertes Laxans

86.3 Phytotherapie

Präparat	Wirkstoff	Dosierung pro Tag	Hinweis
Agiolax® Granulat	Plantago-ovata-Samen, Plantago-ovata-Samenschalen, Tinnevelley-Sennesfrüchte	Ab 10 J.: abends nach dem Essen 1–2 TL. Granulat unzerkaut mit Flüssigkeit (ca. 250 ml)	Ab 10 Jahren, nur kurzfristige Anwendung, Interaktionen beachten!
Chol-Kugeletten® neu Abführhilfe	Kap Aloe Trockenextrakt, Schöllkraut-Trockenextrakt	Ab 10 J.: mittags und abends 1 überzogene Tbl., max. 1–2 Wochen	Ab 10 Jahren, besonders bei krampfartigen Beschwerden, harmlose Rotfärbung des Urins möglich, cave: Lebererkrankungen, keine gleichzeitige Anwendung anderer leberschädigender Stoffe

Präparat	Wirkstoff	Dosierung pro Tag	Hinweis
Manna-Feigen Sirup	Manna	1 × 20–30 ml	Auch zur Vorbeugung bei Neigung zu Darmträgheit
Pascomucil® Pulver	Indische Flohsamenschalen	6–11 J.: 2–3 × 1 Messlöffel	Ab 6 Jahren, nicht bei Übelkeit oder Erbrechen (Anzeichen Ileus), verzögert Aufnahme anderer Arzneimittel, Schilddrüsenhormon-Dosis muss neu eingestellt werden

86.4 Homöopathie

Einzelmittel

Leitsymptom	Modalität	Weitere Merkmale	Präparat
Kein Stuhldrang, harter, trockener großvolumiger Stuhl, großer Durst, Bauchschmerzen	Schlimmer durch jede Bewegung, besser durch Ruhe und Druck	Kind ist gereizt, will seine Ruhe haben, trinkt viel kalte Flüssigkeit	Bryonia D 6
Kein Stuhldrang, lähmungsartige Verstopfung, untätiger Darm, hat Schmerzen beim Stuhlgang	Schlimmer am Morgen, nach dem Schlaf	Folge von Schreck, Schock, Narkose, Kind hat Angst vor Schmerzen beim Stuhlgang	Opium D 12
Selten Stuhldrang, Kind tagelang verstopft, ohne zu klagen, fühlt sich gut dabei	Schlimmer jede Anstrengung, besser in der Wärme	Kind schwitzt leicht, ist korpulent, mag Eierspeisen, verträgt keine Milch	Calcium carbonicum D 12
Vergeblicher Stuhldrang mit ungenügender Entleerung, krampfartige Verstopfung	Schlimmer am Morgen, besser am Abend	Folge von schwerem, reichlichem Essen, auf Reisen	Nux vomica D 6

Leitsymptom	Modalität	Weitere Merkmale	Präparat
Vergeblicher Stuhldrang, Blähungen, Bauchkoliken und Darmgeräusche	Schlimmer durch beengende Kleidung, fremde Toilette	Kind hat Scheu vor der fremden Toilette	Lycopodium D 6

Dosierung: Im akuten Fall (Bauchschmerzen, Krämpfe) stündlich eine Gabe bis zur Besserung (erfolgreicher Toilettengang). Bei Problemen, die schon länger bestehen oder psychisch bedingt sind (Opium, Lycopodium) 2–3 × täglich eine Gabe bis zur Normalisierung des Stuhlganges (sollte nach ein bis drei Wochen erfolgen).

Komplexmittel

Präparat	Dosierung pro Tag	Hinweis
Nux vomica Similiaplex Tr.	Akut alle 30–60 min, bis 1 J.: bis zu 6 × 1–2 Tr., 1–5 J.: 2–3 Tr., von 6–11 J.: 3–4 Tr., ab 12 J.: 5 Tr. in Wasser, zur längeren Anw. 1–3 ×	Verdauungsschwäche, Krämpfe, Verstopfung
Lycopodium Similiaplex R Tr.		Verdauungsschwäche mit Blähungen

86.5 Anthroposophische Medizin

Innere Therapie

Präparat	Dosierung pro Tag	Hinweis
Aquilinum comp. Globuli velati (Wala)	3 × 3–7 Glob.	Zur Anregung der großen Verdauungsdrüsen des Oberbauchs und der Darmaktivität
Carpellum Mali comp. Pulver (Weleda)	1–3 × 1–2 Messerspitzen Pulver einnehmen	Bei Darmverkrampfungen (spastische Obstipation)
Lycopodium comp. Globuli velati (Wala)	3 × 5–7 Glob.	Bei chronischer Verstopfung zur generellen Anregung der Magen-Darm-Tätigkeit
Hepatodoron® Tbl. (Weleda)	Im Schulalter 3 × 1 Tbl., in der Pubertät plus 2 Tbl. zur Nacht	Für ältere Kinder mit träger Verdauung, bei unreiner Haut, Akne und Vorliebe für Süßigkeiten, Müdigkeit in der Schule

Äußere Therapie

Präparat	Dosierung pro Tag	Hinweis
Oxalis, Folium 10 % Salbe (Weleda)	1–2 × auf den Unterbauch einreiben, Salbe im Uhrzeigersinn um den Bauchnabel einmassieren	Entspannt den Bauch bei akuter Verstopfung, die spiralförmige Massage zum linken Schenkel hin ausstreichen

86.6 Biochemie/Schüßler-Salze

Differenzierung	Mineralstoff (Nummer)	Dosierung pro Tag
	3	10–12
	8	10–12
	10	10
Zusätzlich bei Blähungen	7	10
	Als »Heiße Sieben« (Teil A, Kap. 4.1.2)	

86.7 Zusatzhinweise

- Auf ausreichende Flüssigkeitszufuhr achten (aber keine Softdrinks).
- Regelmäßige Hauptmahlzeiten mit warmen Suppen.
- Ausreichend Ballaststoffe in die Ernährung einbauen (Rohkost, Gemüse, Vollkorn, Hafer).
- Auf Süßigkeiten verzichten.
- Abklären, ob schmerzhafte Analfissuren vorliegen.
- Ausreichende Bewegung und Spiel im Freien. Zeiten vor dem Fernseher und Computer reduzieren.
- Das Thema »Stuhlgang« nicht zum großen Thema in der Familie werden lassen.
- Gegebenenfalls Heileurythmie bei chronischer Verstopfung.

87 Wachstumsschmerzen

Verwandte Indikationen: Kap. 39 Knochen- und Zahnbildung.

87.1 Grenzen der Selbstmedikation

Immer wiederkehrende oder sehr starke Beschwerden sollten ärztlich abgeklärt werden, um eine andere Erkrankung ausschließen zu können. Akut auftretende Beinschmerzen können u. a. auch einen Bruch (Grünholzfraktur) oder juvenile idiopathische Arthritis als Ursache haben.

87.2 Allopathie

Treten Wachstumsschmerzen im Bereich von Knochen und Muskeln auf, so kann eine Supplementierung mit Selen (nach Reinhardt) und Magnesium (nach meinen Erfahrungen) zusammen mit einem Stretching-Programm Erfolge erzielen. Allopathische Analgetika sind in den seltensten Fällen indiziert!

87.3 Phytotherapie

Phytotherapeutische Arzneimittel in der Selbstmedikation können nicht empfohlen werden.

87.4 Homöopathie

Einzelmittel

Leitsymptom	Modalitäten	Weitere Merkmalee	Präparat
Knochenschmerzen, Schmerzen in den Beinen und Gelenken	Schlimmer durch Kälte, Wetterwechsel, besser durch warmes Wetter, an der frischen Luft	Schulkopfschmerz, Konzentrationsprobleme, lebhafte, zappelige Kinder, schnell erschöpft, infektanfällig	Calcium phosphoricum D 12 Hauptmittel

Leitsymptom	Modalitäten	Weitere Merkmalee	Präparat
Knochen- und Muskelschmerz auf Grund von geistiger und körperlicher Überarbeitung	Schlimmer durch Kälte, besser durch Ruhe, Wärme, nach kurzem Schlaf	Gleichgültig, apathisch, Kind wirkt unkonzentriert, schläft tagsüber ein, große Müdigkeit und Erschöpfung	Acidum phosphoricum D 12

Dosierung: 2–3 × täglich eine Gabe bis zur Besserung, die nach ein bis zwei Wochen eintreten sollte.

Komplexmittel

Präparat	Dosierung pro Tag	Hinweis
Calcium phosphoricum Similiaplex Tr.	Akut bis 1 J.: 1–2 Tr., 2–5 J.: 2–3 Tr., 11 J.: 3–4 Tr., ab 12 J.: 5 Tr., bis zu 6 × in Wasser, zur längeren Anw. 1–3 ×	Wachstumsbeschwerden in Verbindung mit Erschöpfung
Calcarea carbonica 24 Komplex Nestmann Tbl.	1–5 J.: 2–3 × ½ Tbl., 6–11 J.: 2 × 1 Tbl. ab 12 J.: 2–3 × 1 Tbl.	Ab 1 Jahr

87.5 Anthroposophische Medizin

Innere Therapie

Präparat	Dosierung pro Tag	Hinweis
Symphytum comp. Glob. velati (Wala)	Akut 1 × abends 5 Glob., bei anhaltenden Beschwerden 3 × 5 Glob. bis zur Besserung	–
Cartilago comp. Glob. velati (Wala)	2 × 10 Glob. 6–12 Wochen lang vor dem Essen	Bei Knieschmerzen (Retropatellares Schmerzsyndrom)

Äußere Therapie

Präparat	Dosierung pro Tag	Hinweis
Solum Öl (Wala)	1–2 × die betroffenen Gliedmaßen einreiben	Massage von unten nach oben durchführen
Weleda Arnika Massageöl	1–2 × einreiben	–

87.6 Biochemie/Schüßler-Salze

Differenzierung	Mineralstoff (Nummer)	Dosierung pro Tag
	1	7
	2	2
	7	10
Zusätzlich	Äußere Anwendung	Die Cremes der genannten Mineralstoffe werden zu gleichen Teilen gemischt

87.7 Zusatzhinweise

- Beim Wandern Stöcke benutzen, besonders bergabwärts.
- Gesunde, mineralstoffreiche Ernährung (Hirse, Hafer).
- Bei Kniegelenkschmerzen das Knie schonen. Die Heilung mit einem kniegelenkschonenden Sport überbrücken.

88 Warzen

Verwandte Indikationen: Keine Angabe.

88.1 Grenzen der Selbstmedikation

Warzen im Anogenitalbereich und auf Schleimhäuten, Feigwarzen, sowie Warzen, die sich auffallend verändern oder bluten, müssen ärztlich abgeklärt werden. Auch wenn die Selbstmedikation keine Erfolge zeigt, sollte ein Arzt aufgesucht werden, um evtl. eine mechanische Entfernung vornehmen zu lassen.

88.2 Allopathie

Präparat	Wirkstoffe	Hinweis/Wirkstoffgruppe
Verrucid® Lsg.	Salicylsäure	Ab 6 Jahren, Keratolytikum
Clabin®, -plus Lsg., Duofilm® Lsg.	Milchsäure, Salicylsäure	Ab 6 Jahren, Keratolytikum
Infectodell® Lsg.	Kaliumhydroxid	Ab 2 Jahren, Keratolytikum
Wartner® gegen Warzen, -gegen Fußwarzen	Dimethylether	Ab 4 Jahren, Vereisungsmittel, Durchführung der Anwendung durch Erwachsene!
Wartner® Kids Spray	1,1-Difluorethan	

88.3 Phytotherapie

Phytotherapeutische Arzneimittel in der Selbstmedikation können nicht empfohlen werden.

88.4 Homöopathie

Einzelmittel

Leitsymptom	Weitere Merkmale	Präparat
Dornwarzen, harte, hornige Warze, vorwiegend an den Fußsohlen, Zehen, Fingern, Handflächen	Oberfläche ist flach, glatt, brüchig, entweder einzeln oder in Haufen	Stibium sulfuratum nigrum D 12
Harte, gezackte, erhabene, gestielte Warze an Händen, Fingern, Gesicht, Nase	Sehr berührungsempfindlich, leicht blutend	Causticum D 12
Dellwarzen, Schwimmbadwarzen, klein, flach, in Gruppen stehend	Kommen am ganzen Körper vor	Ferrum picrinicum D 12
Weiche, fleischige Warze, diverses Aussehen, einzeln oder in Gruppen, an Fingern, Händen, Hals, Gesicht, Rücken	Rissige, dunkle, gelbbraune Oberfläche, berührungsempfindlich	Thuja D 12

Dosierung: 2 × täglich eine Gabe. Falls nach drei Wochen noch kein merklicher Erfolg erzielt wurde, wird die Arznei für eine Woche abgesetzt, um sie dann bei Bedarf erneut für drei Wochen anzuwenden. Falls nach drei Monaten der Erfolg ausbleibt, passt das Mittel nicht und eine Konstitutionsbehandlung beim Homöopathen wäre sinnvoll.

Äußerlich kann über den gleichen Zeitraum unterstützend **Thuja**-Tinktur (**Thuja extern**) 2 × täglich aufgetragen werden.

Komplexmittel

Präparat	Dosierung pro Tag	Hinweis
Thuja Similiaplex H Tr.	1–5 J.: 2–3 Tr., 6–11 J.: 3–4 Tr., ab 12 J.: 5 Tr. in Wasser 1–3 ×, 3–6 Wochen lang	Kinder ab 1 Jahr
Thuja WA Oligoplex Tr.	Ab 6 J.: 1–3 × 5 Tr. in Wasser 3–6 Wochen lang	Kinder ab 6 Jahren

88.5 Anthroposophische Medizin

Innere Therapie

Präparat	Dosierung pro Tag	Hinweis
Antimonit D 6 Trit. (Weleda)	3 × 1 Messerspitze	Bei Dornwarzen an den Fußsohlen
Thuja e summit. D 6 Globuli velati (Wala)	3 × 5 Glob.	Bei großen und weichen Warzen, Kinder sind stark infektanfällig, neigen zu Ekzemen und Asthma
Thuja e summit. D 12 Globuli velati (Wala)	3 × 5 Glob.	Bei Dellwarzen
Fluorit D 12 Trituration (Weleda)	2 × 1 Messerspitze Pul. vor dem Essen	Wenn sich Dellwarzen »explosionsartig« ausgebreitet haben

Äußere Therapie

Präparat	Dosierung pro Tag	Hinweis
Duofilm, dann Guttaplast®-Pflaster	Dornwarze einpinseln, Pflaster aufkleben, 2 Tage einwirken lassen, Pflaster entfernen, weiß gefärbte obere Hornschicht der Warze mit Bimsstein entfernen	Bei Dornwarzen, nach Duofilm und Guttaplast-Pflaster® mit Salbenbehandlung beginnen
Polygonatum 5 % Salbe (Weleda) im Wechsel mit Bismutum-Stibium Salbe (Weleda)	Abwechselnd nachts als Pflasterverband auftragen und einwirken lassen	Salbenbehandlung bei Dornwarzen, tagsüber müssen keine Pflaster geklebt werden
Thuja occidentalis Urtinktur	Mehrmals unverdünnt auftupfen und trocknen lassen	Bei Dellwarzen wenn sich um die Dellwarze ein entzündlicher Hof bildet kann aufgehört werden, die Warze verschwindet

88.6 Biochemie/Schüßler-Salze

Differenzierung	Mineralstoff (Nummer)	Dosierung pro Tag
	4	12
	10	7–12
Bei Verhärtungen	1	7
Zusätzlich	Äußere Anwendung	Die Cremes der oben genannten Mineralstoffe werden zu gleichen Teilen gemischt*

* Auch Anwendung als Breiauflage oder Bad

Als Teilbad werden jeweils fünf Tabletten des genannten Mineralsalzes in der benötigten Menge Wasser aufgelöst.

Als Breiauflage werden die Tabletten mit abgekochtem Wasser breiig angelöst. Die Anzahl der Tabletten hängt von der Größe der Fläche ab. Den Brei auf die betroffenen Hautstellen auflegen und mit Frischhaltefolie abdecken. Mindestens 15 min einwirken lassen.

88.7 Zusatzhinweise

- Ansteckungsquellen (gemeinsames Baden oder öffentliche Schwimmbäder) meiden.
- Dem Kind beibringen, wie es eine Ansteckung verhindern kann: nicht kratzen, reiben oder drücken, ggf. mit Mullbinde abdecken.
- Betroffene Hautareale sollten möglichst warm und trocken gehalten werden.
- Bei Dornwarzen sind warme und trockene Füße wichtig (Hausschuhe, atmungsaktive Socken und Schuhe).
- Vollwertige Ernährung für einen gesunden Stoffwechsel.
- Unterstützend die Warzen mit einem verdünnten Rosmarinöl einreiben, Rosmarinbäder machen.

89 Windeldermatitis

Verwandte Indikationen: Kap. 27 Hautausschläge, Kap. 66 Pilzerkrankungen der Haut.

89.1 Grenzen der Selbstmedikation

Beschwerden, die gehäuft auftreten sollten ärztlich abgeklärt werden. Ein Arzt sollte zudem aufgesucht werden, wenn sich der Ausschlag über den Gesäßbereich hinaus auf den Rücken oder den Bauch ausdehnt, wenn der Ausschlag auf tiefere Hautschichten übergreift und sich evtl. offene, blutende Wunden oder sogar Geschwüre bilden. Bei superinfizierten Hautarealen und bei reduziertem Allgemeinzustand des Säuglings (Fieber?) muss zudem eine ärztliche Abklärung erfolgen.

89.2 Allopathie

Präparat	Wirkstoff	Hinweis/Wirkstoffgruppe
Adiclair® Creme, -Salbe, Biofanal® Salbe, Candio Hermal® Creme, -Salbe, -Softpaste	Nystatin	Antimykotikum
Antifungol® Hexal Heilpaste	Clotrimazol, Zinkoxid	Antimykotikum, Antiphlogistikum
Mirfulan® Salbe	Zinkoxid, Lebertran (standard. auf Vit.-A- und Vit.-D-Gehalt)	Antiphlogistikum, Vitamine, Heilungsförderer
Mitosyl® N Salbe	Zinkoxid	Antiphlogistikum
Multilind® Heilsalbe mit Nystatin, Mykoderm® Heilsalbe	Nystatin, Zinkoxid	Antimykotikum, Antiphlogistikum

89.3 Phytotherapie

Lokale Therapie

Präparat	Wirkstoff	Dosierung pro Tag	Hinweis
Cefabene® Salbe	Trockenextrakt aus Bittersüßstängel	3–5 × auftragen	Juckreizstillend, antibakteriell, antimykotisch, adstringierend, antiphlogistisch
Hametum® Creme, -Extrakt, -Wund- und Heilsalbe	Hamamelisblätter und Zweige-Frischdestillat	Mehrmals anwenden	Juckreizstillend, abdichtend, antibakteriell
Hewekzem novo® Heilsalbe	Öliger Auszug aus echter Kamille	Mehrmals befallene Hautstellen mit Salbe bedecken	Bei trockenem Hautausschlag, gut pilzhemmend, cave: Allergie (Korbblütler, Kreuzallergie Beifuß)
Kamillosan® Salbe	Kamillenblüten-Trockenextrakt	2–3 × auf betroffene Hautstellen auftragen	Entzündungshemmend, antibakteriell, heilungsfördernd, cave: Allergie (Korbblütler, Kreuzallergie Beifuß)
Linola® Gamma Creme	Nachtkerzensamenöl		Gammafettsäuren zur Stärkung der Hautbarriere

Teetipp

Bestandteil	Menge	Zubereitung	Dosierung pro Tag
Camellia sinensis z. B. von Sidroga in Teebeuteln	2–3 Teebeutel pro Tasse	Mit 150 ml heißem Wasser überbrühen, lange ziehen lassen, um die Gerbstoffe zu extrahieren	Mehrmals betroffen Stellen am Baby-Popo abtupfen

89.4 Homöopathie

Einzelmittel

Leitsymptom	Modalität	Weitere Merkmale	Präparat
Hochroter Po, gelb-grüner Zahnungsdurchfall, sehr unruhig beim Wickeln	Schlimmer durch Wärme, beim Windelwechseln, besser durch Umhertragen	Folge von Zahnen, quengeliges, schreiendes Kind	Chamomilla D 6
Frühes Wundsein, sauer riechender Stuhl und Schweiß, Infektanfälligkeit	Schlimmer durch Kälte, Nässe, besser durch Wärme	Spätentwickler, pflegeleicht, immer hungrig, verträgt keine Milch	Calcium carbonicum D 12
Nässender, übel riechender Ausschlag, klebrige, gelbe Absonderungen, Juckreiz	Schlimmer durch Wärme, besser an der frischen Luft	Trockene, rissige Haut, neigt zu Verstopfung, ist faul und träge, Infektanfällig	Graphites D 12

Dosierung: Chamomilla 3–5 × täglich eine Gabe, die anderen Mittel 2–3 × täglich eine Gabe bis zur Besserung.

Komplexmittel

Präparat	Dosierung pro Tag	Hinweis
Equisetum 23 Komplex Nestmann Tr.	Akut alle 30–60 min bis zu 12 ×, 1–5 J.: 2–3 Tr., 6–11 J.: 4–6 Tr., ab 12 J.: 5–10 Tr., jeweils in Wasser, zur längeren Anw. 1–3 × 1 Gabe	Kinder ab 1 Jahr

89.5 Anthroposophische Medizin

Innere Therapie

Präparat	Dosierung pro Tag	Hinweis
Gentiana Magen Globuli velati (Wala)	1–2 Glob. pro Mahlzeit	Zur Stärkung der Verdauungstätigkeit
Aquilinum comp. Globuli velati (Wala)	3 × 3 Glob.	Zur Harmonisierung der Darmfunktion

Äußere Therapie

Präparat	Dosierung pro Tag	Hinweis
Calendula Babycreme (Weleda)	Nach jedem Windelwechsel dünn auftragen	Zur Grundpflege und auch bei Wundsein
Rosatum Heilsalbe (Wala)	Nach jedem Windelwechsel dünn auftragen	Bei wunden Stellen
Quercus-Essenz (Wala)	1 EL Essenz auf 250 ml Wasser, Kompresse mit der verdünnten Essenz tränken und in die Windel einlegen	Bei stark entzündeten Stellen mit oberflächlichen Hautdefekten

89.6 Biochemie/Schüßler-Salze

Differenzierung	Mineralstoff (Nummer)	Dosierung pro Tag
	3	12
	5	7
	8	7
	9	7
	21	5
Zusätzlich	Äußere Anwendung	Als (Teil-)bad: je 3 Tabletten mit ins Badewasser geben

89.7 Zusatzhinweise

- Reinigung des Pos mit einem speziellen Kinderöl (z. B. mit Ringelblume).
- Möglichst zweistündlich wickeln.
- Oft hilft eine Milieu-Änderung im Windelbereich: Kinder, die bisher in Einmalwindeln gewickelt wurden, werden auf Stoffwindeln umstellen und umgekehrt.
- Kind mit nacktem Po strampeln lassen (damit viel Luft an die befallene Region kommt).
- Bei bakteriellen Infektionen einmal täglich Sitzbad mit Thymiantee (konzentriert, 5 min gezogen).
- Nässende Stellen können mit schwarzem Tee behandelt werden (15 min gezogen).

90 Windpocken (Begleitbehandlung)

Verwandte Indikationen: Kap. 22 Fieber, Kap. 27 Hautausschläge, Kap. 36 Juckreiz.

90.1 Grenzen der Selbstmedikation

Windpocken müssen immer ärztlich abgeklärt werden, bevor eine unterstützende Selbstmedikation möglich ist. Auch der Verlauf der Heilung muss unter ärztlicher Beobachtung stehen, das gilt vor allem, wenn sich durch Aufkratzen der Bläschen größere Entzündungs- oder Eiterherde auf der Haut bilden. Windpocken sind meldepflichtig.

90.2 Allopathie

Spezifische allopathische Arzneimittel in der Selbstmedikation können nicht empfohlen werden. Allenfalls symptomatische Begleitbehandlung, z. B. gegen den Juckreiz.

Präparat	Wirkstoff	Hinweis/Wirkstoffgruppe
Anaesthesulf® Lotio	Macrogollaurylether (Polidocanol)	Anästhetikum

90.3 Phytotherapie

Spezifische phytotherapeutische Arzneimittel in der Selbstmedikation können nicht empfohlen werden. Allenfalls symptomatische Begleitbehandlung.

90.4 Homöopathie

Einzelmittel

Leitsymptom	Modalität	Weitere Merkmale	Präparat
Rascher, heftiger Beginn, Fieber rasch ansteigend, hochrotes, schweißiges Gesicht, tomatenroter Hautausschlag	Schlimmer durch Berührung, besser durch Wärme (trotz schwitzen) und Ruhe	Kind wirkt apathisch, will seine Ruhe (kein Lärm, kein Licht), klopfende Kopfschmerzen	Belladonna D 6 Fiebermittel
Symptomarmer, langsamer Beginn, Fließschnupfen, blassrotes, fleckiges Gesicht, Fieber bis 39 °C	Besser durch kalte Anwendungen	Allgemeinbefinden wenig beeinträchtigt, geschwollene Lymphknoten	Ferrum phosphoricum D 12 Fiebermittel
Brennende, wassergefüllte Bläschen, starker Juckreiz	Schlimmer durch Ruhe, besser durch warme Auflagen	Kind wälzt sich ständig im Bett, sehr unruhig, kratzt viel	Rhus toxicodendron D 12 Hauptmittel
Verkrustete Bläschen	Besser durch Ruhe	Bläschen, die weiß-gelblich verkrusten	Stibium sulfuratum nigrum D 12 Folgemittel
Hautausschlag, der sich nicht weiterentwickelt, juckend, gerötet, Hautausschlag, der nicht abheilen will	Schlimmer durch Wärme (Bettwärme), besser durch Kälte	Juckreiz, trotz abgeheiltem Hautausschlag	Sulfur D 12 Nachbehandlung

Dosierung: Belladonna akut alle 15–30 min eine Gabe, dann 3–5 × täglich eine Gabe bis zur Besserung,

Ferrum phosphoricum am ersten Tag stündlich eine Gabe, dann 3–5 × täglich eine Gabe bis zur Besserung.

Rhus tox. und Stibium sulfuratum nigrum je nach Hautbild wählen und 2–3 × täglich eine Gabe bis zur Besserung bzw. zum Symptomenwechsel geben.

Sulfur bei verzögertem Beginn 2 × täglich, bis der Ausschlag herauskommt (sollte nach ein bis zwei Tagen geschehen). Zur Nachbehandlung eine Woche lang 1 × täglich eine Gabe.

Komplexmittel

Präparat	Dosierung pro Tag	Hinweis
Viburcol® Zäpfchen	Bis 1 J.: 1 Supp., 1–5 J.: 1–2 Supp., 6–11 J.: 1–3 Supp., ab 12 J.: 1–4 Supp.	Zur Fiebersenkung
Pulsatilla 87 Komplex Nestmann Tr.	Akut alle 30–60 min bis zu 12 ×, 1–5 J.: 2–3 Tr., 6–11 J.: 4–6 Tr., ab 12 J.: 5–10 Tr., jeweils in Wasser, bei Besserung Abstände verlängern	Ab 1 Jahr, zur unterstützenden Behandlung bei Windpocken
Cistus Similiaplex R Tr.	Akut alle 30–60 min, bis 1 J.: bis zu 6 × 1–2 Tr., 1–5 J.: 2–3 Tr., von 6–11 J.: 3–4 Tr., ab 12 J.: 5 Tr. in Wasser, zur längeren Anw. 1–3 ×	Hauptsymptom: Juckreiz
Engystol® Tbl.	Zur längeren Anw.: 1–5 J.: 3 × ½ Tbl., 6–11 J.: 2 × 1 Tbl., ab 12 J.: 3 × 1 Tbl.	Ab 1 Jahr, zur Stimulation des Immunsystems

90.5 Anthroposophische Medizin

Die genannten Präparate sind als Begleitbehandlung zu verstehen. Eine konstitutionelle Behandlung durch den Arzt ist erforderlich.

Innere Therapie

Präparat	Dosierung pro Tag	Hinweis
Echinacea/Argentum Globuli velati (Wala)	3–6 × 5 Glob. für 2–3 Wochen	Zur Anregung der Abwehrkräfte
Calendula D 4 Globuli	Akut 3–6 × 5 Glob.	–

Äußere Therapie

Präparat	Dosierung pro Tag	Hinweis
Wecesin® Puder (Weleda)	Mehrmals auf die Bläschen aufstreuen	–
Imlan® pur Creme (Birken GmbH)	Mehrmals auftragen	Schützt vor Superinfektionen
Mundbalsam flüssig (Wala)	Betroffene Stellen betupfen	Bei Schleimhautläsionen
Narben Gel (Wala)	2 × bis zu 4 Wochen auftragen	Bei zurückbleibenden Narben
Quercus-Essenz (Wala)	1:20 verdünnt als Sitzbad	Bei Mädchen gegen das Jucken in der Scheide

90.6 Biochemie/Schüßler-Salze

Differenzierung	Mineralstoff (Nummer)	Dosierung pro Tag
	3	12
	5	7
	6	5
	8	12
	10	7
	21	5
Zusätzlich	Äußere Anwendung	Die Cremes der genannten Mineralstoffe werden zu gleichen Teilen gemischt*

*Auch Anwendung als Bad

Als Teilbad werden jeweils fünf Tabletten des genannten Mineralsalzes in der benötigten Menge Wasser aufgelöst.

Als Breiauflage werden die Tabletten mit abgekochtem Wasser breiig angelöst. Die Anzahl der Tabletten hängt von der Größe der Fläche ab. Den Brei auf die betroffenen Hautstellen auflegen und mit Frischhaltefolie abdecken. Mindestens 15 min einwirken lassen.

90.7 Zusatzhinweise

- Wichtige Regel: Ab Beginn des Hautausschlags darf das Kind sieben Tage nicht die Wohnung verlassen (außer Arztbesuch).
- Bettruhe bei Fieber, bis einen Tag nach Entfieberung.
- Kurze, kühle Umschläge gegen den Juckreiz.
- Kurze Fingernägel, um Verletzungen durch Kratzen vorzubeugen.
- Um vom Jucken abzulenken eignet sich besonders das Vorlesen oder gemeinsame Spielen.
- Bei Windelkindern die Windel häufig wechseln.
- Falls die Mundschleimhaut befallen ist, das Essen nur mild würzen und pürieren.

91 Wundversorgung (Schürf-, Schnitt-, Stichwunde)

Verwandte Indikationen: Kap. 58 Nasenbluten.

91.1 Grenzen der Selbstmedikation

Große Wunden, mit starkem Blutverlust, infizierte Wunden oder Wunden mit dem Verdacht auf eine innere Verletzung müssen nach der akuten Notfall-Versorgung sofort ärztlich weiterbehandelt werden. Ein Arzt muss auch aufgesucht werden, wenn sich die Wunde entzündet, pocht oder zu eitern beginnt. Ein ausreichender Tetanus-Impfstatus sollte abgeklärt werden.

91.2 Allopathie

Kleine Wunden sind einer Selbstmedikation durchaus zugänglich. Mittel der Wahl sind stadiengerechte Wundauflagen.

Präparat	Wirkstoff	Hinweis/Wirkstoffgruppe
Bepanthen® Antiseptische Wundcreme	Dexpanthenol, Chlorhexidindigluconat	Vitamin, Antiseptikum
Bepanthen® Wund- und Heilsalbe, -Schaumspray	Dexpanthenol	Vitamin
Betaisodona® Salbe, Wundgaze, Braunovidon® Salbe, Wundgaze	Polyvidon-Iod	Ab 6 Monaten, Antiinfektivum, Antiseptikum
Brand- und Wundgel-Medice®	Glycerol, Harnstoff, Salze, Alginat	Hydrokolloid
Fenistil® Wundheilgel	Saures kolloidales Hydrokolloid, Arginin	Hydrokolloid
InfectoHoney® Honig, Alginat-Wundauflage	Medizinischer Manukahonig	Med. Honig, Osmotisch wirkend und wasserstoffperoxidbildend

Präparat	Wirkstoff	Hinweis/Wirkstoffgruppe
Lavanid® Wundgel	Polihexanid, Ringerlösung	Antiseptikum
Mirfulan® N Salbenspray	Zinkoxid, α-Bisabolol, Lebertran, ölige Retinol-Lsg., ölige Colecalciferol-Lsg.	Antiphlogistikum, Vitamine, Heilungsförderer Antiseptikum
Mucaderma® Salbenspray	Zinkoxid, Titandioxid	Antiphlogistikum, Protektivum

91.3 Phytotherapie

Phytotherapeutische Zubereitungen sollten nur bei Bagatellwunden, also kleinsten Hautverletzungen zum Einsatz kommen, da die Datenlage bei größeren Wunden lückenhaft oder fehlend ist. Durch die Vielstoffgemische, wie sie Phytopharmaka darstellen, besteht außerdem eine Gefahr der Allergisierung. Therapieverfahren der ersten Wahl sind stadiengerechte Wundverbände.

Präparat	Wirkstoff	Dosierung pro Tag	Hinweis
Vulnostimulin® Salbe	Extrakt aus Weizenkeimen, Korianderöl, Lavendelöl	1–2 × messerrückendick auftragen	Wundbereich vor dem Auftragen reinigen und desinfizieren

91.4 Homöopathie

Einzelmittel

Leitsymptom	Weitere Merkmale	Präparat
Alle Verletzungen, Blutungen, Quetschungen, Blutergüsse, nach Operationen, Zahnarzt	Erstes Mittel der Wahl zur Blutungsstillung und Wundheilung	Arnica D 6
Schürfwunden, Risswunden, Wunden mit Substanzverlust, hilft neue Hautzellen zu bilden	Oberflächige Hautwunden mit Eiterungsneigung	Calendula D 6

Leitsymptom	Weitere Merkmale	Präparat
Verletzung von Nervengewebe, nach Operationen, Zahnarzt	Mittel der Wahl zur Wundheilung von Nervengewebe	Hypericum D 6
Punktförmige Verletzung (Bisse, Stiche)	Bei Verletzung mit Dornen, Nadeln	Ledum D 6
Schnittverletzungen, nach Operationen	Bei Verletzung mit Messer, Glasscherbe	Staphisagria D 6

Äußerlich empfiehlt sich die zusätzliche Anwendung einer Calendula-Salbe oder Gel z. B. Calendumed®.

Dosierung: Arnica am ersten Tag stündlich eine Gabe, dann mit dem passenden Mittel 3–5 × täglich weitermachen. Das passende Mittel der Wundversorgung kann auch schon am ersten Tag zu der Arnica-Gabe dazugegeben werden. Falls eine längere Anwendung von Arnica nötig ist, dieses mit dem passenden Mittel 3 × täglich im Wechsel geben.

Komplexmittel

Präparat	Dosierung pro Tag	Hinweis
Traumeel® Tbl.	Akut: 1–5 J.: ½ Tbl. alle 30 min bis zu 12 ×, 6–11 J.: 1 Tbl. alle 30 min bis zu 8 ×, ab 12 J.: 1 Tbl. alle 30 min bis zu 12 ×, zur längeren Anw.: 1–5 J.: 3 × ½ Tbl., 6–11 J.: 2 × 1 Tbl., ab 12 J.: 3 × 1 Tbl.	Ab 1 Jahr, unterstützend zur Blutstillung und Erstversorgung
Hepar sulfuris Similiaplex Tbl.	Bis 1 J.: akut 4 × ½ Tbl., sonst 1–2 × ½ Tbl., von 2–5 J.: akut 6 × ½ Tbl., sonst 1–3 × ½ Tbl., bis 11 J.: akut 4 × 1 Tbl., sonst 1–2 × 1 Tbl., ab 12 J.: 6 × 1 Tbl., sonst 1–3 × 1 Tbl.	Bei eiternden Wunden

91.5 Anthroposophische Medizin

Innere Therapie

Präparat	Dosierung pro Tag	Hinweis
Arnica e planta tota D 6, Glob. velati (Wala)	1–3 × 5–10 Glob. bis die Schmerzen nachlassen	Zur Schmerzlinderung und besseren Heilung

Äußere Therapie

Präparat	Dosierung pro Tag	Hinweis
Calendula Essenz (Wala oder Weleda)	Für Wundverbände und Spülungen 1–2 TL auf 250 ml abgekochtes Wasser geben, bei Anwendung als Kompresse diese mit der Lsg. tränken und 1–2 × für 15 min auf das betroffene Hautareal legen	Tinkturen für den äußerlichen Gebrauch, Behandlung von Wunden und oberflächennahen Entzündungen, auch bei verzögerter Wundheilung und Neigung zu Vereiterung, geeignet zur Erstversorgung bei Wunden
Calendula Wundsalbe (Weleda) oder Calcea Wund- und Heilcreme (Wala)	Mehrmals auf die betroffenen Hautstellen auftragen, zum Schutz gegen neue Verletzungen die Wunde verbinden bzw. mit einem Pflaster abdecken	Behandlung von Wunden und oberflächennahen Entzündungen, auch bei verzögerter Wundheilung und Neigung zu Vereiterung
Narben Gel (Wala)	1–2 × auftragen	Verhindert das Verhärten des verletzten Gewebes., Anwendung erst nach Abheilen der Wunde

91.6 Biochemie/Schüßler-Salze

Differenzierung	Mineralstoff (Nummer)	Dosierung pro Tag
	3	Äußerlich als Breiauflage mit je 10 Tbl. von Nr. 3, Nr. 5 und Nr. 8 und 5 Tbl. von Nr. 21
	5	
	8	
	21	

Als Breiauflage werden die Tabletten mit abgekochtem Wasser breiig angelöst. Die Anzahl der Tabletten hängt von der Größe der Fläche ab. Den Brei auf die betroffenen Hautstellen auflegen und mit Frischhaltefolie abdecken. Mindestens 15 min einwirken lassen.

91.7 Zusatzhinweise

- Größere und verschmutzte Wunden vom Arzt reinigen lassen.
- Kleinere Wunden können oft selbst z. B. mit steriler isotoner Kochsalzlösung gereinigt und anschließend desinfiziert werden. Zum Reinigen und Verbinden fusselfreies Material verwenden (Verbandmull, Mullkompressen).
- Nach der Erstversorgung die Wunde steril abdecken. Die Wundversorgung in Abhängigkeit von der Wunde wählen: sezernierende Wunden mit saugender Auflage abdecken. Zur Trockenheit neigende Wunden so abdecken, dass ein feuchtes Wundheilungsklima gewährleistet ist (z. B. Kolloidpflaster).
- Keine Salben auf frische Wunden geben.
- Beim Verbinden von Schnitt- und Platzwunden darauf achten, dass die Wundränder möglichst dicht beieinander liegen.
- Bei starken Blutungen Druckverband anlegen, z. B. mit Hilfe einer kompakten, nicht ausgerollten Mullbinde.
- Auf ausreichenden Tetanusschutz achten.

92 Wutanfälle, Eifersucht

Verwandte Indikationen: Kap. 2 Ärger/Zorn.

92.1 Grenzen der Selbstmedikation

Probleme, die schon länger bestehen bzw. den Alltag massiv beeinträchtigen müssen ärztlich abgeklärt werden. Die Behandlung mit Hilfe der Selbstmedikation eignet sich bei akuten Situationen und deren Folgen, sowie bei Problemen, die das Kind nur ab und zu in besonderen Situationen verspürt. Tiefsitzende Probleme müssen unbedingt von einem erfahrenen Therapeuten abgeklärt werden.

92.2 Allopathie

Allopathische Arzneistoffe, welche die psychische Reaktion eines Kindes beeinflussen, um Wutanfälle und Eifersucht zu bekämpfen, können nicht empfohlen werden.

92.3 Phytotherapie

Phytotherapeutische Arzneimittel in der Selbstmedikation können nicht empfohlen werden.

92.4 Homöopathie

Einzelmittel

Leitsymptom	Weitere Merkmale	Präparat
Zorniges Kind, nichts kann man recht machen, wirft sich auf den Boden, stampft, schlägt um sich, wirft mit Spielsachen.	Folge von Zahnung, Erkältung, Aufregung	Chamomilla D 6, D 12

Leitsymptom	Weitere Merkmale	Präparat
Reizbares, rebellisches Kind, kann nicht verlieren, aggressiv und aufsässig, steht gerne im Mittelpunkt, duldet keinen Widerspruch	Folge von neuem Geschwisterkind, neuer Partner eines Elternteils, Stress, Überforderung	Nux vomica D 6, D 12
Wutanfälle bei den Hausaufgaben, Aggressivität auf Grund von innerer Unsicherheit und Schwäche	Folge von Überforderung, Kind versteht nichts und reagiert wütend	Lycopocdium D 6, D 12
Eifersüchtiges Kind, ärgert und piesackt Geschwisterkind heimlich, redet viel, braucht Mittelpunkt, streitsüchtig und besitzergreifend	Folge von neuem Geschwisterkind	Lachesis D 12
Eifersüchtiges Kind, weinerlich, anhänglich, wird selbst wieder zum Baby, hat Angst Verlassen zu werden, braucht Trost, Zuwendung	Folge von neuem Geschwisterkind, neuer Partner eines Elternteils, neue Umgebung	Pulsatilla D 12

Dosierung: Im akuten Situationen (Chamomilla, Nux vomica, Lycopodium) alle 15–30 min eine Gabe D 6 bis zur Besserung der Beschwerden. Falls das Verhalten gehäuft auftreten sollte: 2 × täglich 1 Gabe D 12 für einen Zeitraum von 1–3 Wochen geben.

Komplexmittel

Präparat	Dosierung pro Tag	Hinweis
Chamomilla Similiaplex N Tr.	Akut alle 30–60 min, bis 1 J.: bis zu 12 × 1–3 Tr., 1–5 J.: 3–5 Tr., von 6–11 J.: 4–8 Tr., ab 12 J.: 5–10 Tr. in Wasser, zur längeren Anw. 1–3 ×	Wütend, zornig, ungehalten

92.5 Anthroposophische Medizin

Präparat	Dosierung pro Tag	Hinweis
Ignatia comp Globuli velati (Wala)	3 × 5 Glob.	Bei rivalisierender Verhaltensstörung (unter Geschwistern), Besserung muss nach 14 Tagen erkennbar sein

92.6 Biochemie/Schüßler-Salze

Differenzierung	Mineralstoff (Nummer)	Dosierung pro Tag
	2	12
	7	12
	10	12
	14	3–5

92.7 Zusatzhinweise

- Dem Kind genügende körperliche Bewegung ermöglichen, z. B. den Schulweg zu Fuß zurücklegen lassen.
- Aufbau einer Erzähl- und Sprechkultur in der Familie.
- Gefühl der Geborgenheit und des Angenommenseins vermitteln.
- Interesse zeigen an dem, was das Kind tut.

93 Zahnschmerzen

Verwandte Indikationen: Kap. 41 Kopfschmerz, Kap. 63 Ohrenschmerzen, Kap. 94 Zahnungsbeschwerden.

93.1 Grenzen der Selbstmedikation

Eine Selbstmedikation sollte nur nach erfolgter Zahnbehandlung oder zur Überbrückung bis zum Zahnarztbesuch erfolgen.

93.2 Allopathie

Präparat	Wirkstoff	Hinweis/Wirkstoffgruppe
Nurofen® Junior Fiebersaft 2 %, -4 %, -60 mg, -125 mg Supp, -200 mg Schmelztbl., Dolormin® für Kdr.	Ibuprofen	Altersbeschränkung je nach Stärke und Darreichungsform, Analgetikum, Antipyretikum
Ben-u-ron® Saft, 75, -125, -250,-500, -1000 mg Supp.	Paracetamol	

93.3 Phytotherapie

Phytotherapeutische Arzneimittel in der Selbstmedikation können nicht empfohlen werden.

93.4 Homöopathie

Einzelmittel

Leitsymptom	Modalität	Weitere Merkmale	Präparat
Zahnschmerzen, nach einem zahnärztlichen Eingriff	Siehe auch Wundversorgung, Kap. 91		Arnica D 6, Hypericum D 6, im Wechsel

Leitsymptom	Modalität	Weitere Merkmale	Präparat
Plötzliche, heftige Schmerzen, die pochen und klopfen, sehr berührungsempfindlich	Schlimmer durch Bewegung, Erschütterung, besser in der Ruhe	Kind will seine Ruhe haben, auf keinen Fall umhertragen	Belladonna D 6
Unerträglich starke Schmerzen, die wütend machen, betroffene Seite rot, heiß, geschwollen, die andere blass und kalt	Schlimmer nachts und durch Wärme, besser durch Kälte	Kind ist unleidlich und zornig, möchte auf den Arm	Chamomilla D 6
Blitzartiger, einschießender Nervenschmerz	Schlimmer durch Kälte und leichte Berührung, besser durch Wärme und festem Druck	Schmerz schießt ganz plötzlich, krampfartig ein	Magnesium phosphoricum D 12

Dosierung: Im akuten Fall alle 15–30 min eine Gabe bis zur Besserung. Arnica und Hypericum stündlich im Wechsel bis zur Besserung, dann 3 × täglich eine Gabe.

Komplexmittel

Präparat	Dosierung pro Tag	Hinweis
Belladonna Homaccord Tr.	Akut alle 15–30 min, 1–5 J.: 4 Tr., bis 11 J.: 6 Tr., ab 12 J.: 10 Tr., bis zu 12 × in Wasser	Ab 1 Jahr, pochende, klopfende Schmerzen
Mezereum 122 Komplex Nestmann Tr.	Akut alle 30–60 min, 1–5 J.: 4 Tr., von 6–11 J.: 6 Tr., ab 12 J.: 10 Tr., bis zu 12 × in Wasser	Ab 1 Jahr, plötzlich einschießende Nervenschmerzen

93.5 Anthroposophische Medizin

Innere Therapie

Präparat	Dosierung pro Tag	Hinweis
Chamomilla e radice D 6 Glob. velati (Wala)	3–5 × 2–3 Glob.	–

Äußere Therapie

Präparat	Dosierung pro Tag	Hinweis
Passiflora Kinderzäpfchen (Wala)	1 Supp. zur Nacht in den Mastdarm einführen	Als Einschlafhilfe bei schlechtem oder unruhigem Schlaf
Fieber- und Zahnungszäpfchen (Weleda)	2–4 × 1 Supp. in den Mastdarm einführen	Bei Kindern unter 1 Jahr wegen nicht ausreichend dokumentierter Erfahrung nicht anwenden
Mundbalsam (Wala)	Bei Bedarf mehrmals die Zahnleiste einmassieren	Bei Zahnungsschmerzen allgemein

93.6 Biochemie/Schüßler-Salze

Differenzierung	Mineralstoff (Nummer)	Dosierung pro Tag
	3	20–30
	5	7–12
	7	12

93.7 Zusatzhinweise

- Vielen Babys hilft das Beißen auf einer Veilchenwurzel.
- Kauen auf Brotkanten und Karotten lindern oft den Schmerz.

94 Zahnungsbeschwerden

Verwandte Indikationen: Kap. 93 Zahnschmerzen.

94.1 Grenzen der Selbstmedikation

Zahnungsbeschwerden mit auffallenden Begleitsymptomen, wie z. B. Fieber > 39 °C, starker Durchfall oder Erbrechen mit Gefahr der Exsikkose oder müssen ärztlich abgeklärt werden, um eine andere Grunderkrankung ausschließen zu können.

94.2 Allopathie

Eisbeisserle sollten nicht zu kalt sein, sonst erfolgt reflektorisch eine Durchblutungserhöhung der Schleimhaut mit möglicher Verstärkung der Schmerzsymptomatik.

Präparat	Wirkstoff	Hinweis/Wirkstoffgruppe
Dentinox® Gel M Zahnungshilfe	Tinktur aus Kamillenblüten, Lidocainhydrochlorid	Antiphlogostikum, Antispetikum, Lokalanästhetikum

94.3 Phytotherapie

Phytotherapeutische Arzneimittel in der Selbstmedikation werden nicht empfohlen.

94.4 Homöopathie

Einzelmittel

Leitsymptom	Modalität	Weitere Merkmale	Präparat
Unerträgliche Schmerzen, betroffene Seite oft rot und heiß, andere blass und kalt	Besser durch Umhertragen	Oft von Durchfällen oder Fieber begleitet, wütendes, aggressives Kind, wirft sich herum, will auf den Arm	Chamomilla D 6
Rotes, heißes Gesicht, knallrotes, geschwollenes Zahnfleisch, gerötete Bindehaut	Schlimmer durch Berührung und Erschütterung, besser durch Ruhe	Kind will seine Ruhe haben, auf keinen Fall umhertragen	Belladonna D 6
Blitzartig einschießende Schmerzen, Verlangen auf Dingen zu kauen	Schlimmer durch Kälte und leichte Berührung, besser durch Wärme und festem Druck	Kind kaut auf alle möglichen Dingen herum, Erleichterung bei Massage des Zahnfleisches	Magnesium phosphoricum D 12
Wenig auffallende Beschwerden, Kind klagt und winselt, ist anhänglich und trostbedürftig	Schlimmer in der Wärme, besser an der frischen Luft, durch Zuspruch und Trost	Kind verlangt nach Zuwendung, ist in weinerlicher Stimmung	Pulsatilla D 6

Dosierung: Im akuten Fall alle 15–30 min eine Gabe bis zur Besserung.

Komplexmittel

Präparat	Dosierung pro Tag	Hinweis
Osanit® Glob.	Akut alle 15–30 min 8 Glob. bis zur Besserung der Beschwerden	–
Escatitona® Zahnungstr.	Akut alle 30–60 min bis zu 12 ×, bis 1 J.: 2–3 Tr., 1–5 J.: 3–4 Tr., von 6–11 J.: 4–7 Tr. in Wasser	–

94.5 Anthroposophische Medizin

Innere Therapie

Präparat	Dosierung pro Tag	Hinweis
Chamomilla radix D 6–12 Glob.	3 × 5–10 Glob. unter der Zunge zergehen lassen	–

Äußere Therapie

Präparat	Dosierung pro Tag	Hinweis
Fieber und Zahnungszäpfchen Weleda	2–4 × 1 Supp. in den Mastdarm einführen	–
Rathanhia comp. Lsg. (Weleda)	Die schmerzende Stelle mit der Lsg. massieren	–

94.6 Biochemie/Schüßler-Salze

Differenzierung	Mineralstoff (Nummer)	Dosierung pro Tag
	3	12
	5	12
	8	12
	21	7

94.7 Zusatzhinweise

- Vielen Babys hilft das Beißen auf einer Veilchenwurzel. Es sollte hier auf eine geprüfte Qualität der Wurzel geachtet werden und auch darauf, dass sie hygienisch aufbewahrt wird und immer wieder trocknen kann.
- Bernsteinhalskette oder -Armband tragen bzw. einen Bernsteinarmreif in die Hand geben (zum Hantieren und darauf beißen).

95 Zerrung

Verwandte Indikationen: Kap. 68 Prellungen, Kap. 85 Verstauchung.

95.1 Grenzen der Selbstmedikation

Sehr starke Beschwerden mit Bewegungseinschränkung und massiven Schmerzen müssen ärztlich abgeklärt werden, es könnte z. B. ein Muskelfaserriss vorliegen. Die Schmerzen und Schwellung müssen innerhalb eines Tages nachlassen, ansonsten muss eine ärztliche Untersuchung folgen.

95.2 Allopathie

Orale Enzympräparate, wie sie im Erwachsenenalter bei Zerrungen angewendet werden können, sind für die Anwendung beim Kind nach derzeitigem regulatorischem Anforderungsstand nicht ausreichend untersucht.

Präparat	Wirkstoff	Hinweis/Wirkstoffgruppe
Reparil® Madaus Drg.	Aescin	Ab 7 Jahren, Antiphlogistikum
Alsol® Salbe	Aluminiumacetattartrat	Antiphlogistikum
Heparin Al® Gel, -Salbe 30000, -50 000	Heparin-Natrium (Schwein)	Antithrombotikum
Dolobene® Cool Gel	Isopropylalkohol, Mateblätter-Extrakt, Levomenthol, Campher	Ab 2 Jahren, abschwellend, antiseptisch
Enelbin® Paste	Aluminiumsilikate, Salicylsäure, Zinkoxid	Abschwellend, antispetisch, antiphlogistisch
Hirudoid® Gel, -Creme	Chondroitinpolysulfat	Antiödematös, abdichtend
Reparil® Gel N	Aescin, Diethylammoniumsalicylat	Antiödematösum, Antiphlogistikum
Gelum® Gel	Kalium-Eisen-Phophat-Citrat-Komplex	Antiphlogistikum

Präparat	Wirkstoff	Hinweis/Wirkstoffgruppe
Salhumin® Gel	Hydroxyethylsalicylat	Antiphlogistikum/Analgetikum
Dolo Hevert Roll on	Isopropanol	Ab 6 Jahren, Abschwellung

95.3 Phytotherapie

Orale Therapie

Präparat	Wirkstoff	Dosierung pro Tag	Hinweis
Proteozym® Drg.	Bromelain aus Ananas	3 × 1–2 Drg. vor dem Essen	Ab 6 Jahren

Lokale Therapie

Präparat	Wirkstoff	Dosierung pro Tag	Hinweis
Kneipp® Arnika Salbe S	Öliger Auszug aus Arnikablüten	Mehrmals mit leichter Streichmassage auftragen	Nicht bei Korbblütlerallergie, nicht im Augenbereich
Traumaplant® Creme	Beinwellkraut-Presssaft	Ab 4 J.: mehrmals auf der Haut über dem erkrankten Gewebe auftragen	Ab 4 Jahren, sehr gut für einen Salbenverband geeignet
Retterspitz® äußerlich Flüssigkeit	Arnikatinktur, Thymianöl, Rosmarinöl	Ab 6 J.: bis 3 ×	Ab 6 Jahren, als Wickel, Umschlag oder Feuchtaufschlag, kalt anwenden, bei empfindlicher Haut vorverdünnen

95.4 Homöopathie

Einzelmittel

Leitsymptom	Modalität	Weitere Merkmale	Präparat
Wundheitsgefühl, jede Bewegung schmerzt, Gefühl der Prellung oder Verrenkung	Schlimmer durch Berührung, Kälte, Druck, besser durch Ruhe	Folge von Überanstrengung oder akuter Verletzung	Arnica D 6 erstes Hauptmittel

Leitsymptom	Modalität	Weitere Merkmale	Präparat
Akut auftretende, reißende Schmerzen, Gelenksteifigkeit, Ruhelosigkeit, evtl. Schwellung	Schlimmer bei anfänglicher Bewegung und Kälte, besser durch fortgesetzte Bewegung und Wärme	Folge von Überanstrengung oder akuter Verletzung	Rhus toxicodendron D 12 zweites Hauptmittel
Stechende Schmerzen, kaum zu ertragen, evtl. Schwellung	Schlimmer durch jede Bewegung, Wärme, besser durch Druck, Ruhe, Kälte	Kind ist gereizt, verlangt eine feste Bandage, möchte seine Ruhe haben	Bryonia D 6
Schmerzen wie wund und zerschlagen, Schwäche der Gelenke, Zerrung von Bänder, Sehnen, Gelenkkapseln	Schlimmer in der Kälte, beim Treppensteigen, besser bei vorsichtiger Bewegung und Wärme	Folgemittel, wenn keine vollständige Besserung durch Arnica und Rhus tox. erfolgt	Ruta D 6
Zerrung und Risse von Gelenkbändern, bei umgeknicktem Fußgelenk, gelb-teigiger Bluterguss	Besser durch Ruhe	Folgemittel, wenn keine vollständige Besserung durch Arnica und Rhus tox. erfolgt, zur Heilungsunterstützung bei Bänderriss	Symphytum D 6

Dosierung: Im akuten Fall zunächst Arnica alle 15–30 min eine Gabe bis zur ersten Besserung, dann das passende weitere Mittel wählen (meist Rhus toxicodendron) 3–5 × täglich eine Gabe.

Falls nach einer Woche keine zufriedenstellende Besserung eingetreten ist, Ruta oder Symphytum als Folgemittel 3 × täglich für eine Woche geben

Komplexmittel

Präparat	Dosierung pro Tag	Hinweis
Traumeel® Tbl.	Akut: 1–5 J.: ½ Tbl. alle 30 min bis zu 12 ×, 6–11 J.: 1 Tbl. alle 30 min bis zu 8 ×, ab 12 J.: 1 Tbl. alle 30 min bis zu 12 ×, zur längeren Anw.: 1–5 J.: 3 × ½ Tbl., 6–11 J.: 2 × 1 Tbl., ab 12 J.: 3 × 1 Tbl.	Ab 1 Jahr
Traumeel® Salbe	1–3 × dünn auf die betroffene Stelle auftragen	–
Arnica comp. Gel N		–

95.5 Anthroposophische Medizin

Innere Therapie

Präparat	Dosierung pro Tag	Hinweis
Arnica e planta tota D 6, Glob. velati (Wala)	1–3 × 5–10 Glob., bis die Schmerzen nachlassen	Schwellung, Hämatom
Symphytum comp. Glob. velati (Wala)		Bei Beteiligung der Sehnen

Äußere Therapie

Präparat	Dosierung pro Tag	Hinweis
Arnika Wundtuch (Wala)	Das mit Arnika-Tinktur getränkte Tuch wird auf die betroffene Hautpartie gelegt und wie eine Kompresse befestigt, gegen Austrocknen, zwischendurch mit etwas Wasser feucht halten	Feuchttuch, Mittel der Wahl für die schnelle Hilfe unterwegs, einfach und schnell anzuwenden
Arnika-Essenz (Weleda)	1 EL Arnika-Essenz auf 250 ml Wasser geben, Kompresse oder ein geeignetes Tuch mit verdünnter Essenz tränken und auf die verletzte Stelle legen	Für Umschläge auf unverletzter Haut, Umschlag anfangs alle 15–30 min, später in größeren Abständen erneuern

Präparat	Dosierung pro Tag	Hinweis
Arnika-Gelee (Weleda)	3–5 × bis zum Abklingen der Beschwerden auftragen; nicht auf offene Wunden	–
Arnika-Salbe 10 % (Weleda)	3–5 × auf die betroffene Stelle auftragen	Zur Nachbehandlung stumpfer Verletzungen, auch bei längerem Heilungsprozess

95.6 Biochemie/Schüßler-Salze

Differenzierung	Mineralstoff (Nummer)	Dosierung pro Tag
	1	12
	3	12
	5	12
	8	12

95.7 Zusatzhinweise

- PECH-Regel beachten:
  - (P)ause einlegen, Aktivität sofort unterbrechen.
  - (E)is oder andere Kälteanwendung sofort beginnen um die Hämatombildung möglichst gering zu halten. Zwischen Haut und Kälteanwendung ein dünnes Tuch legen.
  - (C) Kompression des betroffenen Körperteils mittels Bandagen oder Verbänden.
  - (H)ochlegen des betroffenen Körperteils, um Schwellungen und Einblutungen ins Gewebe gering zu halten.
- Dem Körper genügend Zeit zur Abheilung geben, bevor die geschädigten Muskeln, Bänder und Gelenke wieder stärker belastet werden.

96 Zöliakie (Begleitbehandlung)

Verwandte Indikationen: Kap. 9 Bauchschmerzen, Kap. 11 Blähungen, Kap. 18 Durchfall, Kap. 44 Lactoseintoleranz, Kap. 57 Nahrungsmittelunverträglichkeit

96.1 Grenzen der Selbstmedikation

Eine Zöliakie sollte immer diagnostisch gesichert sein um evtl. weitere oder andere Ursachen des Beschwerdebildes auszuschließen (z. B. Fructoseintoleranz, Lactoseintoleranz), bevor Arzneien in der Selbstmedikation unterstützend angewandt werden.

96.2 Allopathie

Spezifische allopathische Arzneimittel in der Selbstmedikation können nicht empfohlen werden. Allenfalls symptomatische Begleitbehandlung.

96.3 Phytotherapie

Spezifische phytotherapeutische Arzneimittel in der Selbstmedikation können nicht empfohlen werden. Allenfalls symptomatische Begleitbehandlung.

96.4 Homöopathie

Einzelmittel

Leitsymptom	Modalität	Weitere Merkmale	Präparat
Durchfall, Blähungen	Besser durch Verzicht der Nahrung	Bewährtes Mittel zur Sanierung der Darmflora, nur unterstützend zur Behandlung der akuten Symptome möglich	Okoubaka D 3

Dosierung: Im akuten Fall alle 30–60 min eine Gabe bis zur Besserung, dann die Abstände verlängern.

Komplexmittel
Keine gesicherten Angaben möglich.

96.5 Anthroposophische Medizin

Die genannten Präparate sind als Begleitbehandlung zu verstehen. Eine konstitutionelle Behandlung durch den Arzt ist erforderlich.

Präparat	Dosierung pro Tag	Hinweis
Quarz D 6 Trit. (Weleda)	3 × 1 Messerspitze	Medikamentöse Unterstützung der Diät, Stärkung der Dünndarmschleimhaut
Cichorium Stanno cultum Rh D 3 flüssige Verdünnung (Weleda)	3 × 5–10 Tr.	Medikamentöse Unterstützung der Diät, Unterstützt die Verdauung über Anregung der Leber und Galle
Stibium metallicum praeparatum D 6 Trit. (Weleda)	3 × 1 Messerspitze	Medikamentöse Unterstützung der Diät
Cichorium e planta tota 5 % Glob. velati (Wala)	3–6 × 5 Glob.	Bei Durchfall (Achtung: Obstipation wenn zu viel gegeben wird)

96.6 Biochemie/Schüßler-Salze

Differenzierung	Mineralstoff (Nummer)	Dosierung pro Tag
Achtung: auf glutenfreie Tbl. achten!	2	12
	4	7
	8	7
	21	7

96.7 Zusatzhinweise

- Nahrungsmittel ohne Weizen, Roggen, Gerste und Hafer wählen. Spezielle Diätkost ist im Reformhaus erhältlich.
- Erlaubt sind: Kartoffeln, Reis, Mais, Hirse, Buchweizen, Gemüse, Milch, Eier, Obst, Fleisch und Fisch.
- Besonders empfehlenswert sind: Hirse, Amarant, Quinoa.
- Empfehlung spezieller Kochbücher.
- Gegen den Durchfall Heidelbeertee oder Brombeerblättertee.
- Strenge Einhaltung der Diät nötig.

Teil C Wickel und äußere Anwendungen

1 Ganzkörpereinreibung

Die Ganzkörpereinreibung eignet sich bei aufkommenden Erkältungserkrankungen, bei Unruhe, Fieber und allgemeiner Erschöpfung.
Man benötigt:

- Warme Hände,
- wenig Öl (z. B. Malvenöl, Lavendelöl).

Durchführung: Das Öl wird dünn und zügig eingerieben. Man beginnt am Rücken von oben nach unten rechts und links der Wirbelsäule. Anschließend beginnt man an den Fingerspitzen und streicht bis zu den Schultern hoch. Die Brust wird vom Schlüsselbein abwärts eingerieben. Der Bauchraum wird vom Nabel beginnend im Uhrzeigersinn eingerieben. Die Einreibung der Beine beginnt an den Zehenspitzen. Es geht in großen Strichen zu den Knien, dann weiter bis zum Po. Den Abschluss der Behandlung bildet ein kräftiges Einreiben der Fußsohlen.
Nachruhe: Anschließend eine halbe Stunde im Bett ausruhen.

2 Bauchwickel mit Tee oder Öl

Bei Bauchschmerzen.
Man benötigt:

- Ein Baumwolltuch, z. B. eine dünne Mullwindel oder Stofftaschentuch doppelt gefaltet, so groß wie das Auflagengebiet,
- ein Woll- oder Flanelltuch, welches das Innentuch überdeckt,
- Öl oder Teeauszug,
- ein bis zwei Wärmflaschen, gefüllt mit gut warmem Wasser,
- einen Plastikbeutel.

Durchführung: Mehrere Tropfen **Öl** auf das Tuch geben, in den Plastikbeutel legen und zwischen einer zusammengeklappten oder zwei Wärmflaschen etwa auf Körpertemperatur erwärmen. Erwärmt breitet sich das Öl schneller aus. Dann erneut so viel Öl auf das Tuch träufeln, dass es gut bedeckt ist, ohne zu »schwimmen«. Nochmals kurz erwärmen, aus dem Plastikbeutel herausnehmen und auf die entsprechende Körperstelle auflegen. Das Wolltuch darauf legen oder um den Körper wickeln und fixieren. Patienten zudecken.

Das vorbereitete Tuch mit dem warmen **Tee** befeuchten, ausdrücken und zügig auf die entsprechende Körperstelle legen. Das Wolltuch darauf legen oder um den Körper wickeln und fixieren. Patienten zudecken.

Dauer: Eine bis mehrere Stunden oder über Nacht.
Nachruhe: 20–30 min. Die Ölauflage kann im Beutel aufbewahrt werden und einige Male benutzen werden. Bei den nächsten Anwendungen nur wenige Tropfen Öl frisch auf das Tuch geben.

3 Halswickel

Bei Halsschmerzen.
Man benötigt:

- Eine flache Schüssel mit etwa 75 °C heißem Wasser,
- eine halbe Zitrone,
- ein Innentuch aus Baumwolle, doppelt oder dreifach gefaltet, der Hals sollte mit Aussparung der Halswirbel bedeckt sein,
- ein Wringtuch: trockenes Tuch zum Einschlagen und Auswringen des heißen Wickels,
- ein Außentuch, z. B. ein Wollschal, so groß, dass es um den Hals herumgewickelt werden kann.

Durchführung: Die Zitrone in eine Schüssel mit ca. 75 °C heißen Wasser geben und im Wasser mit einer Tasse ausdrücken. (Es geht um den Zitronensaft und das ätherische Öl aus der Schale). Die Zitronenhälfte entfernen und das zusammengerollte Innentuch (Größe an den Hals angepasst) in das Zitronenwasser legen. Vollsaugen lassen und mithilfe des Wringtuchs auswringen. Es soll sich trocken-heiß anfühlen und auf der Haut angenehm sein. Das zusammengerollte Tuch rasch auf den Hals des Patienten legen und sofort mit dem Wollschal umwickeln.
Dauer: Etwa 30 min. Der Wickel darf nicht abkühlen.
Nachruhe: 15 min.

4 Brustwickel

Bei Husten und Bronchitis.
Man benötigt:

- Vorgewärmtes Baumwolltuch (Größe des Brustkorbes),
- einen Plastikbeutel,
- 1–2 Wärmflaschen,
- Öl,
- enges T-Shirt,
- Wollschal.

Durchführung: Mehrere Tropfen Öl auf das Tuch geben, in den Plastikbeutel legen und zwischen einer zusammengeklappten oder zwei Wärmflaschen etwa auf Körpertemperatur erwärmen. Erwärmt breitet sich das Öl schneller aus. Aus dem Plastikbeutel herausnehmen und auf den Brustraum auflegen. Mit einem engen T-Shirt fixieren und das Wolltuch um den Körper wickeln und fixieren. Patienten zudecken.
Dauer: Bis zu zwölf Stunden (über Nacht)

5 Zwiebelwickel für das Ohr

Bei Ohrenschmerzen (Otitis media).
Man benötigt:

- Eine Küchenzwiebel, möglichst ungespritzt,
- ein Küchenbrett und scharfes Messer,
- ein dünnes Tuch (evtl. Taschentuch) und Klebestreifen oder Schlauchverband,
- eine Wärmflasche,
- einen Plastikbeutel,
- Watte oder Schafwolle,
- Stirnband oder dünne Mütze.

Durchführung: Die Zwiebel fein schneiden und auf das Tuch (evtl. ein Taschentuch), bzw. in den Schlauchverband geben. Das Päckchen auf die Größe des Ohrs zusammenschlagen und mit einem Klebestreifen verschließen. Die Kompresse im Plastikbeutel mithilfe der Wärmflasche auf Körperwärme erwärmen. Anschließend auf das Ohr des Patienten legen. Mit Wolle oder Watte abdecken und die Mütze oder das Stirnband überziehen.
Dauer: Die Kompresse kann mehrere Stunden oder über Nacht liegen bleiben.
Nachruhe: 15–30 Min oder über Nacht.

6 Wadenwickel

Wadenwickel werden nur angewendet, wenn der Fieberanstieg vorbei ist und Haut und Unterschenkel heiß sind! Ab einer Körpertemperatur von 39,5 °C.

Die Füße müssen warm sein, evtl. eine Wärmflasche anlegen. Das Ziel eines Wadenwickels ist die Umverteilung der Wärme im Körper. Das Fieber kann sanft gesenkt werden, wird dabei aber nicht unterdrückt.

Man benötigt:

- Zwei Tücher (Leinen, Küchenhandtuch) die 1,5 × um den Unterschenkel passen und Unterschenkellänge haben,
- zwei Außentücher, am besten aus Molton oder Wolle oder auch lange Wollkniestrümpfe.

Durchführung: Die aufgerollten Tücher werden in Wasser getaucht, Temperatur knapp unter der des Fiebers, und gut ausgewrungen. Vom Fuß aus wird das Bein bis unterhalb des Knies umwickelt und mit einem Wolltuch/Moltontuch straff befestigt. Es eignen sich auch große Wollstrümpfe.

Dauer: 10–20 min. Die Tücher abnehmen bevor sie warm und trocken werden. Vorgang dreimal wiederholen.

Zu beachten: Tücher nach jedem Wickelgang gut auswaschen. Fiebermessen vor dem Wickel und eine halbe Stunde nach dem letzten Wickelgang. Schläft der Patient ein, nicht zum Fiebermessen wecken, aber Wickel abnehmen. Fieber nicht mehr als 1 °C senken. Sinkt das Fieber nicht, ist ein Arzt aufzusuchen.

7 Ansteigendes Fußbad

Bei Erkältungserkrankungen
Man benötigt:

- Einen Eimer oder eine Fußbadewanne, beide Füße müssen darin Platz haben,
- ein Thermometer,
- ein Frottierhandtuch,
- eine Decke oder ein Badetuch, um die Oberschenkel und Hüften einzuhüllen,
- Gießkanne mit heißem Wasser (etwa 50 °C) oder Duschbrause.

Durchführung: Der Patient sitzt bequem auf einem Stuhl und sein Oberkörper ist warm bekleidet. Es ist auch möglich, den Eimer in die Badewanne zu stellen und auf dem Wannenrand zu sitzen. Der Eimer wird mit angenehm warmem Wasser (33 °C) gefüllt und man gießt langsam heißes Wasser nach (Vorsicht bei Kindern). Die Wassertemperatur langsam ansteigen lassen, aber immer im Wohlfühlbereich bleiben (max. 40–41 °C). Die Kontrolle mit dem Thermometer ist wichtig!
Dauer: Die Füße 10–15 min im warmen Wasser lassen. Danach abtrocknen, warme Socken anziehen.
Nachruhe: 15–30 min.

Literatur

Bauer G et al. Komplementärmedizin. 2. Aufl., Deutscher Apotheker Verlag, Stuttgart 2012

Brinkmann H, Wißmeyer K, Gehrmann B. Phytotherapie. Wissenschaftliche Verlagsgesellschaft mbH, Stuttgart 2004

Brückel I, Deman-Metschies C. Pflege Kompendium. 3. Aufl., Wala Heilmittel GmbH, Bad Boll 2008

Bruhn C, Frey OR, Wagner R. Das Kind in der Apotheke. Deutscher Apotheker Verlag, Stuttgart 2006

Burkhardt M. Hebammen Kompendium. 10. Aufl., Wala Heilmittel GmbH, Bad Boll 2007

Dingermann T, Löw D. Phytopharmakologie. Wissenschaftliche Verlagsgesellschaft mbH, Stuttgart 2003

Eltern-Ratgeber Kinderapotheke. 5. Aufl., Weleda AG, Schwäbisch Gmünd 2010

Evers. Pestwurz in der Behandlung der Migräne – eine Übersicht. Nervenheilkunde, 28: 548–552, 2009

Fintelmann V, Weiss RF. Lehrbuch Phytotherapie, 12. Aufl., Hippokrates, Stuttgart 2009

Fintelmann V. Praktische Teetherapie. Wissenschaftliche Verlagsgesellschaft mbH, Stuttgart 2005

Genneper T, Wegener A. Lehrbuch der Homöopathie, 3. Aufl., Haug, Stuttgart 2010

Glöckler M, Göbel W. Kinder Sprechstunde, 18. Aufl., Verlag Urachhaus, Stuttgart 2010

Glöckler M. Anthroposophische Arzneitherapie, 1. Aufl. mit 3. Akt.-Lf., Wissenschaftliche Verlagsgesellschaft, Stuttgart 2010

Hänsel R, Schulz V. Rationale Phytotherapie, 5. Aufl., Springer, Berlin 2003

Haverland D. Homöopathie für Schwangere, Stillende und Kinder. 2. Aufl., Deutscher Apotheker Verlag, Stuttgart 2011

Haverland, D, Homöopathie Indikationen von A–Z. Deutscher Apotheker Verlag, Stuttgart 2010

Homöopathisches Repertorium. Deutsche Homöopathie-Union, Karlsruhe 2010

Keller G, Schlenk M, Jorek A, Wiesenauer M. Naturheilmittel und Phytotherapie. Deutscher Apotheker Verlag, Stuttgart 2005

Kemper FH. ESCOP Monographs. Thieme, Stuttgart 2009

Kinderapotheke. 15. Aufl., Wala Heilmittel GmbH, Bad Boll 2010

Kompendien und Internetinformationen der Firmen DHU, Heel, Hevert, Nestmann, Pascoe, Weber und Weber

Konitzer W. Naturheilverfahren für Säuglinge und Kinder. Taoasis Verlag, Lemgo 1991

Lauer Taxe und ABDA-Datenbank mit MEDIKADAT über Pharmasoft Profiline/ Awinta Stand 15. August 2011–30.09.2011

Müller-Frahling M, Kasperzik B. Biochemie nach Dr. Schüßler, Grundlagen, Praxis, Antlitzanalyse. 3. Aufl., Deutscher Apotheker Verlag, Stuttgart 2011

Müller-Frahling M, Kasperzik B. Ergänzungsmittel der Biochemie nach Dr. Schüßler. Deutscher Apotheker Verlag, Stuttgart 2008

Müller-Frahling M. Hörbuch: Schüßler-Salze aus der Apotheke. Deutscher Apotheker Verlag, Stuttgart 2009

Müller-Frahling M. Im-Puls des Lebens. Mineralstoffe nach Schüßler. 15. Aufl., Lingen Verlag, Köln 2011

Müller-Frahling M. mindCards: Schüßler-Salze, Basismittel. 2. Aufl., Deutscher Apotheker Verlag, Stuttgart 2011

Müller-Frahling M. mindCards: Schüßler-Salze, Ergänzungsmittel. Deutscher Apotheker Verlag, Stuttgart 2010

Müller-Frahling M. Schüßler-Salze für seelisches Wohlbefinden. 8. Aufl., Lingen Verlag, Köln 2011

Pahlow M. Merkblatt Heilpflanzentees für Säuglinge und Kinder, Deutscher Apotheker Verlag, Stuttgart 2004

Prymula et al. Effect of prophylactic paracetamol administration at time of vaccination on febrile reactions and antibody responses in children: two open-label, randomised controlled trials. Lancet 374: 1339–1350, 2009

Reinhardt D. Therapie der Krankheiten im Kindes- und Jugendalter, 8. Aufl., Springer, Heidelberg 2007

Rote Liste Service GmbH, Rote Liste 2011, Frankfurt 2011

Schilcher H, Dorsch W. Phytotherapie in der Kinderheilkunde, 4. Aufl., Wissenschaftliche Verlagsgesellschaft, Stuttgart 2006

Schilcher H, Kammerer S, Wegener T. Leitfaden Phytotherapie, 4. Aufl., Elsevier, Urban & Fischer, München 2010

Schmiedel V (Hrsg), Augustin M (Hrsg). Leitfaden Naturheilkunde. 5. Aufl., Urban & Fischer, Elsevier, München 2008

Schmiedel V, Augustin M. Das große Praxisbuch der Naturheilkunde. Gondrom Verlag, Bindlach 2004

Schulz V. Ingwer gegen Brechreiz und Erbrechen. Z Phytother 32: 130–131, 2011

Schürholz J, Bopp A. Weleda Arzneimittel und ihre Wirkung, 3. Aufl., Weleda AG, Schwäbisch Gmünd 2011

Schüßler WH. Eine abgekürzte Therapie-Anleitung zur biochemischen Behandlung der Krankheiten, 25. Aufl., Schulzesche Hof-Buchhandlung und Hof-Druckerei, Oldenburg und Leipzig 1898

Soldner G, Stellmann M. Individuelle Pädiatrie. 4. Aufl., Wissenschaftliche Verlagsgesellschaft, Stuttgart 2011

Soldner G, Vagedes J. Das Kinder Gesundheitsbuch. 1. Aufl.,

Steigerwald PA. Arzneimittel Phytotherapie Pocket, 2. Aufl., Börm Bruckmeier, 2006

Stumpf W. Homöopathie für Kinder, Gräfe & Unzer, München 2008

Va Heek-van Tellingen C. Vademecum. 2. Aufl., Verlag am Goetheanum, Dornach 2002

Vademecum Anthroposophische Arzneimittel, 2. Aufl., Gesellschaft Anthroposophischer Ärzte in Deutschland, Filderstadt 2010

WHO: http://www.who.int/childgrowth/standards/en/ aufgerufen am 15.08.2011

Wichtl. M (Hrsg). Teedrogenund Phytopharmaka, 5. Aufl., Wissenschaftliche Verlagsgesellschaft Stuttgart mbH, 2009

Wiesenauer M. Homöopathie Quickfinder für Kinder. 1. Aufl., Gräfe & Unzer, München 2008

Wiesenauer M. Homöopathie Quickfinder für Kinder. 1. Aufl., Gräfe & Unzer, München 2007

Wiesenauer M. Phytopraxis. 4. Aufl., Springer, Heidelberg 2011

Sachregister

C

D

E

T

U

V

W

Die Autoren

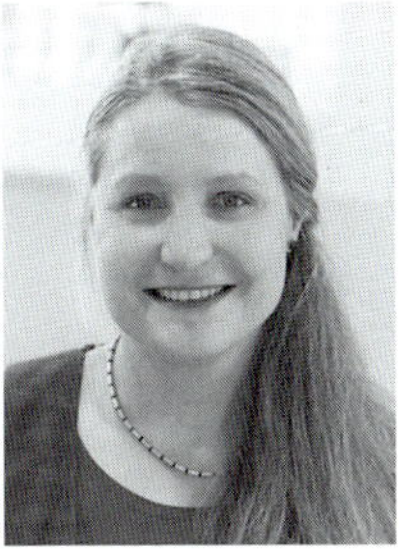

Fotograf: Irmin Eitel

Birgit Emde

Autorin des Teils Anthroposophische Medizin zusammen mit Frau Dr. Glöckler und der Zusatzhinweise

Geboren 1969. Ausbildung zur PTA in Würzburg und Studium der Pharmazie in Berlin. Approbation 1998. Bereits während des Studiums mehrere Fortbildungen zum Thema Homöopathie. Weitergebildet zur Apothekerin und Referentin für Anthroposophische Pharmazie (GAPiD e. V., Gesellschaft Anthroposophischer Apotheker in Deutschland). Referententätigkeit für die Apothekerkammer, Wala/Weleda, Heilpraktikerschule, Kindergärten und Endverbraucher.

Publikationen: Autorin in »Anthroposophische Arzneitherapie für Ärzte und Apotheker«, erschienen in der Wissenschaftlichen Verlagsgesellschaft mbH Stuttgart, »Komplementärmedizin für die Kitteltasche«, erschienen im Deutschen Apotheker Verlag Stuttgart, und für Fachzeitschriften (u. a. PTAheute).

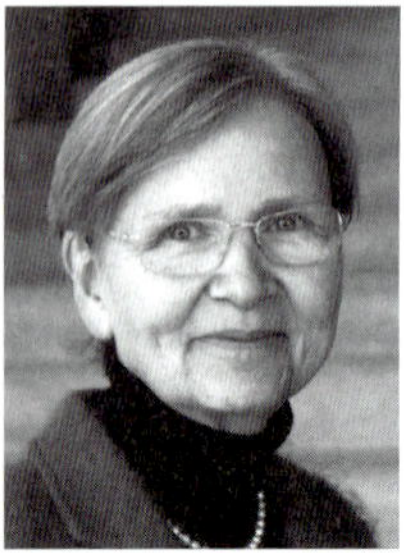

Dr. Michaela Glöckler

Autorin des Teils Anthroposophische Medizin zusammen mit Frau Emde

Geboren 1946 in Stuttgart. Studium der Medizin in Tübingen und Marburg mit anschließender Weiterbildung zur Kinderärztin am Gemeinschaftskrankenhaus in Herdecke und der Universitätskinderklinik in Bochum. Zehnjährige Kinder- und schulärztliche Praxis. Seit Ostern 1988 Leitung der Medizinischen Sektion am Goetheanum, Freie Hochschule für Geisteswissenschaft, in Dornach/Schweiz.

Publikationen u. a.: »Elternsprechstunde«, »Elternfragen heute«, »Medizin an der Schwelle«, »Begabung und Behinderung«, »Macht in der zwischenmenschlichen Beziehung«, »Gesundheit und Schule«, »Das Schulkind«, »Heilkraft der Religion«, »Spirituelle Ethik« Goebel/Glöckler: »Kindersprechstunde« sowie »Anthroposophische Arzneitherapie für Ärzte und Apotheker«, erschienen in der Wissenschaftlichen Verlagsgesellschaft mbh Stuttgart und "Komplementärmedizin für die Kitteltasche", erschienen im Deutschen Apotheker Verlag Stuttgart.

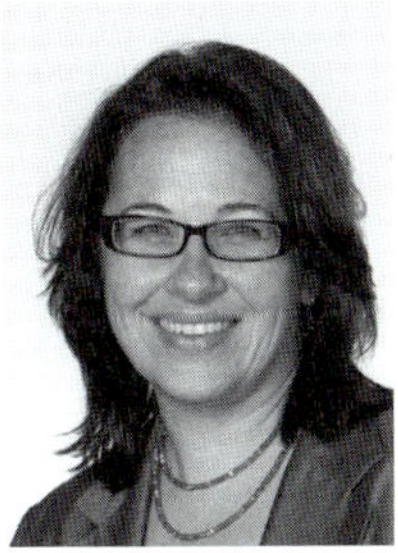

Daniela Haverland

Autorin der Teile Grenzen der Selbstmedikation und Homöopathie

Geboren 1967. Ausbildung zur PTA und erste Berufserfahrung in einer homöopathischen Apotheke. Studium der Pharmazie in Würzburg, Approbation 1995, anschließend Tätigkeit in der öffentlichen Apotheke. Homöopathische Ausbildung bei der Österreichischen Gesellschaft für homöopathische Medizin (ÖGHM) in Baden bei Wien (1997–1998). Weiterbildung zur Fachapothekerin für Allgemeinpharmazie (1999) sowie Naturheilkunde und Homöopathie (2009), Ausbildung zur Heilpraktikerin. Seit 2004 Referentin für Homöopathie und Biochemie bei der DHU und für die Apothekerkammern Hamburg und Schleswig-Holstein.

Publikationen: Autorin des Kitteltaschenbuchs »Homöopathie für Frauen« und der Karteikarten »Homöopathie für Schwangere, Stillende und Kinder« und »Homöopathie Indikationen von A–Z«. Mitautorin des Kitteltaschenbuchs »Komplementärmedizin«, und des Lehrbuchs »Pharmazie für die Praxis«, alle erschienen im Deutschen Apotheker Verlag.

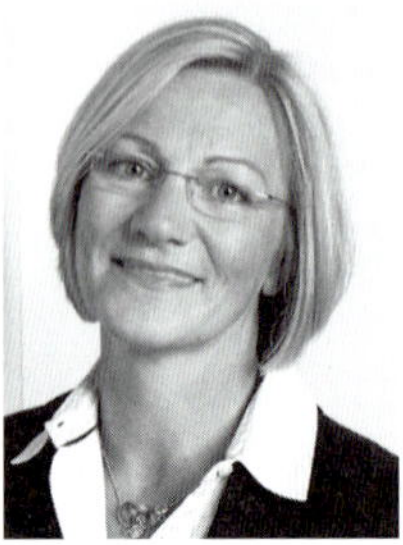

Margit Müller-Frahling

Autorin des Teils Biochemie/Schüßler-Salze

Geboren 1962. Referentin, Ausbilderin und Fachjournalistin im Themenbereich »Biochemie nach Dr. Schüßler«. Sie setzt sich mit der Thematik seit Jahren auseinander, seitdem sie krampfartige Zustände, die ihre Lebensqualität maßgeblich einschränkten, mithilfe der Schüßler-Salze überwinden konnte. Sie ist umfangreich in der Biochemie nach Dr. Schüßler, Gesundheitsberatung und Psychologie ausgebildet.

Publikationen: Autorin der mindsCards Schüßler-Salze, »Basismittel« und »Ergänzungsmittel«, des Hörbuchs »Schüßler-Salze aus der Apotheke«; zusammen mit M. Kasperzik: »Biochemie nach Dr. Schüßler, Grundlagen, Praxis, Antlitzanalyse« und »Ergänzungsmittel der Biochemie nach Dr. Schüßler« alle erschienen im Deutschen Apotheker Verlag; »Schüßler-Salze für seelisches Wohlbefinden« und »Im-Puls des Lebens. Mineralstoffe nach Schüßler« erschienen im Lingen Verlag.

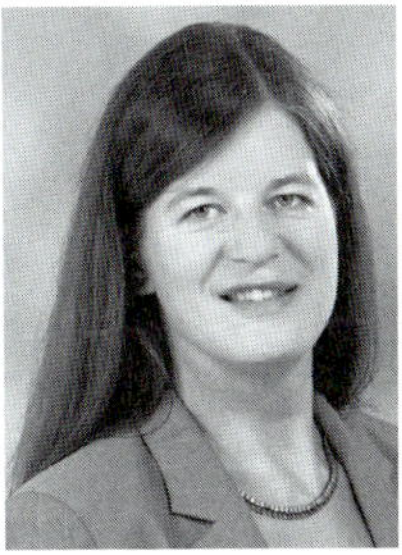

Margit Schlenk

Autorin des Teils Allopathie und Phytotherapie

Geboren 1966. Studium der Pharmazie am Institut für Pharmazie und Lebensmittelchemie der Friedrich-Alexander-Universität Erlangen-Nürnberg.

Mehrere Jahre Tätigkeit als angestellte Apothekerin, seit 1999 Leiterin der Moritz Apotheke in Nürnberg. 2009 Eröffnung einer weiteren Apotheke: NM-Vital-Apotheke in Neumarkt. Fachreferentin für verschiedene Gesundheitsthemen, u. a. aus dem Bereich der Phytotherapie und Ernährung. Sie absolvierte die Weiterbildung zur Fachapothekerin für Allgemeinpharmazie mit den Bereichsbezeichnungen Ernährungsberatung und Homöopathie und Naturheilverfahren sowie Prävention und Gesundheitsförderung und ist im Rahmen der Weiterbildung selbst als Dozentin für verschiedene Apothekerkammern tätig. Seit Juni 2006 im Fort- und Weiterbildungsausschuss der Bayerischen Landesapothekerkammer tätig. Mitglied im Direktorium des WIPIG, Wissenschaftliches Institut für Prävention im Gesundheitswesen.

Publikationen: Autorin in »PTA heute«, »Naturheilkunde und Phytotherapie« und »Komplementärmedizin für die Kitteltasche«, erschienen im Deutschen Apotheker Verlag Stuttgart.